妇产科疾病
中西医诊疗与处方

熊丽丽　范丽丽　编著

化学工业出版社
·北京·

内容简介

妇产科是临床医学四大主要学科之一，主要研究女性生殖器官疾病的病因、病理、诊断及防治，妊娠、分娩的生理和病理变化，高危妊娠及难产的预防和诊治，女性生殖内分泌，计划生育及妇女保健等。本书重点对妊娠疾病、产时产后病、妇科疾病三大类妇产科常见的30余种疾病进行了详细论述，内容包括病因病机、临床表现、诊断、治疗，其中治疗分为西医治疗与中医治疗，涉及常用西药及处理、中医辨证论治、单方验方、针灸外治等。本书内容贴近临床实践，用药处方实用，适合妇产科专科医师参考，也可供相关专业的医学生借鉴。

图书在版编目（CIP）数据

妇产科疾病中西医诊疗与处方/熊丽丽，范丽丽编著. —北京：化学工业出版社，2021.11
ISBN 978-7-122-40410-7

Ⅰ.①妇… Ⅱ.①熊…②范… Ⅲ.①妇产科病-诊疗 Ⅳ.①R71

中国版本图书馆CIP数据核字（2021）第250888号

责任编辑：李少华
装帧设计：张　辉
责任校对：李雨晴

出版发行　化学工业出版社
　　　　　（北京市东城区青年湖南街13号　邮政编码100011）
印　　刷　北京京华铭诚工贸有限公司
装　　订　三河市振勇印装有限公司
710mm×1000mm　1/16　印张15¼　字数259千字
2022年4月北京第1版第1次印刷

购书咨询：010-64518888
售后服务：010-64518899
网　　址：http://www.cip.com.cn
凡购买本书，如有缺损质量问题，本社销售中心负责调换。

定　　价：58.00元

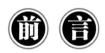

前　言

　　随着医学学科的飞速发展，临床妇产科疾病的诊疗取得了重大进展。为了反映当前妇产科医学最新研究成果，更好地为临床工作服务，我们在繁忙的工作之余，广泛收集国内外近期文献，认真总结自身经验，精心编写成《妇产科疾病中西医诊疗与处方》一书。

　　本书共分11章。第一章绪论，概述了中西医结合妇产科的研究范围和发展成就；第二章至第五章，论述了产科妊娠病、妊娠并发症、产时病、产后病；第六章至第十一章论述了外阴上皮内非瘤样病变、女性生殖系统炎症、月经病、女性生殖器肿瘤、子宫内膜异位症、不孕症等妇科常见病症的中西医结合诊治。在编写体例上，以西医妇产科病名为主编目，从中医病因病机，西医病因和发病机制、病理，临床表现，实验室和其他检查，诊断和鉴别诊断，中西医治疗等方面进行了系统介绍。

　　本书注重临床实用，突出中西医结合的特点，集众专家、学者之长，较系统、全面地介绍了中西医结合妇产科学知识。

　　由于我们水平有限，加上当代妇产科诊治技术日新月异，难免有疏漏之处，期望同仁及广大读者给予指正。

熊丽丽　范丽丽

2021年9月

目 录

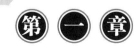

绪 论

一、中西医结合妇产科的定义

中西医结合妇产科是运用中医学、西医学理论，相互借鉴和补充来认识妇女解剖、生理、病理特点，研究与妇女经、带、胎、产和解剖生理有关的疾病的病因病理、临床表现、诊断与鉴别、辨证规律、防治方法以及计划生育、优生优育等问题的一门新兴的临床医学学科。

二、中西医结合妇产科的研究范围

中西医结合妇产科的研究范围包括女性内、外生殖器官及骨盆的解剖结构，卵巢的功能及性周期的变化和调节，月经、妊娠、分娩、产褥和哺乳的生理特点和特有疾病，以及生殖器官的炎症、肿瘤、损伤等病症的病因病理、临床表现、诊断和鉴别诊断、预防、治疗和处理方法，不孕症、计划生育、妇女保健、优生优育等。

中西医结合产科专门研究妇女与妊娠有关的生理和病理，分为妊娠、分娩和产褥三个时期，包括两大内容：一是妊娠生理、正常分娩和正常产褥；二是与妊娠、分娩、产褥三个时期有关的疾病的诊断、治疗和处理。中西医结合妇科学是研究妇女非妊娠期生殖系统有关的生理和病理，包括卵巢的功能及性周期的变化和调节，生殖内分泌功能失调性月经疾病，生殖系统炎症、肿瘤，生殖器官畸形、损伤，以及不孕症、计划生育等。

三、中医妇产科发展史

妇产科是临床医学的重要组成部分之一，无论是中医妇产科还是西医妇产科，长期以来对妇女的医疗保健和中华民族的繁衍均做出了重要贡献。

按照历史阶段，我们把中医妇产科学的发展史分为七大部分进行阐述。

1.夏、商、周时期

夏商周时期，妇科学已开始萌芽。

早在四五千年以前，远古殷周时代的甲骨文中就记载了有关生育疾病和预测分娩时间的卜辞，所记载的21种疾病中就有"疾育"（妇产科病）。《史记·楚世家》记载了剖宫产手术："陆终（妻女嬇）生子六人，坼剖而产。"在公元前11世纪左右成书的《诗经》和《山海经》已有妇科用药的记载，如"青要之山……中有鸟焉，名曰鸱……食之宜子""蟲众之山……中有草焉……名曰菁蓉……食之使人无子"等。当时成书的《周易》在《易经·爻辞》中最早记载了不孕不育症，如"妇孕不育，凶""妇三岁不孕"。夏商周时期，性与生育的卫生开始受到重视，如《曲礼》指出"男女同姓，其生不蕃"，已认识到有血缘近亲结婚不利后代，并已提倡"男三十而娶，女二十而嫁"。《列女传》记载了最早的"胎教"，如"太任者，文王之母也，乃其有娠，目不视恶色，耳不听淫声，口不出傲言。"这是最早的"母子医学"观点，有优生优育意义。夏商周时期对孕产的重视可以说是妇科学的萌芽。

2.春秋战国时期

春秋战国时期，妇科知识已相当丰富，民间有了"带下医"，当时名闻天下的带下医有扁鹊。

相传战国时代成书的我国现存的古典医籍《黄帝内经》中有关妇产科经文达30余条，其中对妇女月经的生理、病理以及对妊娠的诊断和妊娠的用药原则等做了朴素的论述。如《素问·上古天真论》云："女子七岁，肾气盛，齿更发长，二七而天癸至，任脉通，太冲脉盛，月事以时下，故有子……七七，任脉虚，太冲脉衰少，天癸竭，地道不通，故形坏而无子也。"阐述了女子生长、发育和衰老的过程，并认识到"肾气""天癸"在性功能的成熟与衰退过程中的重要作用。在《素问·五脏别论》中以"女子胞"为"奇恒之腑"，具有不同于五脏六腑的作用。在《素问·腹中论》中记载了依妇人脉象变化诊其是否有孕等。《黄帝内经》不仅奠定了中医学的理论基础，也开拓了对中医妇科理论的初步认识，对后世具有很大的启发作用。在胚胎学方

妇产科疾病中西医诊疗与处方

面,《通玄真经》第三卷九守篇有"一月而膏,二月而血脉,三月而胚,四月而胎,五月而筋,六月而骨,七月而成形,八月而动,九月而躁,十月而生"的记载。

3. 秦、汉、魏、晋、南北朝及隋代时期

秦汉时期,已有产科病案的记载。太仓公淳于意首创"诊籍",其中"韩女内寒月事不下"及"王美人怀子而不乳"是最早的妇产科病案。

汉初,妇科医生被称为"乳医"或"女医"。有文献可查的最早的女医生为义姁和淳于衍,是专为皇后、皇太后接产、治病的侍从医生。

长沙马王堆汉墓出土的《胎产书》,是现存最早的妇产科专著,约成书于公元前2世纪。书中对妊娠按月养生提出一些见解,反映了当时对妊娠保健的重视。

东汉张仲景的《金匮要略》内有三篇专门论述妇科疾病,如"妇人妊娠病脉证并治""妇人产后病脉证并治""妇人杂病脉证并治",论述的内容有月经病、带下病、妊娠病、产后病、癥与胎的鉴别、脏躁等。既有证候的描述,也有病因病机的分析和在辨证论治基础上的立方用药。其中温经汤治月经病、胶艾汤治漏下、抵当汤治血瘀经闭、红蓝花酒治痛经等,疗效显著,沿用至今。此外,其记载的"阴中蚀疮烂者,狼牙汤洗之""蛇床子散方,温阴中坐药",开创了妇科阴道冲洗和纳药治法的先河。《金匮要略》妇科三篇使我国妇科临床医学初具雏形,为后世妇产科学的发展打下了基础。汉末三国时代与张仲景可相媲的另一位杰出的外科医学家——华佗,对妇产科也具有很深的造诣,能用针和药处理胎死不下。由上观之,在公元3世纪的汉朝时代,我国妇产科学已发展到了颇高的水平。

晋代王叔和所著《脉经》,使脉学理论应用于妇产科方面,很有临床指导意义。书中描写了产时"离经脉",即"怀妊离经,其脉浮,设腹痛引腰脊,为今欲生也。"

《妇人大全良方》提出节欲和晚婚的主张。如卷之九求嗣门说:"合男女必当其年,男虽十六而精通,必三十而娶;女虽十四而天癸至,必二十而嫁,皆欲阴阳完实,然后交合,则交而孕,孕则育,育而为子,坚壮强寿。"此观点很符合现代的优生学思想。

北齐徐之才著《逐月养胎法》,记叙了胎儿逐月发育的情况,且对孕妇的摄生调护提出了一些认识,在保证孕母的健康和胎儿的正常发育、预防难产诸方面很有积极指导意义。

至公元7世纪的隋朝时代，巢元方等编著了《诸病源候论》，全书共50卷，1732个证候，是当时的中医病理学巨著，其中关于妇产科疾病的病因、病理与证候，包括经、带、胎、产、杂病，对后世妇产科临床医学的发展影响甚大。

4.唐宋时期

唐、宋时期分别建立了新的医事制度。唐代首先建立了医学教育，设立"太医署"，这是唐朝最高的医学教育机构。

唐代孙思邈对妇科疾病有深入而独到的见解，其著《备急千金要方》，包括内、妇、儿各科，其中有妇人方3卷，将妇人胎产列于卷首，广泛收集了唐以前的许多医论和医方，论述了求子、妊娠、产难、胞衣不出、崩中、漏下、带下、前阴诸疾等，尤对临产及产后护理的论述更为贴切。如"凡欲产时特忌多人瞻视，惟得二三人在旁，待产讫，乃可告语诸人也。若人众看视，无不难产。"又如"凡产后满百日，乃可合会。不尔至死，虚羸百疾滋长，慎之。"书中还提出了治疗难产的方药以及针刺引产的穴位和手法。王焘《外台秘要》中有妇人病2卷35门，除论述了妊娠、产难、产后、崩中、带下外，还记载了一些堕胎断产的方法。昝殷所著《产宝》成书于公元852～856年，即《经效产宝》，全书共3卷，现存41篇，374方，书中对妊娠、难产、产后等常见病的诊断和治疗作了简要论述，首次提出了产后败血"冲心"之说，是中医产科的重要参考书。

宋代，我国产科已形成单独分科的雏形，国家"太医局"培养专门人才，九科之中就有产科，并设有产科教授。这是世界医事制度上妇产科最早的独立分科。由于设立了专科，对妇产科的发展起到了积极的促进作用，妇产科专著亦更加增多。如杨子健的《十产论》，详细记载了各种异常胎位的助产方法；朱端章的《卫生家宝产科备要》收集了宋以前的产科论著，还明确记述产后"三冲"危急证，即冲心、冲胃、冲肺的证候和治疗方法；宋仲甫的《女科百问》，将妇产科的内容归纳为100个问题逐一解答。尤其突出的是宋代三世业医的陈自明，家中收藏历代大量医籍，保存了不少祖传经验方，他所著《妇人大全良方》，著成于1237年，全书分为调经、众疾、求嗣、胎教、妊娠、坐月、产难、产后八门，每门数十证，共260多论，论后附方，该书改变了既往将妇产科病混编于大方脉内的传统编纂方法，系统地论述了妇产科常见疾病，对妇产科做了一次较为全面系统的总结，内容丰富而完备，对中医妇产科学的发展起到了承前启后的作用。此外，李师圣、郭稽中合著的《产育宝庆集》包括《产论》和《妇人方》两部分，陆子正著《胎产集验方》，薛轩著《坤元是保》等，可惜都少有流传。在其他综合性医籍如《太平圣惠方》《圣济总录》《普济本事方》《严氏济生方》《三因极一病证方论》等书中也有妇产科专论。

5.辽夏金元时期

金元时期，各大医家的独特见解和临床体验从不同角度丰富了妇科内容。

金代，刘完素在学术上倡导"火热论"。张洁古提出"女子月事不来者，先泻心火，血自下也"。在《素问病机气宜保命集》之妇人胎产论中提出"妇人童幼天癸未行之间，皆属少阴；天癸既行，皆从厥阴论之；天癸已绝，乃属太阴经也"，率先提出妇人不同生理阶段应分别从肾、肝、脾论治，颇有临床指导价值。张从正著《儒门事亲》一书中记载有钩取死胎成功的案例。李杲著《脾胃论》和《兰室秘藏》，根据"土为万物之母，脾胃为生化之源"的理论，提出了"内伤脾胃，百病始生"的观点，常以补脾益气、升阳摄血、升阳除湿等法广泛应用于妇科临床；对妇人血崩和"经闭不行"的病机和治法也有独到见解。元代，朱丹溪提出"阳常有余，阴常不足"之说，与《黄帝内经·灵枢》中"妇人之生有余于气，不足于血"之观点相吻合，所著《格致余论》一书最早明确描述了女性内生殖器官"胞宫"的形态，并对妇女胎前、产后之治分别提出"清热养血"和"产后以大补气血为先"的治疗法则。

6.明清时期

明清时期的医学，继承了宋、金、元各代各家的理论和经验而加以总结提高，写成了不少内容比较详尽而系统的妇产科专书。如明代，王肯堂的《证治准绳·女科》、薛己的《女科撮要》、万全的《广嗣纪要》和《万氏妇人科》、武之望的《济阴纲目》、张介宾的《景岳全书·妇人规》等，其中《证治准绳·女科》内容颇为丰富，而《女科撮要》《景岳全书·妇人规》则更切合临床实用。

张介宾著《景岳全书》，其中《妇人规》对妇科理论的阐述甚为精湛，其理论核心是强调冲任、脾肾、阴血。如说："脏腑之血，皆归冲脉……冲脉为月经之本""盖其病之肇端，则或由思虑，或由郁怒，或以积劳，或以六淫饮食。多起于心、肺、肝、脾四脏，及其甚也，则四脏相移，必归脾肾""五脏之伤，久必及肾""补脾肾以资血之源，养肾气以安血之室"；治病立方理法严谨，倡导"阳非有余，阴常不足"之说，强调阳气阴精互为生化，自成全面温补学派之代表，对中医妇产科理论发展有重大影响。此外，楼英的《医学纲目》、李梴的《医学入门》、龚信的《古今医鉴》对妇科疾病也有精辟论述。

清代，妇产科统称为妇科或女科，清代著书亦多。如肖埙的《女科经纶》，主要是综合前人理论且将此分门别类编次。陈念祖的《女科要旨》，重在讲心得体会和经验。阎纯玺编的《胎产心法》为产科专书。沈又彭的《沈氏女科辑要》注重实践；并阐明作者自己的学术观点，发前人所未发，很有独特之处。对后世影响较大的还有傅山的《傅青主女科》、吴谦的《医宗金鉴·妇科心法要诀》和亟斋居士的《达生编》。傅山是明末清初之医家，擅长妇科。所著《傅青主女科》始终以肝、脾、肾、血气立论，平正扼要进行阐述。对妇产科诸疾辨证详明，理法严谨，用药纯和，疗效显著。如悉知的完带汤、易黄汤、固本止崩汤、开郁种玉汤、养精种玉汤、通乳丹、生化汤等，都是傅山个人临床实践经验的结晶，颇受后世医家所推崇。

7.民国初期及近现代

民国初期，张锡纯著《医学衷中参西录》，书中"治女科方"与妇科的医论、医话、医案多有创见，其自创的理冲汤、安冲汤、固冲汤、温冲汤、寿胎丸等仍为当今医生所习用。张山雷笺正的《沈氏女科辑要笺正》，书中强调肝肾学说，论述亦多心得体会，曾作教本而广泛流传。其他妇科专著有严鸿志的《女科证治约旨》《女科医案选粹》，恽树珏的《妇科大略》等，对妇科临床均有参考价值。

中华人民共和国成立后，党和政府十分重视中医，制定了中医政策，中医药事业成为国家卫生事业的重要组成部分，形成了现代医教研体系。1956年在全国创办了4所中医学院，以后陆续在全国各省开办中医学院，现已有26所中医药高等院校，其中7所为中医药大学。高等中医药院校创办后，表现了强大的生命力，成为现代医教研行列的主力，不断继承、发扬和创新，促进了中医药学的发展。

四、西医妇产科的发展与成就

随着基础学科不断发展，西医妇产科学近年也取得了许多新进展。

（1）产科学理论体系的转变 近代产科学改变了早年以母亲为中心的产科理论体系，代之以母子统一管理的理论体系，不仅显著降低了母婴死亡率，而且导致了围生医学、新生儿学等分支学科的诞生。目前国内广泛开展围生期监护技术和使用电子仪器,产科医生与新生儿医生合作,大大降低了围生儿的死亡率。

（2）产前诊断技术不断创新　通过一些产前特殊检查,可在妊娠早中期诊断出某些遗传性疾病和先天性畸形,减轻家庭及社会的负担。尤其是运用遗传学新技术,开展遗传咨询、遗传筛查,能够减少不良人口的出生,从而提高人口素质。

（3）辅助生殖技术的发展　这种技术包括体外受精-胚胎移植（IVF-ET）技术、卵母细胞单精子显微注射（ICSI）、种植前遗传学诊断（PGD）、配子输卵管内移植（GIFT）、宫腔内配子移植（GIUT）、供胚移植等。辅助生殖技术的进展不仅解决了妇女的不孕,也促进了生殖生理学的迅速发展。

（4）女性生殖内分泌学的发展　许多新药问世也极大地推进了妇女月经失调和生殖功能失调的治疗,绝经后期性激素替代治疗的推广使用使生殖内分泌学成为一门新兴的专门学科。

（5）妇科肿瘤学的发展　妇科肿瘤学是近年发展较快的一门学科,各种肿瘤标志物的发现及各种影像技术的应用、放射治疗的发展、手术方法的改进及各种新化疗药的出现和应用,使一些妇科肿瘤的早期发现、早期治疗成为可能。其中绒毛膜癌的化学药物治疗取得了近乎根治的效果。相当多的医院已开展在腹腔镜、宫腔镜下进行妇科手术。

（6）妇女保健学的建立　妇女保健学是根据女性生殖生理的特点,以保健为中心,以群体为对象的一门学科。主要研究妇女一生各时期的生理、心理特点、病理变化及社会适应能力及其保健要求。

五、中西医结合妇产科学的研究与发展

中华人民共和国建立后,妇产科学得到党和政府的高度重视,全国各省成立了中西医院校,开办了许多妇产科进修班,培养了大批中医、西医、中西医结合的妇产科人才,并培养出硕士、博士等高层次妇产科专门人才。中西医结合妇产科学得到了蓬勃发展,如1958年山西医学院开展中西医结合非手术治疗异位妊娠取得良好效果,使90%早期患者不需手术而治愈;1964年上海第一医学院脏象专题研究组编著《肾的研究》一书,其中关于"无排卵型功能性子宫出血病的治疗法则与病理机制的探讨"及"妊娠中毒症中医辨证分类及其治疗法则的探讨";1978年江西省妇女保健院的"中药药物锥切治

疗早期宫颈癌"以及针灸纠正胎位、防治难产等，为中西医结合妇产科学的形成和建立作出了开创性的贡献。

中西医结合妇产科学的大规模研究始于20世纪80年代，进入20世纪90年代以后，在我国的中西医结合妇产科临床医疗工作中，实际上已经形成了首先采用西医方法明确疾病诊断，再确定治疗和处理方案，或中西医结合进行治疗。实践和事实证明，走中西医相结合的道路，用现代医学的手段来武装和发展中医，有助于中医学成为一门更加完善的科学，可在21世纪继续发挥它的优势。

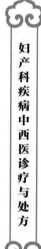

妇产科疾病中西医诊疗与处方

第二章

妊 娠 病

第一节 流 产

妊娠不足28孕周，胎儿体重不足1000g即自行终止者，称为自然流产。本节所称流产皆为自然流产。自然流产的发生率为15%左右。发生在12孕周以前者为早期流产，发生在12～27孕周者为晚期流产。早期流产较晚期流产发生率高。近年来，早孕诊断技术使一些发病更早、易被忽略的亚临床流产受到关注。本病属于中医学"胎漏""胎动不安""妊娠腹痛""滑胎""堕胎""小产"等范畴。

一、病因和发病机制

中医学认为冲任损伤、胎元不固是本病的主要病机。流产的病因包括了胎元和母体两方面。中医"胎元"的含义有三方面：一是指胚胎的别称，二是指母体中培育胎儿生长的精气，三是指胎盘。"胎元不固"包括了胚胎、胎盘的异常及母体中育胎的精气不足。

西医学认为流产的原因很多，尤其是占流产1%的习惯性流产，其真实的原因尚未完全阐明，包括有些比较肯定的因素如细胞遗传学方面的异常、子宫畸形及其功能异常，免疫遗传方面近来有了较大的进展，但仍未完全解决，其他不十分肯定的因素如反复子宫内感染、黄体功能不良、甲状腺功能异常、胶原-血管病变等。

　　早期流产多数因胚胎先死亡，继之底蜕膜坏死，造成胚胎及绒毛与蜕膜层剥离，血窦开放引起出血，剥离的胚胎组织如同异物，引起子宫收缩而被排出。所以早期流产，往往先有流血而后有腹痛。妊娠8周以前绒毛发育尚不成熟，与子宫蜕膜联系还不牢固，此时发生流产，妊娠产物多数可以完全从子宫壁剥离而排出，故流血不多。妊娠8～12周，胎盘绒毛发育繁盛，与蜕膜联系较牢固，此时发生流产，妊娠产物往往不易完整剥离排出，常因剥离不完全影响子宫收缩而出血较多。妊娠12周以后，胎盘完全形成，流产过程常与足月分娩相似，先有阵发性子宫收缩，然后排出胎儿及胎盘。但也有可能胎盘滞留于子宫腔中，引起大量出血。有时由于底蜕膜反复出血，凝固的血块包绕胎块，形成血样胎块稽留于宫腔内不易排出，时间久后，血红蛋白被吸收形成肉样胎块，有时胎儿被挤压，形成纸样胎儿，或钙化后称为石胎。

二、临床表现

　　停经后有早孕反应，阴道流血和腹痛，并确诊为宫内正常妊娠者，可考虑诊断为流产。其腹痛为阵发性宫缩样疼痛。早期流产者，阴道流血出现在腹痛之前，并贯穿流产全过程。晚期流产者，阴道流血出现在腹痛之后。流产进程不同，临床表现及分类各异。

　　（1）先兆流产　指妊娠28周以前，出现少量阴道流血或轻度腹痛及腰酸者。妇科检查子宫颈口未开，胎膜未破，妊娠产物尚未排出，子宫大小与停经周数相符，经休息及治疗，一般仍可继续妊娠；若病情进一步发展，可成为难免流产。

　　（2）难免流产　若阴道流血增多超过月经量，阵发性腹痛加剧，腰痛如折，或出现阴道流水者，则流产已不可避免，成为难免流产。妇科检查子宫颈口已扩张，有时颈口可见堵塞的胚胎组织或胎囊，子宫大小与妊娠月份相符或略小。难免流产进一步发展则可成为完全流产或不全流产。

　　（3）完全流产　指妊娠产物已全部排出宫腔，阴道流血逐渐减少，腹痛亦随之消失。妇科检查子宫颈口关闭，子宫接近正常大小，阴道内仅有少量血液或流血停止。

　　（4）不全流产　指部分妊娠产物已排出体外，尚有部分残留于子宫腔内。此时子宫腔内有残留物，影响子宫收缩，致使流血不止，甚至因流血过多而发生休克。妇科检查宫颈口已扩张，不断有血液自宫颈内口流出，有时尚可见胎盘组织堵塞于子宫颈口或部分妊娠产物已排出于阴道内，一般子宫小于停经周数。

此外，流产尚有三种特殊情况。①稽留流产：指胚胎或胎儿已死亡滞留在宫腔内尚未自然排出者。中医称"胎死不下"。胚胎或胎儿死亡后子宫不再增大反而缩小，早孕反应消失，若已至妊娠中期，则孕妇不感腹部增大，且胎动消失。妇科检查宫颈口未开，子宫较停经周数小，质不软。未闻及胎心。②习惯性流产：指自然流产连续发生3次或3次以上者。中医称"滑胎"。每次流产多发生于同一妊娠月份，其临床经过与一般流产相同。早期流产的原因常为黄体功能不足、甲状腺功能低下、染色体异常等；晚期流产最常见的原因为宫颈内口松弛、子宫畸形、子宫肌瘤等。③感染性流产：指妊娠产物完全排出宫腔前有宫腔内感染者，除有流产一般症状外，还可有高热、寒战、腹痛等感染症状。腹部检查时有明显的压痛及反跳痛、腹肌紧张。子宫附件有压痛，阴道有灼热感，可有脓性白带或败酱样血性分泌物，有臭味。严重时感染可扩展到盆腔、腹腔乃至全身，并发盆腔炎、腹膜炎、败血症及感染性休克等。此类流产多因流血时间长，有组织残留于宫腔内，孕期性生活或非法堕胎等引起。

三、实验室及其他检查

（1）HCG测定　妊娠后，母血及尿中绒促性素即上升，正常妊娠一般在停经第3天尿绒促性素高于625IU/L，到妊娠第8～10周时达最高峰，即8万～32万IU/L，中期为5万IU/L。如HCG低于正常或小于625IU/L时，提示将要流产。

（2）胎盘泌乳素（HPL）测定　孕妇血中HPL的浓度可用于监测胎盘功能。妊娠6～7周时正常生理水平为0.02mg/L，8～9周时为0.04mg/L。若妊娠5～10周时，血清HPL≤0.01mg/L，提示将流产。HPL下降说明滋养细胞及胎盘功能不足。

（3）雌二醇（E_2）测定　早孕时如孕妇血清E_2＜740pmol/L，提示将流产。

（4）孕二醇测定　早孕时如孕妇24h尿孕二醇低于15.6μmol，有95%的孕妇可能发生流产。

（5）B超检查　用于鉴别各种不同类型的流产有实际意义，疑有先兆流产可能时，可用超声显像观察有无胚囊，观察胎动、胎心反应等，以确定胚胎存活与否，指导处理方法的选择。子宫颈内口松弛时，B超检查可显示子宫内口较宽，若宽于19mm，又有流产史，诊断即可明确。

四、诊断

根据患者有停经及反复阴道流血、流出物，伴腹痛，配合妇科检查的结果，一般诊断流产不困难。如遇疑难及复杂病例，尚需做上述实验室检查协助诊断。

五、治疗

（一）西医治疗

一旦发生流产，应根据流产的不同类型，给予积极恰当的处理。流产的治疗，采用安胎或下胎两种截然不同的治则和处理。先兆流产以安胎为治；难免流产、不全流产、过期流产，宜尽快下胎，免生他疾；感染性流产和习惯性流产，则需做特殊处理。

1.先兆流产

（1）早期先兆流产　治疗前做B型超声检查、血β-HCG水平测定，判断胚胎是否存活。

① 卧床休息，禁止性生活，尽量减少不必要的阴道检查。

② 适当给予对胎儿无害的镇静药物，如苯巴比妥0.06g，3次/天口服。

③ 黄体酮应用：适用于黄体功能不全者。剂量为20mg肌内注射，每日1次。流血停止后可改为隔日1次，逐渐停止使用。对于非黄体功能不全所致流产，黄体酮无治疗作用，且影响已死亡的胚胎排出而形成过期流产。

④ HCG 1000IU肌内注射，每天1次，流血停止后可改为每2～3天1次，逐渐减量，或使用至停经3个月。

⑤ 甲状腺功能低下者可口服甲状腺素30～60mg，每日1～2次。

⑥ 中药辨证施治。

⑦ 给予精神安慰，解除顾虑。

⑧ 进食营养丰富、易消化食物。

⑨ 定期做B超及尿HCG检测，监测胚胎是否继续发育，如发现胎儿死亡，应及时清宫。

（2）晚期先兆流产

① 卧床休息。

② 抑制宫缩。

a. 25%硫酸镁10mL+10%葡萄糖液20mL静脉缓慢推注，继之以25%硫酸镁40～60mL+5%葡萄糖液1000mL，以约每小时1g硫酸镁的速度静脉滴注，维持血镁浓度。使用时注意监测膝反射、呼吸、尿量。

b.使用β受体激动药，常用硫酸沙丁胺醇2.4～4.8mg，4次/天，口服。

③ 治疗过程中应严密观察胎动、胎心、阴道流血或流液情况，定期做B型超声复查。

2.难免流产

① 一旦诊断明确，应尽早使胚胎、胎盘组织完全排出。

② 原则上在输液（输血）情况下进行清宫，术中适当应用缩宫素。

③ 早期妊娠时应行负压吸宫术，对妊娠物进行认真检查，并送病理检查。失血多时，应输血，并给缩宫素10U，肌内注射。

④ 晚期流产时可吸宫或刮宫，若因子宫较大而吸宫或刮宫有困难者，可用缩宫素5～10U加入5%葡萄糖液500mL静脉滴入，以促使胎儿和胎盘组织排出。当胎儿及胎盘排出后需检查是否完整，必要时行刮宫以清除宫内残留妊娠物。

3.不全流产

肌内注射缩宫素并立即清理宫腔内容物以使子宫收缩，从而减少出血。该类患者常有反复的或大量的阴道出血，若进入休克状态，应视具体情况补液、输血并给宫缩药及抗生素，在抗休克同时清除宫内残存组织。

4.完全流产

一般不需特殊处理。

5.稽留流产

诊断确定，应尽早排空子宫。因胎盘组织有时机化，与子宫壁紧密粘连，造成刮宫困难。同时，由于胎儿死亡释放凝血活酶入血液循环，易发生凝血机制障碍，导致弥散性血管内凝血（DIC），故在术前应测定凝血因子Ⅰ、出凝血时间、血小板计数等。

① 凝血功能检查在正常范围，可口服炔雌醇，每日2次，每次1mg；或口服己烯雌酚，每日3次，每次5～10mg，连续5日，以提高子宫平滑肌对缩宫素的敏感性。

② 尽快排出胎儿：子宫小于3个月妊娠者，行刮宫术。术前备血，术时注射缩宫素10U，加强子宫收缩，减少出血。一次不能刮净的可于5～7日后再次刮宫。如子宫大于3个月妊娠者，可静脉滴注缩宫素人工引产，或用依沙吖啶引产，待胎儿、胎盘自然排出。必要时再行清宫。

③ 凝血功能检查异常，则可尽早使用肝素、凝血因子Ⅰ，输新鲜血，等待凝血功能改善后再行引产或刮宫。

6.习惯性流产

首先应寻找其原因，针对导致流产的原因治疗，治疗原则以预防为主，一旦确诊妊娠，应积极给予保胎治疗，尽量延长胎儿在母体的存活时间。

① 黄体酮：黄体功能不全者可给本品治疗，20mg，肌内注射，每日1次。用至胎盘形成。

② 维生素E：有类似黄体酮的作用，有利于胚胎发育。100mg，口服，每日3次。

③ 叶酸：5～10mg，口服，每日3次。有利于胚胎发育。

④ 镇静药：对情绪不稳定、多次流产恐惧者，适当应用镇静药物，以利保胎。如苯巴比妥0.03g，每日3次，口服；或地西泮2.5mg，每日3次，口服。

⑤ 沙丁胺醇：对于孕晚期习惯性流产，不伴有心脏病、甲亢、糖尿病者，可用本品2.4～7.2mg，每日3～4次口服。

⑥ 硫酸镁：可松弛子宫平滑肌，降低子宫张力，改善子宫胎盘循环，以利保胎。25%硫酸镁40～60mL加5%葡萄糖500mL稀释后缓慢静脉滴注（8～10h）。

对宫颈内口松弛者，如已妊娠，应在妊娠12～20周行宫颈内口环扎术，术后定期产前检查，在预产期前即入院待产，酌情提前2周拆除缝线，以免造成宫颈裂伤。

7.感染性流产

治疗原则为在控制感染的基础上，尽早清除宫腔内容物。

① 在致病菌未确定前，应选用广谱抗生素，尤其要应用针对厌氧菌的药物。目前应用较多的是甲硝唑。可选用：a.青霉素480万～800万U+甲硝唑2g，分别加入5%葡萄糖溶液静脉点滴，1次/日；b.氨苄西林4～6g+甲硝唑2g分别稀释后静脉滴注，1次/日；c.头孢菌素类药物，如头孢拉定、头孢唑林、头孢曲松+甲硝唑2g，分别稀释后静脉滴注，1次/日；d.如青霉素过敏，

可选用对类杆菌等厌氧菌亦有较好疗效的克林霉素，1.2～2.4g/日，稀释后静脉滴注。

②如出血量少或出血已止，应先控制感染，3～5日后以卵圆钳轻轻夹取组织或以钝刮匙轻刮宫壁。

③如感染体征明显，出血量多，应在抗感染的同时清理宫腔。可在静脉滴注抗生素及使用缩宫药的同时行钳刮术。

④术后仔细检查刮出组织，并将刮出物行细菌培养及药敏试验。

⑤术后应继续应用抗生素治疗至体温正常后3日。

⑥如了宫严重感染，药物不易控制，或出现中毒性休克者，应考虑切除子宫。

（二）中医治疗

1.辨证论治

辨证时要根据阴道出血的量、色、质及其兼证、舌脉等综合分析始能辨证。治疗大法以止血安胎为主，并根据不同的证型分别采用补肾、益气、清热等法。遣方用药时不宜过用滋腻、温燥、苦寒之品，以免影响气血的生化与运行而妨碍胎儿发育。

（1）肾虚证　妊娠期阴道少量出血，色淡质稀，头晕耳鸣，腰膝酸软，腹痛下坠，小便频数，舌淡，苔白，脉沉滑无力。治宜补肾固冲、止血安胎。方药：寿胎丸（菟丝子、桑寄生、续断、阿胶）加艾叶炭；兼气虚下坠甚者，酌加党参、黄芪，益气安胎。

（2）气虚证　妊娠期阴道少量出血，色淡红，质清稀薄，腰酸体倦，气短懒言，面色㿠白，舌淡，苔薄白，脉滑无力。治宜益气养血，固冲止血。方药：固下益气汤加减。

（3）血热证　妊娠期阴道出血，色深红或鲜红，质稠，心烦不安，口渴饮冷，尿黄便结，颧红唇赤，舌红，苔黄，脉滑数。治宜清热凉血，固冲止血。方药：加味阿胶汤去当归。

2.中医其他疗法

①针刺合谷用泻法，针刺三阴交用补法，使血旺气弱，血气聚而有固元安胎的作用，用治先兆流产。

②温针百会，再选配足三里、外关、行间、三阴交、血海、关元温针，每日1次，10次为一个疗程，以补肾安胎。用治先兆流产。

第二节　异位妊娠

异位妊娠是指孕卵在子宫体腔以外着床发育，亦称"宫外孕"。

中医学文献中没有"异位妊娠"和"宫外孕"的病名，但在"停经腹痛""少腹瘀血""经漏""经闭"等病证中有类似症状的描述。

异位妊娠中以输卵管妊娠为最常见，约占95%，故本节以其为例叙述。

一、病因和发病机制

中医学认为发病机制与少腹宿有瘀滞、冲任不畅或先天肾气不足等有关。由于孕卵未能移行胞宫而是在输卵管内发育，以致胀破脉络，阴血内溢于少腹，发生血瘀、血虚、厥脱等一系列证候。

西医学认为输卵管炎症是输卵管妊娠最主要的病因。可分为输卵管黏膜炎和输卵管周围炎。输卵管黏膜炎可引起输卵管腔内膜粘连，管腔变窄、阻塞，或使纤毛功能受损。输卵管周围炎病变主要累及输卵管浆膜层或浆肌层，与周围组织粘连，使输卵管扭曲、管腔狭窄，管壁肌层蠕动减弱，阻碍受精卵在输卵管内的正常运行。近年发现淋球菌及沙眼衣原体感染可累及黏膜，引起输卵管黏膜炎，而流产或分娩后的感染往往导致输卵管周围炎。输卵管结核多造成不孕，偶尔妊娠中约1/3为输卵管妊娠，多为输卵管肌壁发生结节性增生，影响其蠕动功能所致。其他如输卵管发育或功能异常、输卵管手术后、盆腔子宫内膜异位症、放置宫内节育器、孕卵外游或盆腔内肿瘤压迫或牵引，可使输卵管移位变形，阻碍孕卵通过而发生输卵管妊娠。

孕卵在输卵管内着床，由于输卵管管壁较薄，黏膜只有上皮而缺少黏膜下组织，在孕卵种植后不能形成完整的蜕膜层，而且输卵管的血管系统亦不同于子宫，既不能抵御绒毛的侵蚀，亦不能提供足够的营养，孕卵遂直接侵蚀输卵管肌层。绒毛侵及肌壁微血管，引起局部出血，进而由蜕膜细胞、肌纤维及结缔组织形成包膜。输卵管的管壁薄弱，管腔狭小，不能适应胎儿的生长发育，因此，妊娠发展到某一阶段即被终止。如孕卵着床在靠近伞端的扩大部分——壶腹部，则发展到一定程度即以流产告终。当胚胎全部流入腹腔（完全流产）一般出血不多；如部分流出（不完全流产）则可反复多次出血。如孕卵着床在狭窄的输卵管峡部，则往往导致输卵管破裂而发生严重的腹腔内大出血。

二、临床表现

输卵管妊娠的主要临床表现为停经、流血、腹痛和盆腔包块。但临床表现与受精卵的着床部位、有无流产或破裂、出血量及时间等有关。

（1）停经　80%患者有6～8周的停经史，20%左右患者主诉并无停经史，常将异位妊娠时出现的不规则阴道流血误认为月经，或月经仅推迟数日而不认为是停经。

（2）腹痛　腹痛为就诊时最常见的主诉，多发生于妊娠4～6周，发生率为90%～95%。输卵管妊娠流产或破裂前，由于输卵管妊娠使管腔扩大，常出现一侧下腹隐痛或胀痛，疼痛亦可见双侧。当输卵管妊娠发生流产或破裂时，患者突感下腹一侧撕裂样疼痛，或伴恶心、呕吐。疼痛范围与出血量有关，可波及下腹或全腹。

（3）阴道流血　多为不规则点滴出血，量少，色暗红或深褐。阴道流血是子宫蜕膜剥落所致。一般常在异位妊娠病灶去除后才能停止。流血可发生在腹痛前，也可发生在腹痛后。偶见多量阴道流血，类似月经。

（4）晕厥及休克　由于腹腔内出血及剧烈腹痛，轻者常有晕厥，重者出现休克，其程度与腹腔内出血量成正比，即出血越多、越急，症状出现越迅速、越严重，但与阴道流血不成正比。急性失血时血压测不到。

患者查体可见面色苍白、脉快而细弱、血压下降等休克表现。体温一般正常，出现休克时体温略低，腹腔内血液吸收时体温略升高，但不超过38℃。

下腹有明显的压痛及反跳痛，以病侧为甚，但腹肌痉挛常不明显。出血多时，叩诊有移动性浊音。有时下腹部可触及包块。

阴道内常有血液，来自宫腔。阴道后穹隆饱满，有触痛；宫颈举痛或摇摆痛明显，此为输卵管妊娠的主要体征之一；子宫稍大而软，内出血多时，检查子宫有漂浮感；子宫一侧或其后方可触及肿块，大小、形状、质地常有变化，边界多不清，触痛明显。病变时间长者，肿块机化变硬，边界渐清楚。输卵管间质部妊娠时，子宫大小与停经月份基本相符，但子宫不对称，一侧角部突出，输卵管破裂所致的征象与子宫破裂极相似。

三、实验室及其他检查

1.HCG测定

异位妊娠时，孕卵发育较差，分泌HCG的量往往低于宫内妊娠，妊娠试验可阴性。放射免疫测定血HCG可提高阳性率，可高达99%，HCG的单克隆抗体酶标法检测，方法简便，40min即有结果。一般β-HCG阴性或＜10mIU/mL，可排除异位妊娠。

HCG的水平代表孕卵和绒毛组织发育情况，连续HCG测定可判断异位妊娠孕卵状态，有助于治疗方法的选择和作为疗效观察的指标。

2.B超检查

B超显像诊断异位妊娠准确率为70%～94%。主要可以了解宫腔内有无孕囊，附件部位有无包块及腹腔内有无积液。阴道B超检查较腹部B超检查准确性高。异位妊娠的声像特点：①宫腔内无妊娠囊，宫旁出现低回声区，若能查出胚芽及原始心管波动，即可确诊；②异位妊娠时在宫内可以出现由蜕膜管型与血液形成的假妊娠囊；需注意与停经5～6周时宫内妊娠显示的妊娠囊（蜕膜与羊膜囊形成的双囊）相鉴别；③输卵管妊娠流产或破裂后，则宫旁回声区缺乏输卵管妊娠的声像特征，若腹腔内存在无回声暗区或直肠子宫陷凹处积液暗区像，则对诊断异位妊娠有价值。

3.腹腔镜检查

腹腔镜检查对不典型的难以鉴别的异位妊娠诊断有非常重要的意义。可直接观察到异位妊娠处的输卵管肿胀，表面紫蓝色，腹腔可有出血或少量出血，陈旧性异位妊娠则见一侧输卵管肿大，周围有血肿形成或邻近器官粘连成块，腹腔内有积血。但是，腹腔镜毕竟属创伤性检查，不宜作为首选的检查，当腹腔内出血较多或休克情况时禁止做腹腔镜检查。在腹腔粘连较严重的情况下，腹腔镜检查也往往失败。

4.子宫内膜病理检查

异位妊娠绒毛所产生的HCG，可使内膜发生蜕膜变，出现A-S（Arias-Stella）反应。内膜检查见绒毛，肯定为宫内妊娠；未见绒毛，或有A-S反应，应高度警惕异位妊娠。

四、诊断

输卵管妊娠流产或破裂后，多数有典型的临床表现。根据停经、阴道流血、腹痛、休克等表现可以诊断。如临床表现不典型，则应密切监护病情变化，观察腹痛是否加剧、盆腔包块是否增大、血压及血红蛋白下降情况，从而做出诊断。

五、鉴别诊断

（1）黄体破裂出血　为黄体破裂引起的内出血。发病时的腹部症状和体征及内出血的表现易与异位妊娠混淆。本病好发于黄体期，多无停经史，但应注意少数患者月经周期长、周期不规则时造成停经假象。HCG测定阴性为鉴别要点。黄体破裂出血有时可能自行停止，故出血量不多时可在严密观察下保守治疗。

（2）急性盆腔炎　患者多有生殖道感染史，也可有不孕的病史。妇科检查常见阴道炎、宫颈炎表现，由于盆腹腔炎性刺激，宫颈举痛明显，且伴有发热，腹部明显肌紧张，阴道后穹隆穿刺无血或抽出脓性分泌物。HCG阴性、白细胞计数增高等具有鉴别意义。

（3）急性阑尾炎　无停经史，常有消化道症状，妇科检查多无异常。自上腹开始转移至右下腹的转移性腹痛和麦氏点压痛、体温增高、白细胞增高以及阴道后穹隆穿刺和HCG测定均有助于诊断。

（4）流产　患者多无不孕病史，阴道流血量与失血表现一致，B超宫腔内可见胎囊。阴道后穹隆穿刺阴性即可与异位妊娠鉴别。

（5）卵巢囊肿扭转　既往有盆腔包块史，突发一侧下腹剧痛，伴有因腹膜牵引绞窄引起的恶心、呕吐，甚至休克。肌紧张较局限，附件包块边界清楚、张力较大，压痛以瘤蒂部较明显。B超检查可明确诊断。

六、治疗

（一）西医治疗

传统方法是手术治疗，近年来随着高敏感度放免测定β-HCG及高分辨B超和腹腔镜的开展，异位妊娠早期诊断越来越高，药物治疗和保守性手术也较多地应用于临床，但在保守治疗的同时，应做好手术治疗的准备，以便发生急性大出血时及时抢救。

1.保守性药物治疗

符合下述适应证者可行保守性药物治疗。

（1）适应证　①无内出血或贫血现象，生命体征平稳；②阴道B超显示胚泡直径为2～3cm，最大直径不超过3.5～4cm；③阴道B超显示盆腔内无积血或极少量积血；④血β-HCG＜2000mIU/mL；⑤如B超显像可见明显的胎心搏动则为相对禁忌证。

（2）药物治疗方法

① 一般药物：以支持对症治疗药物为主，输液，必要时输血以补充血容量，维持水、电解质平衡，抗生素用于预防与治疗感染，在诊断明确的前提下，可适当应用镇静止痛药，补充维生素。

② 甲氨蝶呤（MTX）：是一种叶酸拮抗药，可抑制双氢叶酸还原酶，因而可抑制快速增殖细胞如滋养细胞、骨髓细胞等。该药对以后妊娠无不良反应，并不增加流产率或畸形率，也不增加其他肿瘤的发生率，因而广泛应用于临床。MTX的给药方法分为全身给药及局部给药。

a.全身给药：可通过静脉或肌内注射给药，目前临床证明两者成功率无显著差异，且肌内注射简单方便，成为首选方法。

ⓐ MTX每次1.0mg/kg，肌内注射，隔天1次，共用4次。为了减少MTX毒性，在用MTX的第2、4、6、8日各用解毒药1次，一般用citrovorum factor（CF），每次0.1mg/kg。治疗过程和治疗后每隔2～3天验血或尿HCG、血象和肝肾功能，并做阴道B超检查，直至HCG恢复正常，HCG＜10mIU/mL者即为治愈。

ⓑ MTX个体化用法：为了减少MTX毒性，也可根据患者的具体情况采用MTX的个体化用法，MTX-CF的每次剂量与上述相同，治疗过程每天验血β-HCG以观察疗效，如果HCG 2天下降15%即可停药。

ⓒ 单剂量疗法：未破裂的异位妊娠，直径≤3.5cm，血流动力学稳定，可用单剂量MTX 50mg/m^{2}门诊治疗，无需用CF，效果满意，也无明显不良反应。

ⓓ 口服法：如果生命体征稳定，包块较小，HCG较低，可用MTX口服，门诊给药，剂量为每次0.4mg/kg，每天1次，共用4次。

ⓔ 如果MTX全身化疗作为配合局部用药时，剂量可酌减，或用于腹腔镜下保守性手术后绒毛组织残留者，剂量也可酌减，或可用口服法。

b.局部给药：优点是浓度高，作用强，剂量小，疗程短，不良反应轻，对再次妊娠和子代无影响，治疗安全。

ⓐ 腹腔镜下局部注射：可在腹腔镜直视下将药液20～25mg注入输卵管妊娠最扩张部位，使治疗与检查一次完成，损伤小，治疗效果确切。国外报道有效率达88%。

ⓑ 阴道或腹部B超引导下局部注射：在高分辨率的B超或彩超帮助下，妊娠囊及妊娠部位周围的高血流可清楚识别，超声引导下羊膜囊内注射MTX可直接杀死胚胎组织。本法成功率略小于腹腔镜下局部注射。但对于宫颈妊娠本法效果较好。

③ 氟尿嘧啶（5-Fu）：500mg加入5%葡萄糖中静脉滴注，1次/天，共10天，治疗前后监测血β-HCG水平的变化。

④ 氯化钾（KCl）：20%KCl对胚胎有毒性作用，但无抗滋养细胞活性的作用。可将20% KCl 0.5mL直接注入孕囊内，如失败需改用手术治疗。

⑤ 高渗葡萄糖液：在腹腔镜下，将50%葡萄糖溶液5～20mL做局部注射，至输卵管明显肿胀或液体自伞端流出为止，成功率达60%～98%。血清HCG水平恢复至正常的平均时间为20～30日。

⑥ 米非司酮：临床研究表明，米非司酮是一种强有力的抗孕激素类药物，具有明显的抗早孕及中孕、抗着床、诱发月经等作用。米非司酮是孕激素受体拮抗药，与孕激素受体结合使蜕膜组织中孕激素受体（PR）含量下降，雌激素受体（ER）水平上升，改变了PR和ER之间的平衡，使黄体酮失去活性，蜕膜化无法维持，胚胎停止发育。

湖南医科大学报道47例接受米非司酮治疗的患者中，29例成功，18例失败。他们提出：大剂量米非司酮治疗异位妊娠简便、安全、无不良反应，适用于生命体征稳定、β-HCG＜100IU/L、异位妊娠包块直径小于5cm、无急性腹痛、无胎心搏动及要求保守治疗者。Perdu等发现米非司酮联合MTX治疗异位妊娠的效果优于单用MTX。

⑦ 天花粉针剂：如患者一般情况良好，内出血量不多，尚未生育，也可在严密观察及随访血β-HCG的情况下选用天花粉针剂2.4mg肌内注射，应常规做天花粉针皮肤试验，无反应者可以给药，一般于注射后5～7日内胚胎即能死亡，妊娠反应转阴性，继用活血化瘀中药，即能治愈。如1周后尿HCG定量无明显下降，再追加天花粉针治疗1次。为减少天花粉针剂的不良反应，可同时注射地塞米松5mg，每日2次，连用2日。

2.手术治疗

输卵管妊娠已破裂，出血较多者或疑间质部妊娠者应立即手术。若有贫血及休克，在输血、抗休克治疗的同时进行手术。麻醉宜行局部浸润麻醉，若无血源，可用腹腔内新鲜血液，自体血回输，经6层纱布过滤后，迅速回输给患者。用于自体输血的血液一般是刚破裂不久、无感染的血液，在血源困难、病情紧急的场合下，值得推广应用。输卵管妊娠未破裂者，也应积极做好术前准备。密切观察病情，尽早手术。

（1）保守性手术治疗

① 适应证：a.无健康子女存活、要求保留患侧输卵管者；b.一侧输卵管

已切除；c.患者出血症状不明显或休克已纠正、病情趋于稳定者；d.输卵管破坏不严重或估计术后存留输卵管长度≥5cm者。

② 手术方法

a.输卵管切开术：对于壶腹部或峡部妊娠者，可在腹腔镜下或开腹情况下将血管收缩药注入输卵管病变部位的浆膜下，然后将输卵管病变部位纵行切开，取出妊娠物。如妊娠囊与输卵管紧密粘连，去除妊娠物后创面常有渗血，可应用电凝止血，不予缝合。电凝时不可过分用力，以免出血加重而损伤管壁。术后定期监测血β-HCG水平的变化。输卵管切开术的宫内受孕率与输卵管切除术比较，前者为45%～64%，后者为20%～22%，故保留患者输卵管可增加宫内受孕率。腹腔镜下手术与开腹手术相比，术后的受孕率方面无明显差异，但后者因粘连较重，术后再次异位妊娠率增高。因此，在条件允许的情况下，以腹腔镜下手术为宜。

b.输卵管节段切除后断端吻合术：对于峡部妊娠，病变范围小者，可将病变部位彻底切除，再将断端吻合，但术后输卵管长度不应＜5cm，否则不能再孕。由于目前腹腔镜手术的广泛开展，此法已较少采用。

c.伞部妊娠挤压术：对于伞部妊娠者可用手轻轻挤压或用小吸引器吸出伞部妊娠物，然后局部止血，不需做任何切除。

d.子宫角楔切术：间质部妊娠原则上需行子宫角楔切术，但对于迫切要求保留生育功能者可在切除患处后将输卵管壶腹部移植于子宫角处。

（2）根治手术 适用于生命体征不稳定、需尽量缩短手术时间；患侧输卵管破损、粘连严重，而对侧输卵管基本正常；无生育要求；双侧输卵管粘连、损害严重者。进行输卵管全切除时需注意下列几个问题：①患者已无生育要求，或双侧输卵管粘连严重或管腔狭窄，估计异位妊娠复发危险性较大者，宜同时结扎对侧输卵管。②切除输卵管时必须将峡部全部切除，以免以后残端异位妊娠复发。③一般不切除患侧卵巢，除非患侧卵巢破坏、粘连严重而难以分离或估计不切除血液循环已受影响者，才可将患侧卵巢一并切除。④单纯切除输卵管时需注意不损伤患侧卵巢的血液循环，以免引起卵巢功能紊乱。

（3）腹腔镜手术 下列情况应施行腹腔镜检查：①血β-HCG＞2000IU/L，B超未见宫腔内孕囊；②血β-HCG＜2000IU/L，诊刮未见绒毛，诊刮后血β-HCG不下降或继续升高者。

腹腔镜检查不仅可明确诊断，也可作治疗。

异位妊娠手术方式：①对无生育要求或虽有生育要求但输卵管破坏严重，估计已丧失功能者，采用输卵管切除术。②对有生育要求而确认输卵管妊娠部位尚未破裂，病变直径小于3cm，采用输卵管开窗取胚术或伞端取胚术。③对卵巢妊娠者行电刀楔形切除部分卵巢，创面电凝止血。④腹腔妊娠可在腹腔镜下施行妊娠物及血凝块清除取出术。

值得注意的是，腹腔镜手术取出妊娠组织时，必须清理散落在盆腹腔的绒毛，否则残留的绒毛可能在局部生长，造成持续性异位妊娠，发生率为5%～20%。

腹腔镜手术中的并发症主要是出血。如因止血不全形成血肿或开窗术创面出血致手术失败，其发生不仅与操作技术有关，也与孕囊的部位、浸润程度、活跃程度有关。其他并发症与一般腹腔镜手术一样。如腹壁、腹膜后大血管损伤等，也值得注意。

3.期待疗法

输卵管妊娠部分可自然吸收，无需治疗。对于这部分患者，期待疗法是合适的。期待疗法并不是单纯的等待，而是在严密观察和监护下等待，直至HCG下降至正常。期待疗法必须符合下列条件：①生命体征稳定；②输卵管妊娠未破裂；③无腹腔积血；④2天内HCG下降15%，或血黄体酮＜1.0μg/mL。

但是，18%左右的患者在期待过程中需要剖腹探查。

（二）中医治疗

1.辨证论治

（1）气血虚脱　症见突然下腹剧痛，腹内出血较多，面色苍白，四肢厥冷，冷汗淋漓，恶心呕吐，烦躁不安，血压下降，甚则昏厥。苔薄质淡，脉细弱。治宜回阳救逆，活血化瘀。方药：参附汤合宫外孕Ⅰ号方（山西医学院附属第一医院经验方）加减。人参15g，附子（先煎）、赤芍、桃仁各9g，丹参12g，五味子6g。

（2）血瘀阻滞　症见小腹阵痛或绵绵作痛，腹痛拒按，头晕肢软，神疲乏力。舌质暗红，脉细弦。治宜活血化瘀，杀胚止痛。方药：宫外孕Ⅱ号方（山西医学院附属第一医院经验方）加减。三棱、莪术、桃仁各9g，赤芍、丹参各15g。杀死胚胎，肌内注射天花粉针剂；腹胀加枳实、厚朴各9g；大便秘结加生大黄（后下）9g。

（3）癥瘕内结　症见异位妊娠出血日久，瘀血内结腹内或癥瘕包块，小腹时感疼痛，妇科检查可触及包块，下腹坠胀，时有便意。苔薄微暗，脉细涩。治宜破瘀消癥。方药：宫外孕Ⅱ号方（山西医学院附属第一医院经验方）加减。三棱、莪术、桃仁各9g，赤芍、丹参各15g，乳香、血竭粉（冲服）各3g，配用外敷膏药（樟脑6g，血竭、松香、银珠各9g。共研细末，调成糊状），敷患处以增加消癥之功。

2.其他疗法

① 侧柏叶、大黄各60g，黄柏、薄荷、泽兰各30g。上药共末，纱布包裹，蒸15min，趁热外敷，每日1～2次，10天为1疗程。用治腹腔包块形成之包块型异位妊娠。

② 单味生大黄，用量从小到大（3～9g），分2次煎服；也可研细末，用黄酒送下。

③ 千年健、追骨风、川椒、羌活、独活、血竭、乳香、没药各60g，川续断、五加皮、白芷、桑寄生、赤芍、归尾各120g，艾叶500g，透骨草150g。上药共研为末，每250g为1份，纱布包裹，蒸15min，趁热外敷，每日1～2次，10天为1疗程。用治异位妊娠形成血肿包块者。

第三节　前置胎盘

胎盘在正常情况下附着于子宫体部的后壁、前壁或侧壁。孕28周后若胎盘附着于子宫下段，甚至胎盘下缘达到或覆盖宫颈内口，其位置低于胎先露部，称前置胎盘。前置胎盘是妊娠晚期出血的主要原因之一，是妊娠期的严重并发症，处理不当能危及母儿生命。

中医无此病名，根据临床症状属中医"胎漏""胎动不安"等病症范畴。

一、病因和发病机制

中医学认为本病的发病原因主要有肾虚、气血虚弱、血热等。肾虚，冲任不固，血海不藏，胎失所系；气血虚弱，胎失所养，胎元不固；热伤冲任，血热则迫血妄行，离经而至，热扰胎元，胎动不安。

西医学认为前置胎盘患者中85%～90%为经产妇、多产妇。发病可能与下列因素有关。

（1）子宫内膜病变与损伤　如多产、流产、放置宫内节育器、多次刮宫、剖宫产、产褥感染等引起的子宫内膜炎和子宫内膜损伤，使子宫内膜血管生长不全，蜕膜发育不良，孕卵植入后血液供应不足。胎盘为了摄取足够的营养不断扩大面积，因而伸入子宫下段，形成前置胎盘。

（2）受精卵发育迟缓　当受精卵到达子宫腔时，因其滋养层发育延迟尚未具有着床能力，势必继续下行而着床于子宫下段。

（3）胎盘异常　双胎和红细胞增多症引起的胎盘面积扩大、副胎盘等可延伸至子宫下段，形成前置胎盘。

妊娠晚期、临产后子宫下段逐渐扩展、拉长，而附着于子宫下段或子宫颈内口的胎盘不能相应地伸展，以致胎盘的前置部分自其附着处剥离，血窦破裂而出血。若出血不多，剥离处血液凝固，出血可暂时停止。随着子宫下段不断伸展，出血常反复发生，且出血量也越来越多。

二、分类

按胎盘边缘与子宫颈口的关系，将前置胎盘分为以下三种类型。

（1）完全性前置胎盘　或称中央性前置胎盘，子宫颈内口全部被胎盘组织所覆盖。

（2）部分性前置胎盘　子宫颈内口有部分被胎盘组织所覆盖。

（3）边缘性前置胎盘　又称低置胎盘，胎盘边缘附着于子宫下段，不超越子宫颈内口。

胎盘边缘与宫颈内口的关系可随妊娠及产程的进展而发生变化，因此，目前均以处理前的最后一次检查为准来决定分类。

三、临床表现

1.症状

本病多见于经产妇。妊娠晚期或临产时，发生无诱因无痛性反复阴道流血，偶有发生于妊娠20周左右者。初次出血通常不多，常能自止。偶尔也有第一次出血量多的病例。多次出血的患者可呈贫血貌，贫血程度与出血量成正比。急性大失血者可发生休克，还能导致胎儿缺氧窘迫，甚至死亡，出血量的多少取决于胎盘边缘与宫颈内口的关系。

2.体征

（1）一般情况　与出血多少有关，大量出血可致面色苍白、脉弱、血压下降。

（2）腹部检查　子宫大小与孕月相符。因子宫下段有胎盘占据而影响胎先露入盆，故先露部高浮、胎位异常。临产时检查，宫缩为阵发性，间歇期子宫可以完全放松。如胎盘位于子宫下段的前面，则在耻骨联合上方或两侧听到与母体脉搏一致的吹风样杂音。怀疑前置胎盘的孕妇禁止做肛查，因肛查非但不能确诊反而容易引起大出血。阴道检查主要用于终止妊娠前为了明确诊断决定分娩方式。一般只做阴道窥诊及穹隆部扪诊，必须在输液、输血及手术的条件下方可进行。阴道窥诊，看有无阴道壁静脉曲张、宫颈息肉、癌或其他引起出血的病灶。用手在子宫颈周围的阴道穹隆部轻轻地触诊，如清楚地扪及胎儿先露部可排除前置胎盘，如发现手指与胎先露之间有较厚的软组织应考虑为前置胎盘。操作应轻柔，如在检查过程中发生大出血，应立即停止检查，施行手术结束分娩。

（3）阴道检查　仅适用于终止妊娠前为明确诊断并决定分娩方式，必须在有输液、输血及手术的条件下方可进行。一般只作阴道窥诊及穹隆部扪诊，以明确出血来源。扪诊时若发现手指与胎先露部之间有较厚软组织，应考虑前置胎盘，但不应行颈管内指诊。若诊断已明确或流血过多不应再做阴道检查。

四、实验室及其他检查

（1）超声波检查　B型超声断层能清楚地看到子宫壁、胎头、宫颈和胎盘位置，胎盘定位准确率可达95%以上。可明确前置胎盘的类型，并可分辨是否合并胎盘植入等。妊娠中期超声检查如发现胎盘位低于内口，不要过早作出前置胎盘诊断，因随着妊娠进展，子宫下段形成，宫体上升，胎盘将随之上移。

（2）阴道检查　现采用B型超声检查，已很少做阴道检查。阴道检查主要用于终止妊娠前为了明确诊断并决定分娩方式，且必须在有输液、输血及手术的条件下方可进行。如诊断已明确或流血过多即无必要做阴道检查。

（3）产后检查胎盘及胎膜　对产前出血的患者，分娩时应仔细检查娩出的胎盘，以便核实诊断。前置部分的胎盘有陈旧血块附着呈黑紫色，如这些改变在胎盘的边缘，而且胎膜破口处距胎盘边缘小于7cm则为部分性前置胎盘。如行剖宫产术，术时可直接了解胎盘附着的部位，此时胎膜破口部位对诊断前置胎盘即无意义。

五、诊断

① 妊娠晚期反复出现无痛性阴道流血（中央性者可在妊娠中期发生）。

② 腹软，无宫缩，胎体清楚，胎头高浮或胎位异常，胎心多正常。

③ 阴道检查在宫颈内口处可触及海绵样胎盘组织。此项检查必须慎用。

④ B型超声见胎盘位置低置。

六、鉴别诊断

由于阴道壁静脉曲张破裂，宫颈病变如息肉、糜烂、癌肿等引起的产前出血，通过阴道窥诊即可确诊。前置胎盘主要需与胎盘早期剥离、帆状胎盘前置血管破裂、胎盘边缘血窦破裂相鉴别。

七、治疗

（一）西医治疗

处理原则是止血和补血。应根据阴道流血量多少、有无休克、妊娠周数、产次、胎位、胎儿是否存活、是否临产等情况做出决定。

1.期待疗法

前置胎盘时围生儿死因主要是早产。对妊娠期小于37周、胎儿体重小于2300g、阴道出血不多、孕妇一般情况好者，应住院治疗，使胎儿尽量接近足月，从而降低围生儿死亡率。

（1）绝对卧床休息，尤以左侧卧位为佳。

（2）应用镇静药 有腰酸、下腹痛时给苯巴比妥0.03g，3次/天；地西泮2.5mg，3次/天，口服。

（3）应用平滑肌松弛药

① 硫酸镁：25%硫酸镁20mL溶于5%葡萄糖液250mL中，以每小时1g的速度静脉滴注，症状消失后改用沙丁胺醇口服。

② β受体激动药：可松弛子宫平滑肌，抑制子宫收缩，达到止血目的。常用药物为硫酸沙丁胺醇，用量2.4～4.8mg，每天3次口服。但有学者认为此药不宜长期服用，因其能促进肺表面活性物质的释放，但不能促进其合成，故短期应用可促肺成熟，但长期应用则可造成肺表面活性物质缺乏。

（4）促进胎儿发育和肺成熟 前置胎盘反复出血，常常影响胎儿的发育，而前置胎盘往往需提前终止妊娠，故促进胎儿发育和肺成熟非常必要，可输注多种氨基酸、葡萄糖和维生素C。胎儿未足月又未能确定何时终止妊娠的情况下，可静脉滴注地塞米松10mg，每周1～2次；如为择期剖宫产，则术前3天每天滴注地塞米松10mg，以促进胎肺成熟。

（5）宫颈环扎术　近年来，国内外已有报道利用宫颈环扎术治疗中央性前置胎盘，术后平均孕周可达37周。手术的关键是要缝合至宫颈内口水平，用尼龙线编成辫子进行缝合，手术可在急诊情况下进行，术后用宫缩抑制药。

（6）胎儿监护　包括胎儿安危状态监护和胎儿成熟度检查。

2.终止妊娠

（1）终止妊娠指征　孕妇反复多量出血致贫血甚至休克者，无论胎儿成熟与否，为了母亲安全应终止妊娠；胎龄达36周以后；胎儿成熟度检查提示胎儿肺成熟者。

（2）剖宫产术　剖宫产术可以迅速结束分娩，于短时间内娩出胎儿，可以缩短胎儿宫内缺氧的时间，增加胎儿成活机会，对母子较为完全。该术为处理前置胎盘的主要手段。对完全性或部分性前置胎盘者，如阴道流血量多，估计短时间内不能经阴道分娩，必须以剖宫产结束分娩。已发生休克者同时输液、输血，补充血容量以纠正休克。

① 手术切口：前置胎盘剖宫产前需做B超检查，了解前置胎盘类型、附着部位，决定切口类型。切口应避开胎盘附着处，减少术中出血。胎盘附着于后壁者，可用下段横切口；附着于前壁者，可用下段偏高处纵切口或体部切口；如附着于前壁偏左，则切口从右侧进入，反之亦然。有时胎盘大而薄，附着于前壁大部分，则可直接从下段切入宫腔，迅速撕开胎盘进入羊膜腔，取出胎儿。

② 娩出胎盘：胎儿娩出后，即用宫缩药，麦角新碱0.2mg和缩宫素10IU宫肌内注射，不需等待胎盘剥离，迅速徒手剥离胎盘。如剥离困难，不宜强行剥离。注意植入胎盘，如为完全植入，以切除子宫为宜；部分植入者，则可行子宫部分切除。

③ 术中止血：子宫下段肌层菲薄，收缩力弱，胎盘娩出后，往往出血较多，先用组织钳或卵圆钳钳夹切口边缘，观察出血部位，采用适当的止血措施。

a.纱布压迫：50%左右采用宫缩药和局部纱布压迫，可止血成功。压迫时间至少10min，如出血凶猛，压迫期间仍不能完全止血者，立即改用其他方法止血。

b.局部缝扎：用0号肠线在出血部位"8"字缝扎，如仍有少量出血时，加用宽纱布条填塞宫腔，一端通过宫颈管置入阴道内，待24h后从阴道拉出，填塞时注意不要留有空隙。

c.局部宫肌切除：胎盘附着处出血经缝扎无效，或局部有胎盘植入者，可行局部宫肌切除，切口呈梭形，用肠线分两层缝合。此法尚不多用。

（3）阴道分娩　对低置胎盘（边缘性前置胎盘），宫口已部分开大，头先露，出血不多，估计短时间内即可结束分娩的经产妇，可经阴道分娩。先行人工破膜，以使羊水流出。先露部下降压迫胎盘前置部分止血，并促进宫缩，加速分娩，必要时可静脉滴注缩宫素。破膜后如产程进展不顺利，仍需及时做剖宫产术。

（4）紧急情况转送时的处理　无手术条件的地方，碰到患者阴道大出血，可静脉输液或输血，并在消毒下进行填塞，暂时压迫止血，并及时护送转院治疗，严禁做肛门或阴道检查。

3.预防并发症

产后应及时注射宫缩药，以防产后出血。产褥期应注意纠正贫血，预防感染。

（二）中医治疗

本病的辨证应注意阴道流血的量、色、质，并结合兼证、舌脉进行综合分析。其治疗以安胎止血为要。具体辨证论治如下。

（1）肾虚　妊娠期阴道少量出血，反复发作，色淡红或淡暗，质清稀，腰膝酸软，小腹空坠，头晕耳鸣，小便频数，夜尿频多，面色、眼眶暗黑。舌淡，苔白，脉沉滑尺弱。治宜益气固肾，止血安胎。方药：寿胎丸加味。加减：若腹痛者，加紫苏梗、陈皮理气止痛；腹胀者，加大腹皮宽肠理气；夜尿多者，加益智仁、金樱子。

（2）气血虚弱　妊娠期阴道少量出血，反复不止，色淡红，质稀薄，腰腹坠胀，神疲乏力，面色㿠白，心悸气短，纳呆便溏。舌质淡，苔白，脉细滑。治宜补气养血，止血安胎。方药：安胎饮加减，当归、川芎辛温，走而不守，有活血作用，于本病有碍，故以枸杞子、山茱萸易之，并加艾叶炭以增加止血安胎之效。

（3）血热　妊娠期阴道少量出血，血色鲜红或深红，质稠，口干咽燥，心烦不安，手足心热。舌红或尖边红，苔黄，脉弦滑数。治宜清热养血，滋肾安胎。方药：清热安胎饮加味。加减：上方加仙鹤草、地榆炭以增加凉血止血之效；若兼有肝郁者，加柴胡、白芍疏肝清热；若阴虚内热者，去黄柏、熟地黄加女贞子、墨旱莲滋阴清热、凉血安胎。

第四节　胎盘早剥

妊娠20周后或分娩期，在胎儿娩出前，正常位置的胎盘部分或全部从子宫壁剥离，称胎盘早剥。胎盘早剥是妊娠晚期严重并发症，往往起病急，进展快，如果处理不及时，可危及母儿生命。

本病属中医"妊娠腹痛""胎动不安""堕胎""小产"等病范畴。

一、病因和发病机制

中医学认为本病的发病多由素体阴虚，或失血伤阴，或久病失养，或多产房劳耗散精血所致。孕后血聚养胎，阴血益感不足，虚热内生，热扰胎元，遂致胎盘早剥。或因瘀血内停，胞脉阻隔，冲任不固而致胎盘早剥。

西医学认为胎盘早剥的发生可能与以下几种因素有关，但其发病机制尚未阐明。

（1）血管病变　妊娠高血压综合征和妊娠合并慢性高血压、慢性肾炎等的患者，其底蜕膜小动脉痉挛或硬化，引起底蜕膜缺血、坏死、破裂、出血，造成胎盘后血肿，胎盘因而与子宫壁分离。

（2）机械性因素　外伤（特别是腹部直接受撞击）、外转胎位术矫正胎位、脐带<30cm或脐带绕颈，均可引起胎盘早剥。

（3）子宫体积骤然缩小　双胎妊娠第一胎儿娩出后，羊水过多，破膜时羊水流出过快，使子宫内压骤然降低，子宫突然收缩，胎盘与子宫错位而剥离。

（4）子宫静脉压突然升高　晚期妊娠或临产后，孕产妇长时间取仰卧位，可发生仰卧位低血压综合征。此时巨大妊娠子宫压迫下腔静脉，回心血量减少，血压下降，而子宫静脉淤血，静脉压升高，导致蜕膜静脉床淤血或破裂，发生胎盘剥离。

由于底蜕膜层血管破裂出血形成血肿，使胎盘自附着处剥离。如剥离面小，血浆很快凝固，临床可无症状，如果胎盘剥离面大，继续出血，则形成胎盘后血肿，使胎盘剥离部分不断扩大，出血逐渐增多，当血液冲开胎盘边缘沿胎膜与子宫壁之间向子宫颈口外流出时，即为显性剥离或外出血。如胎盘边缘仍附着于子宫壁上，或胎盘与子宫壁未分离或胎儿头部已固定于骨盆上口，都能使胎盘后血液不能外流而积聚于胎盘与子宫壁之间，即隐性剥离或内出血。此时，由于血液不能外流，胎盘后积血增多，子宫底也随之升高，当内出血过多时，血液仍可冲开胎盘边缘，向宫颈口外流，形成混合性出血。有时，出血穿破羊膜溢入羊水。隐性出血时，胎盘后血液增多，压力逐渐增大可向胎盘后宫壁浸润引起肌纤维分离、断裂、变性。如血液浸润深达浆膜层，子宫表面出现紫色瘀斑，称为子宫胎盘卒中。血液亦可经子宫肌层渗入阔韧带、后腹膜。严重的胎盘早剥常并发凝血功能障碍，剥离处的胎盘绒毛和蜕膜释放大量组织凝血活酶，进入母体循环，激活凝血系统而发生弥散性血管内凝血，造成肺、肾等重要脏器损害。

二、分类

根据出血的临床表现，分为以下三种类型。

（1）显性出血（外出血）　底蜕膜出血存在于胎盘边缘，血液沿胎盘与子宫壁间的空隙经宫颈流出体外。

（2）隐性出血（内出血）　部分胎盘剥离，但胎盘边缘仍然附着；或因胎头已固定入盆，致使胎盘后血液不能外流，积聚于胎盘与子宫壁之间，形成内出血。出血严重时子宫内压力增高，血液渗入子宫肌层，可使子宫肌肉失去收缩力；若渗血深达子宫浆膜层，子宫表面呈紫蓝色，称子宫胎盘卒中，可致产后大出血。

（3）混合性出血　内出血较多，胎盘后血肿逐渐增大，胎盘剥离面也越来越广，血液逐渐将胎盘边缘与胎膜和宫壁分离。一部分血液穿过胎膜与宫壁之间，经宫颈流出体外。

三、临床表现

1.病史

本病多见于孕妇并发妊高征、慢性高血压等血管病变或有外伤者。

2.症状

（1）轻型　以外出血为主，胎盘剥离面不超过1/3，分娩期多见。主要表现为阴道流血，量较多，色暗红，伴轻度腹痛或无腹痛，贫血体征不显著。发生在分娩期则产程进展较快。腹部检查多呈正常状态，出血量多时胎心可有改变。产后检查见胎盘母体面有凝血块及压迹。有的病例症状与体征均不明显，仅在检查胎盘母体面时发现凝血块及压迹才诊断胎盘早剥。

（2）重型　以内出血和混合性出血为主，胎盘剥离面超过1/3，有较大的胎盘后血肿，多见于重度妊高征，主要表现为突然发生的持续性腹痛、腰酸、腰背痛。严重时可出现恶心、呕吐、面色苍白、出汗、脉弱、血压下降等休克征象。可无阴道流血或少量阴道流血及血性羊水，贫血程度与外出血量不相符。胎动频繁，继而胎动消失。腹部检查宫底升高，子宫大于妊娠月份，硬如板状，有压痛，以胎盘附着处最显著，偶见宫缩，子宫多处于高张状态，胎位不清，胎心音多已消失。若胎盘附着于子宫后壁，则压痛不明显。其特点为原因不明的子宫张力增高，且未临产。

四、实验室及其他检查

（1）超声检查　B超检查可见胎盘与子宫壁之间出现液性暗区，胎盘绒毛膜板向羊膜腔突出，提示胎盘后血肿存在。还可观察到胎动及胎心搏动，了解胎儿的存活情况。

（2）实验室检查　主要了解患者的贫血程度及凝血功能障碍情况。应进行血常规、血小板、出凝血时间及血纤维蛋白原等有关DIC的实验室检查。急诊患者的简便凝血功能检测方法如下。①血小板计数。②全血凝块观察及溶解试验：取2～5mL血液放入试管内，倾斜静置，若6min不凝固或凝固不稳定，于1h内又溶化提示凝血异常。为了解患者肾脏功能受损情况，可进行尿常规等的检查。

五、诊断

（1）病史　孕期有腹部直接受撞击或摔伤等外伤史，用力过猛的倒转胎术史，羊水过多者羊水骤然流出史。

（2）症状　阴道出血，量或多或少。

（3）体征　腹痛，或伴恶心、呕吐及冷汗、面色苍白、脉弱、血压下降等休克体征，贫血。腹部检查子宫体压痛明显，呈持续强直收缩状态，宫底常高于妊娠月份，胎位不清，胎心不规律或听不到。

六、治疗

（一）西医治疗

1.期待疗法

适用于胎儿未成熟、流血不再加重、子宫敏感性消失或减轻，且无胎儿宫内窘迫者。轻型胎盘早剥可在严密监测血压、脉搏、宫高、腹围、胎心、子宫硬度与压痛、阴道出血等变化下，卧床静养。如病情稳定，胎龄＜36周，又未自行临产者，可继续做期待疗法。并定期进行尿E_3和B超检查；如病情加重，则应尽快终止妊娠。做好输血及急救准备。

2.纠正休克

患者入院时情况比较危重，对处于休克状态的患者应立即予以面罩吸氧、快速静脉滴注平衡液及输血，在短时间内补足血容量，使血细胞比容达0.30或稍高，尿量至少30mL/h，同时应争取输新鲜血，可补充凝血因子。

3.及时终止妊娠

胎盘早剥危及母儿生命，其预后与处理的及时性密切相关。胎儿娩出前胎盘剥离可能继续加重，难以控制出血，时间越长，病情越重，因此一旦确诊重型胎盘早剥，必须及时终止妊娠。

（1）剖宫产　剖宫产的手术指征为：①重型胎盘早剥，估计短时间内不能结束分娩；②重型胎盘早剥，胎儿已死，产妇病情继续恶化者；③破膜后产程无进展者；④轻型胎盘早剥，有胎儿窘迫征象者。在剖宫产术中发现子宫胎盘卒中，子宫是否保留的问题应当以子宫壁受损的程度为标准。仅有子宫表面颜色青紫不能作为子宫切除的指征，应视胎儿及其附属物娩出后子宫收缩的情况而定。如经按摩及注射子宫收缩药后，子宫仍松弛而不收缩，血液不凝，出血不能控制，在输新鲜血液的同时行子宫切除术。

（2）经阴道分娩　适用于病情较轻者，特别是经产妇，出血不多，宫缩仍有间歇，局部压痛轻，无板状腹，或初产妇宫口开全，估计短时间内可经阴道分娩者。首先进行人工破膜，可加快产程进展；羊水流出后子宫腔容积缩小，子宫收缩压迫胎盘止血；子宫腔内压力降低的同时可防止凝血活酶进入子宫血液循环，以阻断或预防DIC。破膜后以腹带扎紧腹部。如宫缩弱可同时静脉滴注缩宫素，并密切观察患者的血压、脉搏、出血情况及胎心等，必要时检查红细胞、血红蛋白及凝血功能。

4.并发症的处理

（1）休克　重症早剥，出血量多，血压下降，处于休克状态者，应积极补充血容量，纠正休克，尽快改善患者状况，尽量输给新鲜血液，因为新鲜血除补充血容量外，还可以补充凝血因子。

（2）DIC　早剥并发DIC时，临床上除了原来早剥的症状外，还出现休克、多部位出血、实验室检查凝血功能障碍以及多发性微血管栓塞征象，此时，胎心多有改变或消失。病情危急时应在立即大量输给新鲜血的同时行剖宫产术，尽快娩出胎儿和胎盘以去除诱发DIC的原因，如果病情严重，伤口出血不凝，难以止血者，宜行子宫全切除术。同时还需做凝血功能的监测，根据情况补充血小板、纤维蛋白原等凝血物质，但应用后者宜小心，不能单纯以血纤维蛋白水平为依据。至于肝素，用于胎盘早剥引起的DIC应慎用，以免增加出血倾向。

（3）其他并发症　胎盘早剥容易出现产后出血，因此，产后仍需加强子宫收缩和密切观察出血情况。少数患者可出现肾功能衰竭，应记录液体出入量，当出现尿少或无尿时，可用甘露醇或呋塞米，必要时应使用人工肾，以挽救产妇生命。

（二）中医治疗

本病的辨证应注意辨阴道流血的量、色、质，腹痛的性质，并结合兼证及舌脉进行综合分析。治疗以止血安胎、理气止痛为原则。如阴道出血量多、胎殒难留者，当及时采用西医治疗，以去胎益母为要。

（1）阴虚肝旺　妊娠期阴道流血，量少，色鲜红，质稠，腹隐痛，头晕目眩，耳鸣眼花，心悸怔忡，咽干口燥。舌质红、苔少，脉细弦。治宜滋阴清热，止血安胎。方药：两地汤合二至丸加减。

（2）瘀血阻滞　妊娠期阴道流血，量多或少、色暗红或深红，小腹满痛拒按，舌边紫暗，或有瘀点，脉沉弦或沉涩。治宜化瘀止痛，止血安胎。方药：生化汤加减。

第五节　妊娠剧吐

孕妇在早孕时出现挑食、食欲缺乏、轻度恶心呕吐、头晕、倦怠等症状，称为早孕反应，一般不需要特殊治疗，在妊娠12周前后自行消失，偶然有少数孕妇反应严重，恶心呕吐频繁，不能进食，以致影响其身体健康，甚至威胁其生命者，称为妊娠剧吐，多见于第1胎孕妇，临床上一般早孕反应，逐日加重，反复呕吐，失眠，全身乏力，随即滴水不进，呕吐频繁，呕出胆汁或咖啡渣样物，以致引起水、电解质紊乱和代谢性酸中毒为特征，按病情可分为轻、中、重度，本病属中医学的"子病""病儿""阻病"等范畴。

一、病因和发病机制

中医学认为本病的主要机制是"冲气上逆，胃失和降"。常见分型有脾胃虚弱、肝胃不和、气阴两虚。

西医学认为本病的确切病因至今尚未探明，多数学者认为有以下几种因素。

（1）绒毛膜促性腺激素（HCG）的作用　由于绒毛膜促性腺激素的含量在受孕后9～13天开始急剧上升，到妊娠8～10周时达到高峰，恰与早孕反应出现的时间相符合。葡萄胎、多胎妊娠的孕妇，绒毛膜促性腺激素水平显著增高，妊娠反应亦较重，甚至发生妊娠剧吐。在妊娠终止后，呕吐症状立即消失。因此，目前多认为绒毛膜促性腺激素的水平增高与妊娠呕吐关系密切。

（2）雌激素的作用　早孕阶段，卵巢的妊娠黄体及胚胎的合体细胞滋养层含有丰富的芳香酶，不断地增加雌激素的分泌量，以供胚胎生长之需，妊娠早期雌激素的分泌骤然增加，刺激了延髓的化学感受器触发区，再将冲动传递至呕吐中枢，产生呕吐反射。

（3）胃肠道的输入冲动　由于夜间胃肠液积存过多，直接刺激呕吐中枢，诱发呕吐，晨吐就是这个原因。在睡醒后食用干粮或饼干可使呕吐暂时消失，便是佐证。

（4）精神神经因素　妊娠早期大脑皮质及皮质下中枢的兴奋和抑制过程平衡失调，大脑皮质的兴奋性降低而皮质下中枢的抑制过程减弱，即产生丘脑下部的各种自主神经功能紊乱而引起妊娠剧吐。

（5）肾上腺皮质功能低下　皮质激素分泌不足，从而使体内水及糖类代谢紊乱，出现恶心呕吐等消化道症状，而且应用促肾上腺皮质激素（ACTH）或皮质激素治疗时，症状可明显改善，故亦认为肾上腺皮质功能降低也与妊娠剧吐有一定关系。

（6）绒毛异物反应　孕早期胎盘绒毛碎屑持续进入母体血流，异物可导致母体发生剧烈变态反应，引起一系列自主神经系统功能紊乱症状。

（7）酮症　呕吐严重，持久不能进食，代谢紊乱，产生酮体，酮体刺激延脑的化学感受器触发区，再将冲动传至呕吐中枢，诱发呕吐。酮症常是妊娠呕吐的一个结果，而不是它的诱因。一旦出现酮症可加重病情及呕吐，成为恶性循环的一个环节。

（8）维生素B_6缺乏　也可能是发病的原因之一。

由于严重呕吐和长期饥饿引起失水及电解质紊乱，出现低钾血症、低氯血症、代谢性碱中毒。由于热量摄入不足，发生负氮平衡，脂肪氧化不全，酮体积聚，出现代谢性酸中毒，严重者肝、肾功能受损。

二、临床表现

多见于年轻初产孕妇，发病时间在妊娠最初3个月内。初为早孕反应，逐渐加重，直至呕吐频繁，不能进食，呕吐物为胆汁或咖啡渣样物。由于长期呕吐和饥饿，可致失水及电解质紊乱，尿中出现酮体，形成代谢性酸中毒。患者明显消瘦，嘴唇燥裂，皮肤弹性差，精神萎靡，面色苍白，呼吸有酮味。继之可有脉搏加快，眼眶下陷，体温升高，血压下降，血细胞比容升高，甚至肝肾功能受损。出现黄疸，血胆红素和转氨酶升高，血尿素氮和肌酐增高，尿中出现蛋白及管型。眼底视网膜出血。严重者意识模糊呈昏睡状态。

三、实验室及其他检查

妊娠试验阳性。为鉴别病情轻重，可测定尿量、尿比重、尿酮体、血红细胞计数及血细胞比容、血红蛋白、钾、钠、氯、二氧化碳结合力，检查胆红素、转氨酶、尿素氮、肌酐以判断脱水程度及有无代谢性酮症酸中毒，有无血液浓缩、水电解质紊乱及酸碱失衡，肝肾功能是否受损及受损的程度。

必要时还应进行心电图检查、眼底检查。

四、诊断和鉴别诊断

根据临床表现诊断本病时，首先应确定是否为正常妊娠。可用B型超声排除葡萄胎、多胎，并与可致呕吐的疾病如急性病毒性肝炎、胃肠炎、胆管疾病、脑膜炎及脑肿瘤等进行鉴别。测定血常规、尿常规、血黏度、电解质、二氧化碳结合力等了解酸中毒、电解质紊乱情况，判断病情严重程度。妊娠剧吐者常有尿酮体阳性。心电图检查可发现血钾异常。眼底检查可了解有无视网膜出血。

五、治疗

本病的治疗当尽早控制呕吐。对一般患者，以中医治疗为主。若呕吐日久、剧烈者，则当及时输液以迅速控制代谢紊乱，纠正酸碱平衡。同时应结合心理疏导，消除患者紧张情绪，并指导饮食调养，根据患者喜爱食品"以其所思任意食之"。

（一）西医治疗

1.一般治疗

对精神紧张和情志抑郁者，应给予精神安慰和支持，解除其思想顾虑，保证充分的休息和睡眠，同时指导进食方法。饮食需少食多餐，进清淡、易消化食物，禁油炸、高脂肪和味道过浓之品。

2.药物治疗

（1）维生素类　可给予维生素 B_6、维生素 B_1、维生素 C，酌情加用镇静药如苯巴比妥、氯丙嗪。口服效果不佳可采用静脉输液中加入维生素 C 3g、维生素 B_6 100mg，另每日肌内注射维生素 B_1 100mg。也可用维生素 B_6 于足三里穴封闭、维生素 B_1 于神门穴封闭，效果较佳。

（2）普鲁卡因　能阻断病理性神经冲动，使神经活动恢复正常。先以 0.25% 普鲁卡因 100mL 加 5% 维生素 C 2mL，骶骨前封闭，次日用 2% 普鲁卡因 50mL 进行胸椎旁封闭，可根据病情封闭 1～2 次，每次间隔 3～4 天。

（3）氯丙嗪　把盐酸氯丙嗪和维生素 B_1 注射液分别吸入 2 支 5mL 注射器内，以握笔式持注射器，垂直刺入穴位。稍有酸胀感时将药物缓慢注入穴位。一般胃俞穴注射氯丙嗪，脾俞穴注射维生素 B_1。每日 1 次，3 次为一疗程，轻者 1 个疗程，重者 2 个疗程。

（4）肾上腺皮质激素　对少数病例经保守治疗无效时，可试加用肾上腺皮质激素，常可收到良好效果。如氢化可的松 200～300mg 加入 5% 葡萄糖 500mL 内静脉缓慢滴注。

（5）支持治疗　给予先禁食 2～3 天，予以补液，补液量要根据脱水程度进行计算，一般每日补液 1500～3000mL，使每日尿量达 1000mL 以上，尿酮阴性，然后可逐渐进食。对营养较差或贫血较重者，可补充能量，给予输血或静脉滴注必需氨基酸每日 500mL，连续数日。同时注意补充电解质及纠正酸中毒，不能进食者静脉补钾，代谢性酸中毒多用碳酸氢钠纠正而不用乳酸钠，因乳酸钠必须经过肝脏氧化后才起作用，会加重肝脏负担。

2.终止妊娠

经各种治疗病情不改善，体温持续在38℃以上，心率超过每分钟120次，或出现黄疸时，应考虑终止妊娠。

（二）中医治疗

1.辨证论治

（1）脾胃虚弱　症见妊娠早期恶心呕吐，厌食，神疲思睡，时觉头晕，面色不华，大便溏薄。舌质淡，苔白，脉细滑无力。治宜益气健脾，和胃止呕。方药：砂仁、陈皮各6g，豆蔻仁10g，法半夏、党参各12g，白术、大枣各15g，姜汁数滴。水煎服，每日1剂。

（2）肝胃不和　症见妊娠早期呕吐酸水或苦水，头胀而晕，胸满胁痛，嗳气叹息，烦渴口苦，心烦易怒，睡眠不佳，多梦。舌质淡红，苔薄白或微黄，脉弦滑。治宜疏肝理胃，降逆止呕。方药：黄芩10g，白术15g，紫苏叶、枳壳、白芍、赭石、香附各12g。水煎服，每日1剂。

2.中成药

（1）香砂六君子丸　每次3～9g，每日2～3次。本品具有健脾和胃，降逆止呕之功。用治脾胃虚弱所致的妊娠期恶心呕吐。

（2）四君子丸　每次1丸，每日2～3次。用治脾虚所致的恶心呕吐、乏力倦怠思睡等。

（3）二陈丸　每次1丸，每日2次。用治妊娠期恶心呕吐。

（4）逍遥丸　每次6～9g，每日2次。用治肝胃不和型妊娠呕吐。

（5）生脉饮　每次10mL，每日3次。用治气阴两伤型妊娠剧吐。

3.单方、验方

①糯米60g，水煎饮服，每日2次。

②取生姜汁3～5滴于米汤内饮服。

③橙子用水泡出酸味，加蜜煎汤频饮。

④陈皮10g，红枣5枚，煎水饮。

⑤柿蒂30g，冰糖60g，加水适量煎汤饮用，每日1剂。用治胃气上逆、恶心呕吐者。

⑥鸡蛋1只，白糖30g，米醋60g，加水适量煮熟后食用。

⑦ 优质黄连6g切碎，紫苏叶6g，置于茶壶中用沸水冲开，15min以后饮用。可治疗顽固性呕吐。

⑧ 砂仁研末，每次服9g，加生姜汁少许，温开水吞服。

⑨ 紫苏叶3g，黄连1.5g，研细末，分2次用开水冲服。

⑩ 竹茹、紫苏梗、砂仁、白术各10g，水煎服，每日1剂。

⑪ 生扁豆30g晒干，碾成细末备用。每次5g，每日1次。晨起用米汤送服，连服3～5天为一疗程。

⑫ 新鲜苹果皮60g，粳米30g，炒黄，与水同煎代茶饮。每日1剂。

⑬ 鸡内金适量炒焦，研粉，每次5g，以米汤送服，每日2次。

⑭ 牛奶1杯煮开，调入韭菜末1汤匙，温服，每日1剂。

4.体针

针内关、足三里。

5.耳针

取神门、胃、皮质下等穴。

第六节 妊娠期高血压疾病

妊娠期高血压疾病又称妊娠高血压综合征，简称妊高征，是孕期特有的疾病，在妊娠20周以后出现高血压、水肿、蛋白尿三大症状，严重时可出现抽搐、昏迷、心肾功能衰竭，甚至发生母婴死亡。妊高征是妊娠期特有的疾病，也是孕产妇及围生儿死亡的重要原因之一。

本病属中医"子气""子烦""子肿""子晕""子痫"等范畴。

一、病因和发病机制

妊娠后需要肾阴滋养胎元，如胎火耗阴、肾阴不足，则肝阳上亢，故导致舌绛红，口渴，头目眩晕，称子晕；如肝风内动发生抽搐，则为子痫；如脾阳虚不能运化水谷，水湿泛滥，则成水肿；如肾阳虚则命门之火不足，不能生土，不能上温脾阳，下达膀胱，因而尿少、水肿更加严重，称为子肿。

西医学认为目前病因不明。近年来国内外学者对妊高征的病因进行了大量研究，提出了多种病因学说，诸如子宫-胎盘缺血学说、神经内分泌学说、免疫学说和慢性弥散性血管内凝血（DIC）学说等。

二、临床表现

妊高征患者的病情轻重各有不同，临床表现及体征亦不同，可单独存在，亦可两种或三种症状与体征同时存在。

1.高血压

了解血压有无逐渐升高以及升高的程度，是判断病情是否发展的主要征象，要特别注意舒张压的变化。

我国的标准：舒张压≥12.0kPa（90mmHg），收缩压≥18.7kPa（140mmHg）。同时应注意较孕前血压增高与否。

2.水肿

正常妊娠晚期，由于子宫增大，腹腔静脉受压，血液回流受阻所致的下肢轻度水肿，经卧床休息后即可消退。而妊高征孕妇出现水肿，开始亦可能仅限于小腿及足部，但经卧床休息而不消退，少数孕妇体表水肿不明显，但体内有大量水分潴留。检查体重时，每周增加超过0.5kg者，称为隐性水肿。水肿按其范围，临床上可分为四级，以"+"表示。"+"为水肿局限于足踝小腿；"++"为水肿涉及下肢；"+++"为水肿涉及下肢、腹壁及外阴；"++++"为全身水肿，有时伴有腹水。国内当水肿达膝以上部位时可作为妊高征诊断依据。水肿的严重程度与妊高征的预后关系较小，水肿严重者预后不一定差，相反，水肿不明显者有可能迅速发展为子痫。

3.蛋白尿

在排除泌尿系统感染后，如任意次尿中蛋白量≥"+"或24h尿中蛋白量≥0.5g时为病理性蛋白尿，一般24h尿结果较任意次尿结果更为重要。蛋白尿反映肾小管细胞缺氧及其功能受损的程度，临床上出现略迟于血压的升高。

4.先兆子痫

妊高征患者出现头痛、恶心、呕吐、视物模糊及上腹部胀痛时提示病情恶化，颅内病变加重，预示将发生抽搐。多数患者血压≥21.3/14.7kPa（160/110mmHg），尿蛋白++～++++（≥5g/24h）。

5.子痫

按抽搐发生的时间分为产前子痫、产时子痫及产后子痫，以产前子痫多见。抽搐发作前和抽搐过程中患者意识丧失，发作时眼球固定，瞳孔散大，面部及颈部肌肉强直，头扭向一侧，口角及颜面肌肉颤动；继而两臂屈曲，全身肌肉痉挛性抽搐，强烈震颤，牙关紧闭，舌尖易被咬伤而出血；抽搐时呼吸暂停，面色青紫；数十秒至一两分钟抽搐逐渐停止，肌肉松弛，呼吸恢复。抽搐时间短、次数少、间隔时间长者抽搐停止后较快苏醒。长时间频繁抽搐可致昏迷不醒。无尿、体温升高、脉搏及呼吸加速是病情严重的表现。少数患者无抽搐即进入昏迷。产前、产时子痫发作，往往引起子宫收缩，分娩的宫缩及疼痛又往往诱发子痫，分娩一旦结束，子痫发作随之缓解，但产后24h之内，产后子痫发作仍有可能，不能放松警惕。

重度妊高征的并发症包括脑血管病变、妊高征心脏病、急性肾功能衰竭、凝血功能障碍、HELLP综合征（溶血、肝酶升高、血小板减少）、产后出血、胎盘早剥、胎儿窘迫、胎儿发育迟缓等。

三、实验室及其他检查

（1）尿液检查　测定尿蛋白量和有无管型，可了解肾功能受损情况。尿蛋白定量每24h大于0.5g属异常，每24h大于5g则为重症。

（2）血液检查　测定血红蛋白、血细胞比容、血浆黏度、全血黏度，以了解血液有无浓缩；重症患者测定血小板计数、凝血时间、凝血酶原时间、纤维蛋白原和鱼精蛋白副凝试验，以了解有无凝血功能异常。测定血电解质及二氧化碳结合力等，以便及时了解有无电解质紊乱及酸中毒。

（3）肝、肾功能测定　测定谷丙转氨酶、血尿素氮、血肌酐及血尿酸，必要时重复测定，以便判断肝、肾功能情况。

（4）眼底检查　眼底改变是反映妊娠高血压综合征严重程度的一项重要标志，对估计病情和决定处理均有重要意义。眼底的主要改变为视网膜小动脉痉挛，动静脉管径之比，可由正常的2∶3变为1∶2甚至1∶4。严重时可出现视网膜水肿、视网膜剥离或有棉絮状渗出物及出血。

（5）其他检查　如母、儿心电图，超声，羊膜镜，胎盘功能及胎儿成熟度检查等，可视病情而定。

四、诊断

详细了解患者在孕前及孕20周前有无高血压、蛋白尿及水肿、抽搐等征象，有无家族史。此次妊娠本身的情况，征象出现的时间及程度，结合患者的年龄、胎次、体型，并参考本病的好发因素不难得出初步印象。

妊娠20周后发生高血压伴有蛋白尿，可能兼有水肿，且有明显的自觉症状，一般不难诊断。

五、鉴别诊断

妊娠高血压应与原发性高血压、慢性肾炎相鉴别。子痫应与癫痫、脑出血、癔症、糖尿病昏迷相鉴别。

六、治疗

（一）西医治疗

妊高征因其病因不明，虽不复杂，但治疗有一定的难度。

1. 治疗原则

① 加强围生期保健，定期产前检查，早诊断早治疗。

② 必要时尽早收入院治疗，严密监护母胎变化，及产后监护。

③ 治疗有左侧卧位、解痉、镇静、降压、合理扩容、利尿、适时终止妊娠。终止妊娠是迄今治本的最佳方法。

④ 注意观察心、脑、肺等重要器官，防治并发症。

2. 孕期治疗与保健

（1）严密观察孕妇，按时产前检查，对年龄≤25岁及＞35岁、肥胖矮小、重度贫血、营养不良、双胎、羊水过多、精神过度紧张、有原发性高血压家族史等孕妇，更应重点监控。

（2）休息与侧卧位　①孕期应保证充分的休息，有学者主张轻度妊高征可以单纯休息不用药物，保证午休。②侧卧位休息：每天保证10～12h的侧卧位休息，最好采用左侧卧位，左侧卧位可纠正子宫右旋，并解除子宫对下腔静脉及右肾血管的压迫，改善子宫-胎盘的血液循环。

（3）慎用利尿药物　妊高征时血容量减少，血液浓缩，无心、脑、肺、肾并发症时，不宜常规使用利尿药，否则会降低胎盘功能，带来严重后果。

（4）饮食　注意高蛋白、高维生素的补充，不应控制盐的摄入。

3. 住院标准

（1）血压不能控制　经休息，适当使用抗高血压药物，血压仍持续升高者。

（2）先兆子痫　自觉头痛、头晕、视力模糊或上腹痛。

（3）隐性水肿　体重1周增加2kg或水肿加重。

（4）胎盘过早老化　B超羊水池≤3cm，胎儿宫内生长迟缓，胎心电子监测示异常图形，血E_3、HPL值下降。

4.轻度妊高征的治疗

加强产前检查，密切观察病情变化，防止发展为重症。

（1）休息及左侧卧位　保证足够睡眠，经常左侧卧位可纠正右旋子宫，解除其对腹主动脉及下腔静脉的压迫，增加肾血流量，并有利于改善子宫-胎盘的血液循环。

（2）饮食　应注意摄入足够的蛋白质、维生素，补足铁和钙剂，食盐不必严格限制，但对水肿严重者应限制食盐的摄入。

（3）药物　一般不需药物治疗。精神紧张、睡眠欠佳者可给镇静药苯巴比妥0.03g或地西泮2.5～5mg口服，一日3次。

5.中重度妊高征的治疗

应住院治疗。治疗原则为：解痉、镇静、降压、利尿及合理扩容，适时终止妊娠。

（1）解痉

① 硫酸镁：为首选解痉药，其药理作用机制如下。a.抑制周围血管神经肌肉的运动神经纤维冲动，减少乙酰胆碱的释放，使血管扩张，尤其对脑、肾、子宫血管平滑肌的解痉作用更突出；b.镁离子对中枢神经细胞有麻醉作用，可降低中枢神经细胞的兴奋性；c.硫酸镁还可使血管内皮合成前列环素增高，使依赖镁的ATP酶恢复功能，有利于钠泵的转运，从而达到脑水肿消失、制止抽搐的目的。

用药途径及剂量：可以深部肌内注射亦可静脉滴注。深部肌内注射即25%硫酸镁20mL加2%普鲁卡因2mL（过敏试验阴性），6～8h一次，连续应用2天。肌内注射的缺点是血中浓度不稳定，局部疼痛。静脉滴注，首次剂量为25%硫酸镁10mL加5%葡萄糖液250mL，于1h内静脉滴入。10g加入5%葡萄糖液500mL以1～1.5g/h速度静脉滴入，24h硫酸镁总量控制在15～20g，第一个24h不得超过30g。

注意事项：硫酸镁过量会引起呼吸和心率抑制甚至死亡，故每次用药前及持续静脉滴注期间应做有关检测。a.膝反射必须存在；b.呼吸不可少于16次/分；c.尿量不少于25mL/h；d.必须备有解毒作用的钙剂如10%葡萄糖酸钙针剂。

② 抗胆碱药物：主要有东莨菪碱和山莨菪碱，这些药物可抑制乙酰胆碱

的释放，有明显解除血管痉挛的作用，且有抑制大脑皮质及兴奋呼吸中枢以及改善微循环的作用。

方法：0.25%东莨菪碱5～8mL（0.08～0.3mg/kg），加入5%葡萄糖液100mL静脉滴注，10min滴完，6h可重复1次；山莨菪碱口服10～20mg/次，3次/天或10mg肌内注射，2次/天。

③异戊巴比妥钠：对中枢有抑制作用，且与硫酸镁有协同作用。常用每次0.1～0.25g，肌内注射或静脉注射，或每日0.5～1.0g静脉缓慢滴注（1mL/min）。

④ β_2 受体激动药：最近用 β_2 受体激动药治疗妊高征的文献日益增多，作用机制：a.使子宫肌肉的张力减低（减压作用），改善子宫胎盘血流量，胎盘缺氧状态获得改善。b.由于动脉血管平滑肌松弛使血压下降。c. β_2 受体激动药可明显降低血小板功能，从而使妊高征的病理生理变化恢复正常和减少其并发症DIC。d.减少因子宫胎盘缺血所致的胎儿宫内生长迟缓。沙丁胺醇剂量为2～4mg，每日4次。为防止宫缩乏力，宜在临产前早停药。

（2）镇静　应适当使用具有抗惊厥和有较强的镇静作用的镇静药，对病情控制可起到良好的效果。

①苯巴比妥：口服0.03～0.06g/次，3次/天，必要时0.1g肌内注射，3次/天，有一定的抗惊厥作用。

②地西泮：口服2.5～5mg，2次/天，亦可10mg肌内注射。

③哌替啶：肌内注射10mg，用于头痛、临产时宫缩痛，亦可预防抽搐、止痛、镇静。若4h内将娩出胎儿，则不宜应用，以免引起胎儿呼吸抑制。

④冬眠药物：冬眠药物可广泛抑制神经系统，有助于解痉降压，控制子痫抽搐。用法如下。a.哌替啶50mg，异丙嗪25mg肌内注射，间隔12h可重复使用，若估计6h内分娩者应禁用。b.哌替啶100mg、氯丙嗪50mg、异丙嗪50mg加入10%葡萄糖500mL内静脉滴注；紧急情况下，可将1/3量加入25%葡萄糖液20mL缓慢静脉推注（＞5min）。余2/3量加入10%葡萄糖250mL静脉滴注。由于氯丙嗪可使血压急剧下降，导致肾及子宫、胎血供减少，导致胎儿缺氧，且对母儿肝脏有一定的损害作用，现仅应用于硫酸镁治疗效果不佳者。

（3）降压　降压的目的是延长孕周或改变围生期结局。对于血压≥160/110mmHg或舒张压≥110mmHg或平均动脉压≥140mmHg者，以及原发性高血压、妊娠前高血压已用抗高血压药者，需应用抗高血压药物。抗高血压药物选择的原则：对胎儿无不良反应，不影响心每搏输出量、肾血浆流量及子宫胎盘灌注量，不致血压急剧下降或下降过低。

①肼屈嗪：周围血管扩张药，能扩张周围小动脉，使外周阻力降低，从

而降低血压，并能增加心排血量、肾血浆流量及子宫胎盘血流量。降压作用快，舒张压下降较显著。用法：每15～20min给药5～10mg，直至出现满意反应（舒张压控制在90～100mmHg）；或10～20mg，每日2～3次口服；或40mg加入5%葡萄糖500mL内静脉滴注。有妊娠期高血压疾病性心脏病心力衰竭者，不宜应用此药。不良反应为头痛、心率加快、潮热等。

②拉贝洛尔：α、β受体阻滞药，降低血压但不影响肾及胎盘血流量，并可对抗血小板凝集，促进胎儿肺成熟。该药显效快，不引起血压过低或反射性心动过速。用法：首次剂量可给予20mg，若10min内无效，可再给予40mg，10min后仍无效可再给予80mg，总剂量不能超过240mg/d。不良反应为头皮刺痛及呕吐。

③硝苯地平：钙通道阻滞药，可解除外周血管痉挛，使全身血管扩张，血压下降，由于其降压作用迅速，目前不主张舌下含化。用法：10mg口服，每日3次，24h总量不超过60mg。其不良反应为心悸、头痛，与硫酸镁有协同作用。

④尼莫地平：亦为钙通道阻滞药，其优点在于可选择性扩张脑血管。用法：20～60mg口服，每日2～3次；或20～40mg加入5%葡萄糖250mL中静脉滴注，每日1次，每日总量不超过360mg，该药不良反应为头痛、恶心、心悸及颜面潮红。

⑤甲基多巴：可兴奋血管运动中枢的α受体，抑制外周交感神经而降低血压，妊娠期使用效果较好。用法：250mg口服，每日3次。其不良反应为嗜睡、便秘、口干、心动过缓。

⑥硝普钠：强有力的速效血管扩张药，扩张周围血管使血压下降。由于药物能迅速通过胎盘进入胎儿体内，并保持较高浓度，其代谢产物（氰化物）对胎儿有毒性作用，不宜在妊娠期使用。分娩期或产后血压过高、应用其他抗高血压药效果不佳时，方考虑使用。用法为50mg加于5%葡萄糖液1000mL内，缓慢静脉滴注。用药不宜超过72h，用药期间应严密监测血压及心率。

⑦肾素血管紧张素类药物：可导致胎儿生长受限、胎儿畸形、新生儿呼吸窘迫综合征、新生儿早发性高血压，妊娠期应禁用。

（4）利尿　应用于全身水肿、肺水肿、脑水肿、心衰或高血容量并发慢性肾炎、肾功能不良伴尿少者。

①呋塞米：其利尿作用快且较强，对脑水肿、无尿或少尿患者效果显著，与洋地黄类药物合并应用，对控制妊高征引起的心力衰竭与肺水肿效果良好。常用剂量为20～40mg，静脉注射。该药有较强的排钠、排钾作用，

可导致电解质紊乱和缺氯性酸中毒，应加以注意。

② 甘露醇或山梨醇：为渗透性利尿药。注入体内后由肾小球滤过，极少由肾小管再吸收，排出时带出大量水分，并同时丢失钠离子而出现低钠血症。重症患者，若有肾功能不全，出现少尿、无尿或需降低颅内压时，应用甘露醇可取得一定效果。常用剂量为20%甘露醇250mL，快速静脉滴注，一般应在15～20min内滴注完。妊高征心力衰竭、肺水肿者忌用。

（5）合理扩容　扩容应遵循在解痉的基础上扩容、在扩容的基础上脱水和胶体优于晶体的原则，方能调节血容量，改善组织灌注量，减轻心脏负担，减少肺水肿的发生。扩容指征：血细胞比容＞0.35；尿比重＞1.020，或全血黏稠度比值＞3.6～3.7；血浆黏稠度比值＞1.6～1.7者。扩容的禁忌证：心血管负担过重，脉率＞100次/分，肺水肿，肾功能不全，血细胞比容＜0.35。

① 右旋糖酐40：可疏通微循环，减少血小板黏附，预防DIC，利尿。每克右旋糖酐可吸收组织间液15mL。常用量为每日500mL静脉滴注，可加入5%葡萄糖液500mL，以延长扩容时间。

② 706代血浆：在血中停留时间较长，但扩容不如右旋糖酐40。常用量为每日500mL静脉滴注。

③ 平衡液：为晶体溶液，可促进排钠利尿，常用量为每日500mL静脉滴注。

④ 白蛋白、血浆和全血：亦为理想的扩容剂。白蛋白20g加入5%葡萄糖液500mL稀释，静脉滴注。尤适合于低蛋白血症、尿蛋白定量≥0.5g/24h的患者。贫血、血液稀释患者则适合于输入全血。

（6）适时终止妊娠　妊高征患者，一旦胎儿胎盘娩出，病情将会迅速好转，若继续妊娠对母、婴均有较高的危险时，应在适当时机采用适宜的方法终止妊娠。

① 终止妊娠指征：a.妊娠未足月、胎儿尚未成熟，但妊高征病情危重，经积极治疗48～72h不见明显好转者。b.妊娠已足月的中重度妊高征。c.子痫抽搐控制6～12h后。d.子痫虽经积极治疗，抽搐不能控制者。e.妊高征患者合并胎盘功能不全，血和尿E_3、HPL、SP_1低值，胎动减少，胎儿监测评分低，胎儿生物物理评分低值，胎儿宫内发育不良，继续妊娠对胎儿有危险者。

② 终止妊娠的方法：可进行引产或选择性剖宫产。当病情稳定、胎位正常、头盆比例相称、宫颈条件成熟时，可行人工破膜加静脉滴注缩宫素引产。有下列情况者宜进行剖宫产术。a.病情危重，不能在短期内经阴道分娩者。b.妊高征合并羊水过少。c.有终止妊娠的指征而不具备阴道分娩的条件时，

如胎儿宫内窘迫而宫颈不成熟者。d.子痫患者经积极治疗控制抽搐2～4h者。e.破膜引产失败者。f.病情危重，平均动脉压≥18.6kPa（140mmHg），阴道分娩屏气用力可能导致脑出血者。g.其他产科指征如骨盆狭窄、胎盘早剥和DIC等。

6.子痫的治疗

治疗方法基本同重度妊高征，但需注意以下几点。

（1）严密监护　子痫发作时应使患者平卧，头侧向一边，保持呼吸道通畅，以纱布包裹压舌板，放入口内齿间舌上，或放入通气导管，防止抽搐时咬破唇舌，及时吸出喉头黏液及呕吐物，防止窒息，给氧气吸入，保持环境安静，避免一切刺激，如声、光及不必要的搬动及操作，以免诱发抽搐。昏迷或未清醒者，禁食水及口服药物，并给予抗生素预防肺部感染。床边置防护架以防跌落。置保留尿管，并记尿量，设特别护理，记录体温、脉搏、呼吸、血压、出入量、病情变化及处理经过等。随时注意有无心衰、急性肺水肿、胎盘早剥、脑血管意外等并发症的出现。

（2）控制抽搐　首选药物为硫酸镁。用法25%硫酸镁20mL（5.0g），肌内注射即刻。同时25%硫酸镁20mL（5.0g）加25%葡萄糖20mL缓慢静脉推注约需10min推完。同时给吗啡10mg皮下注射，或哌替啶100mg或冬眠合剂1号2mL，肌内注射，一般抽搐可停止。

抽搐仍未能控制或仍烦躁不安，可加用异戊巴比妥0.25～0.5g加5%葡萄糖40～60mL静脉慢推，注意呼吸，如发现异常即刻停药。

抽搐停止后，在未能终止妊娠前必须继续给予药物治疗。如25%硫酸镁60mL加入5%葡萄糖1000mL，静脉滴注（8～10h滴完），以后每4～6h给药1次。根据病情选择硫酸镁、冬眠合剂Ⅰ号、Ⅲ号或苯巴比妥、地西泮肌内注射。

（3）适时终止妊娠　子痫已被控制6h、12h者，或经积极治疗仍控制不了抽搐时，可终止妊娠。

① 阴道分娩：a.病情好转、宫颈条件成熟、无急救指征与产科指征者可施行引产，多数能自然分娩。方法：人工破膜，地西泮10mg静脉注射和缩宫素（2.5～5）U/500mL液体静脉滴注，或低位水囊+低浓度缩宫素静脉滴注。b.如子痫患者抽搐时自然临产，宫缩多数强而频，产程进展较快，如头盆相称、胎位正常、胎儿体重在正常范围时，多能自然分娩。缩短第2产程，实施阴道助产。

② 剖宫产分娩指征：a.子痫患者反复抽搐，经积极治疗病情控制2～4h，个别子痫经积极治疗仍不能控制抽搐者；b.经破膜引产失败者；c.病情严重，经阴道分娩时屏气用力可能导致脑血管意外。

③ 注意事项：a.持续硬膜外麻醉，可用微量镇痛泵控制维持术后镇痛；b.全麻，术后加强镇静、镇痛、降压；c.术后24～72h内仍需注意防止产后子痫的发作，直至恢复正常，若血压一时未能完全控制，应继续镇痛、镇静等治疗，产褥期及产后应加强随访，继续相应治疗。

（4）预防产后出血　产后24h内仍应给予硫酸镁及镇静治疗，每4～6h给药1次。

（5）纠正水、电解质和酸碱平衡　根据化验结果随时纠正电解质紊乱或酸中毒。

（6）特殊情况处理　如为基层单位及农村医院，遇到子痫患者时，应先给予解痉和镇静药物后即刻转送上级医院，同时做好保护，护理患者勿受伤害。

（7）合并症的处理

① 妊娠合并心脏病：一旦出现应积极控制心力衰竭，适时终止妊娠。应用强心药毛花苷C 0.4mg加5%葡萄糖液40mL静脉慢注，4h后视病情可重复0.2mg加5%葡萄糖液40mL，总量可用至1mg。给予镇静药吗啡0.01g皮下注射，或哌替啶50～100mg皮下注射。心衰控制后24～48h应终止妊娠，如宫颈条件好、胎儿不大、胎头位置低、估计产程进展顺利者，可采用引产经阴道分娩，大多数病例采用剖宫产结束分娩。

凡妊高征心脏病心力衰竭控制后而行剖宫产者，应注意以下几个方面：a.手术前及手术后可用毛花苷C 0.2～0.4mg静脉注射，以防手术操作诱发心力衰竭。b.术前加用呋塞米20～40mg静脉注射利尿，以减轻心脏负担。c.手术以硬膜外麻醉为妥，麻醉药以小剂量及有效的剂量，如按常规药量，可致血压突然下降，对母、婴均不利。d.手术后应用广谱抗生素预防感染。e.术时及术后补液需缓慢，每天静脉补液可限制在1000mL之内。f.手术操作必须由熟练而配合良好的术者执行。g.术后定要按时应用镇静药，并严防上呼吸道感染，以免再度诱发心力衰竭。

② 脑出血：一经确诊为脑出血，应立即抢救，首先保持安静，吸氧，忌用抑制呼吸的药物，快速应用脱水药降低颅内压。对心、肾功能不全者忌用甘露醇，可选用呋塞米。脱水时应注意电解质平衡。使用抗高血压药物，但血压不宜降得太低。止血药可用氨基己酸、对羧基苄胺、氨甲环酸等。对昏

迷患者应加强全身支持疗法，使用抗生素预防感染和防治并发症。这类患者不宜阴道分娩，应先行剖宫产术，而后再行开颅术。采用低温麻醉对母儿均较安全。产后禁用麦角及缩宫素制剂，以防出血加重。

③ 凝血功能障碍：子痫患者由于胎盘缺血缺氧及梗死，使破碎绒毛的滋养叶细胞进入血液循环而释放出凝血活酶，导致凝血功能障碍，发生DIC。有出血倾向时血小板减少、凝血酶原时间延长、纤维蛋白原减少，以及血和尿的纤维蛋白降解物（FDP）含量明显升高；鱼精蛋白副凝固试验（3P试验）常为阳性。处理：若患者处于慢性DIC，临床上没有明显出血表现时，可用右旋糖酐40 500mL加肝素25mg及25%硫酸镁30mL，缓慢静脉滴注6h，每日1次。若有出血表现，则用抗凝治疗，但输肝素应适当，并宜首选鲜血，同时积极终止妊娠，以去病因。

④ 产后虚脱：妊高征患者在分娩结束后有可能发生产后循环衰竭，突然出现面色苍白、血压下降、脉搏微弱及汗多等虚脱症状。多在产后30min内出现，常常由于以下原因。a.产前限盐，产生低钠血症。b.大量应用解痉、抗高血压药物，使血管扩张。c.产后腹压突降使内脏淤血导致有效血液循环量减少。在排除了出血、感染、羊水栓塞及子宫破裂等外，应进行输液治疗，输注林格液、5%葡萄糖盐水等，一般情况下经输液治疗病情将很快好转。如出现休克、患者情况差，除输液外，应输注右旋糖酐70、血浆或全血，迅速补充血容量，注意水、电解质平衡。

（二）中医治疗

1.辨证论治

（1）子肿

① 脾虚型：症见妊娠数月，面目、四肢水肿，或遍及全身，按之凹陷，面黄，纳呆，便溏，神疲，乏力，少气懒言。舌淡，苔白腻，脉缓滑无力。治宜健脾益气，行水。方药：人参10g，白术、茯苓、陈皮各9g，炙甘草6g，半夏12g。肿甚尿少加车前子12g，通草10g；腹胀者加紫苏梗10g，厚朴8g；头晕者加钩藤12g，菊花10g；畏寒、肢冷加肉桂5g；神疲乏力加党参、黄芪各12g；胎水满，宜养血安胎，用鲤鱼汤。

② 肾虚型：症见妊娠数月后，面部及四肢水肿，以下肢尤甚，按之凹陷，即时难起，面色晦暗，头晕耳鸣，腰膝酸软，无力，下肢逆冷，心悸，气短。舌淡，苔白润，脉沉迟无力。治宜温肾行水。方药：茯苓、白术、生姜各9g，白芍6g，附子1枚。若见腰痛甚者加川续断、杜仲各10g；头晕目眩

加钩藤、石决明各8g，菊花10g；阴血不足者用济生肾气丸；若水气凌心，症见心悸、气短者，用桂附苓术饮，方中附子有毒，用量不宜过重，久煎可以减少毒性。

③ 气滞型：症见妊娠中后期，始于足肿，渐及于腿，皮色不变，随按随起，头晕胀痛，胸闷胁胀，厌食纳呆。舌苔薄腻，脉弦滑。治宜理气行滞，佐以健脾化湿。方药：天仙藤、紫苏各10g，陈皮、制香附各8g，乌药、甘草各6g，木瓜5g，生姜3g。郁久化热，症见心烦口苦、苔黄腻者，加栀子8g、黄芩6g；湿阻甚者，症见头昏、头重、胸闷、恶呕便溏、舌苔厚腻、脉沉滑者，方用茯苓导水汤。

（2）子晕

① 阴虚肝旺：素体肝肾阴虚，孕后血聚养胎，精血愈亏。症见妊娠后头晕，目眩，耳鸣眼花，易烦躁，腰膝酸软，心悸失眠，颜面潮红。舌红或绛，脉弦细滑数。治宜育阴潜阳。方药：熟地黄24g，山药、山茱萸各12g，茯苓、泽泻、牡丹皮、枸杞子、菊花、龟甲各9g，石决明、钩藤、何首乌各10g。若有痰热者加竹茹10g，胆南星8g；腰膝酸软加杜仲、桑寄生各10g，菟丝子12g；头痛、目眩加天麻9g，夏枯草10g。

② 脾虚肝旺：素体脾虚，营血生化不足，运化失司，水湿停聚。孕后阴血养胎，脾失濡养，肝阳上亢。症见妊娠中后期面浮肢肿，头晕头重，胸胁胀满，纳差便溏。苔厚腻，脉弦滑。治宜健脾利湿，平肝潜阳。方药：白术、茯苓各12g，生姜皮6g，陈皮8g，钩藤、菊花、大腹皮各10g。有痰者加竹茹、半夏各6g；肿甚者加猪苓、泽泻各10g，赤小豆12g。

（3）子痫　本病多因子肿、子晕治疗不及时发展而来。其病机为肝风内动或痰火上扰。

① 肝风内动：因素体阴虚，孕后精血养胎，使精血亏少，肝肾失养，肝阳上亢，水火不济，风火相煽，遂发子痫。症见妊娠晚期，突发四肢抽搐，甚则不省人事，轻者颜面潮红、心悸、烦躁、口干。舌红，苔薄黄，脉弦滑数。治宜平肝息风。方药：羚羊角4.5g，桑叶6g，川贝12g，生地黄、竹茹各15g，菊花、白芍、茯神、钩藤各9g，甘草3g。若因外感风寒而诱发者，酌加防风8g，葛根10g；便秘者，加何首乌10g，柏子仁12g。

② 痰火上扰：阴虚热盛，灼其津液，炼液为痰，或脾虚湿盛，湿聚成痰，痰火交织，上蒙清窍，发为子痫。症见妊娠晚期，或正值分娩时，猝然昏不知人，或头晕，头痛，胸闷，烦热，气粗痰鸣。舌红，苔黄，脉弦滑。治宜清热、豁痰、开窍。方药：牛黄0.75g，朱砂4.5g，黄芩9g，生黄连15g，

栀子19g，郁金6g，竹沥水。或安宫牛黄丸口服。

2.中成药

① 五苓丸：每次6～9g，每日2次，温开水吞服。用治孕期水肿。

② 珍珠粉：每次0.3～0.6g，每日2次，温水吞服。

③ 羚羊角粉：每次0.3～0.6g，每日2次，温水吞服。

④ 杞菊地黄丸：每次9g，每日2次。

⑤ 安宫牛黄丸：每次1/2粒～1粒，凉开水调匀，急救时灌服。

⑥ 至宝丹：每次1/2粒～1粒，急救时用凉开水调匀后灌服。

3.单方验方

① 山羊角、钩藤、生地黄、白芍各30g，僵蚕、地龙各20g，当归、川芎各10g。水肿明显加防己12g，白术、天仙藤各30g；蛋白尿加鹿衔草、益母草、薏苡仁、怀山药各30g；中度以上妊高征加服解痉散（羚羊角粉0.3g，全蝎1.5g，琥珀4.5g，研末，分3次服）。

② 荆芥穗适量（焙干），研细末。每服6g，黄酒送下。用治妊娠抽搐。

第七节　羊水过多

正常妊娠在孕36～38周前羊水量随孕周增加而增多，但妊娠最后2～4周羊水量渐少，足月时羊水量约1000mL。凡在妊娠任何时期羊水量超过2000mL者称为羊水过多，最高达20000mL。本病多发生于妊娠晚期。多数病情发生缓慢，称为慢性羊水过多。少数发展迅速，称为急性羊水过多。

本病属中医"子满""胎水肿满"范围。发病多与脾、肾二脏亏虚有关。

子满是指妊娠五六月出现胎水过多，腹大异常，胸膈胀满，甚或喘不得卧者。

一、病因和发病机制

中医学认为本病主要病因是妇人脾气本虚，孕后则血聚养胎，气血两虚，脾虚不能运化水湿，水滞胞中，致胎水肿满。临床出现腹大异常，胸膈胀满，甚或喘息不能卧等表现。若不及时治疗，往往可致胎儿畸形或胎死腹中，如《妇科秘书·子肿子气子满论》曰："生子手足软短有疾，甚至胎死腹中。"

羊水在母体和胎儿之间不断进行交换，维持着动态平衡，交换量约

400mL/h。胎儿通过吞咽、呼吸、排尿以及角化前皮肤、脐带等进行交换，此种交换一旦失去平衡，可发生羊水量异常。羊水过多的病因尚不清楚，可能与以下因素有关。

（1）胎儿畸形　是羊水过多发生的首要原因。

（2）染色体异常　18-三体、21-三体、13-三体胎儿可出现胎儿吞咽羊水障碍，引起羊水过多。

（3）多胎妊娠　多胎妊娠并发羊水过多的发生率约是单胎妊娠并发羊水过多的10倍，尤以单卵双胎居多，系单卵双胎之间血液循环相互沟通，占优势的胎儿循环血量多，尿量增多，致使羊水过多。

（4）孕妇和胎儿的各种疾病　如糖尿病、ABO或Rh血型不合、重症胎儿水肿、妊高征、急性肝炎、孕妇严重贫血。糖尿病孕妇的胎儿血糖也增高，引起多尿而排入羊水中。母儿血型不合时，胎盘水肿增重。有报道胎盘重量超过800g时，40%合并羊水过多，绒毛水肿影响液体交换是其病理基础。

（5）胎盘脐带病变　如胎盘绒毛血管瘤、脐带帆状附着有时也能引起羊水过多。

二、临床表现

1.急性羊水过多

临床较为少见。常发生于妊娠20～24周，孕妇自觉数日内腹部迅速增大，腹壁紧张、皮肤发亮。由于子宫过度增大和紧张，出现明显的压迫症状，如因膈肌上升引起气促、心悸、发绀、平卧困难；因静脉回流受阻而出现下肢、外阴或腹壁水肿，因胃肠道受压迫而出现消化不良、呕吐、便秘等。

2.慢性羊水过多

临床较为多见。常发生于妊娠晚期，羊水在数周内缓慢增加，压迫症状较轻，孕妇能逐渐适应。腹部检查：子宫较正常妊娠月份为大，腹部呈球形鼓起，腹壁紧张，有明显的液体波动感，胎体常扪不清或胎儿有浮沉感，胎心遥远、微弱或听不清。

羊水过多患者往往因宫腔内压力过高，诱发早产、胎膜早破、妊高征，或因羊水量多，易并发胎位不正。破膜时羊水骤然流出引起脐带脱垂，羊水流速过快使宫腔突然变小、压力骤降致胎盘早期剥离和休克。分娩期因子宫肌纤维伸展过度，易发生宫缩乏力、产后流血。

三、实验室及其他检查

（1）B型超声检查　目前以B超探测意义尤大。一般B超显像图显示胎儿与子宫壁间距离在7cm以上者，可考虑羊水过多。

（2）X线检查　羊水明显增多时，X线检查结果比较可靠。腹部X线平片见胎儿四肢伸展，不贴近躯干。侧位片可见围绕胎儿的子宫壁和羊水形成的阴影显著增宽。还可了解是否合并无脑儿、脑积水等胎儿畸形或多胎妊娠。

（3）羊水甲胎蛋白（αFP）含量测定　胎儿有开放性神经管缺陷时，由于脑脊膜裸露，αFP随脑脊液渗入羊膜腔，羊水αFP含量可比正常高4～10倍。

（4）羊膜囊造影及胎儿造影　为了解胎儿有无消化道畸形，先将76%泛影葡胺20～40mL注入羊膜腔内；3h后摄片，羊水中对比剂减少，胎儿肠道内出现对比剂。接着再将40%碘化油20～40mL（应视羊水多少而定）注入羊膜腔，左右翻身数次，因脂溶性对比剂与胎脂有高度亲和力，注药后半小时、1h、24h分别摄片，胎儿的体表包括头、躯干、四肢及外生殖器均可显影。羊膜囊造影可能引起早产、宫腔内感染，且对比剂、放射线对胎儿有一定损害，应慎用。

四、诊断和鉴别诊断

1.诊断

根据孕妇妊娠20～32周，腹部胀大迅速，子宫明显大于妊娠月份，且伴有压迫症状，胎位不清，胎心音遥远等临床症状及体征，结合以上辅助检查即可诊断。

2.鉴别诊断

需注意与多胎妊娠、葡萄胎、腹水及巨大卵巢囊肿相鉴别。

五、治疗

（一）西医治疗

对羊水过多的处理应视胎儿有无畸形、孕周及孕妇症状严重程度来决定。

1.羊水过多合并胎儿畸形

处理原则为立即终止妊娠，行人工破膜。常用高位破膜引产，破膜后应防止羊水流失过快引起胎盘早剥离，或因腹部压力骤然降低引起虚脱或休克。

术前应备血，以防产后出血。术时在消毒就绪后，将特制导管沿子宫侧壁送入宫腔15～20cm，然后刺破胎膜，再用手堵住宫颈口或阴道口以控制羊水流速。放羊水过程中，应密切观察孕妇的血压、脉搏、一般情况以及有无脐带脱出、阴道流血。腹部加压包扎以防发生休克。如破膜12h后尚无宫缩，给予抗生素以防感染，若24h后仍未临产，静脉滴注缩宫素引产。

2.羊水过多而胎儿无明显畸形

应根据羊水过多的程度与胎龄而决定处理方法。

① 妊娠＜37周，症状较轻，则可继续妊娠，但应注意休息，进低盐饮食，必要时酌用镇静药。症状严重、孕妇无法忍受（胎龄不足37周）时可经腹壁做羊膜腔穿刺，放出一部分羊水，以暂时缓解症状。操作前先超声胎盘定位，选择穿刺点，然后用15～18号腰椎穿刺针进行穿刺。放水不宜过快，以每小时500mL为宜。为免诱发临产，每次放水量不宜过多（一般不超过1500mL），以孕妇症状缓解为度。经腹壁抽取羊水时应严格消毒，预防感染，并可给镇静药，以防早产。如果羊水继续增长，隔3～4周可以重复穿刺减压，以延长妊娠时间。

② 最近有人试用吲哚美辛每日2.2～3.0mg/kg治疗羊水过多，效果良好。吲哚美辛的作用机制不明，可能在于减少胎儿尿排出量和促进羊水经由肺部重吸收。待妊娠接近或已达37周时，人工破膜终止妊娠。临产后，应注意扶持胎儿呈纵产式，严密观察产程进展，防止脐带脱垂。产后慎防子宫收缩乏力性出血。

（二）中医治疗

本病发病的主要机制是脾失健运，水渍胞中。常见证型以脾气虚弱为主。治疗大法以利水除湿为主，佐以益气行气。

脾气虚弱：妊娠五六月，腹大异常，明显大于妊娠月份，腹皮急而发亮，下肢及阴部水肿，严重时全身水肿，食少腹胀，胸膈满闷，呼吸急促，神疲肢软。舌淡，苔白腻，脉沉滑无力。治宜健脾渗湿，养血安胎。方药：鲤鱼汤加减。加减：临证时常于上方加陈皮、大腹皮以健脾理气、行滞宽中；加桑寄生、川续断以固肾安胎；若阳虚兼畏寒肢冷者，酌加黄芪、肉桂以温阳化气行水；腰痛甚者，酌加杜仲、菟丝子固肾安胎；若喘甚者，加葶苈子、杏仁、紫苏子、旋覆花降逆平喘；肿甚而小便不利者，加车前子以渗湿利水，但注意中病即止。

第八节 羊水过少

妊娠足月时羊水量少于300mL，称为羊水过少。临床比较少见，多发生于妊娠28周以后，且多发生于年轻初孕与合并妊高征的患者。由于本病胎儿发育畸形率、新生儿发病率及围生儿死亡率较正常妊娠增高，且往往是胎儿宫内生长迟缓的标志之一，若羊水量＜50mL，胎儿窘迫发生率达50%以上，围生儿死亡率达88%，故应引起临床重视。妊娠早中期羊水过少的多以流产告终。

本病在中医古籍中无单独记载，其症状散见于"胎萎不长"等病中。

一、病因和发病机制

中医学认为本病多因夫妇双方禀赋不足，不能滋化精津，或因孕后调养失宜，以致脏腑气血不足，胎失所养所致。临床上常见的病因有气血虚弱，或脾肾不足，或血热。

西医学认为主要与羊水产生减少或吸收、外漏增加有关。临床上多见于下列情况。

（1）胎儿畸形　如先天性肾缺损、肾脏发育不全、输尿管或尿道狭窄等泌尿道畸形时，因胎儿尿量减少或无尿，以致羊水减少。

（2）过期妊娠　尤其并发妊娠高血压综合征或合并心血管疾病、慢性肾炎者。由于妊娠过期，胎盘退行性变加剧、绒毛内血管床减少、血管内血栓形成而闭锁、绒毛缺血坏死，绒毛表面、绒毛间隙或绒毛板内纤维素沉积、钙化，胎盘组织变性、梗死、老化而缺血，胎盘功能减退，羊水量减少。如并发妊娠高血压综合征或合并心血管病、肾病，则胎盘缺血出现更早。

（3）胎儿宫内发育迟缓　羊水过少是胎儿宫内发育迟缓的特征之一，慢性缺氧引起胎儿血液循环重新分配，主要供应脑和心脏，而肾血流量下降，胎尿生成减少致羊水过少。

（4）羊膜病变　电镜观察发现羊膜上皮层在羊水过少时变薄，上皮细胞萎缩，微绒毛短粗，尖端肿胀，数目少，有鳞状上皮化生现象，细胞中粗面内质网及高尔基体也减少，上皮细胞和基底膜之间桥粒和半桥粒减少。认为有些原因不明的羊水过少可能与羊膜本身病变有关。

第二章　妊娠病

羊水过少发生于妊娠早期，胎盘可与胎体粘连，造成胎儿严重畸形，甚至肢体短缺。如发生于妊娠中晚期，子宫周围压力直接作用于胎儿，易引起斜颈、曲背、手足畸形。羊水过少时，胎儿胸廓受压，除影响肺的膨胀之外，肺泡吸入羊水少，缺少刺激，可致肺发育不全。妊娠晚期的不规则子宫收缩，挤压介于子宫壁与胎体间的胎盘，降低胎盘血流灌注，影响胎盘代谢功能，易致胎儿宫内窘迫。

二、临床表现

孕妇自觉腹部隆起程度小于孕龄，胎儿活动范围受限，故胎动减少。胎动时可感到腹痛或不适，子宫较敏感，容易触发宫缩，胎膜早破者诉阴道流液。腹部检查发现宫高及腹围小于同期妊娠，有子宫紧裹胎儿的感觉。临产后宫缩不协调，产程进展缓慢，胎位异常较多。人工破膜时羊水极少。

三、实验室及其他检查

（1）B型超声诊断　B超测定单一最大羊水池深度≤2cm为羊水过少；≤1cm为羊水严重过少。羊水指数≤8.0cm作为诊断羊水过少的临界值；羊水指数≤5.0cm作为诊断羊水过少的绝对值。B超还发现羊水和胎儿交界面不清，胎盘的胎儿面与胎体明显接触以及胎儿肢体挤压卷曲等。

（2）羊水直接测量　破膜前羊水量＜100mL，分娩结束时证实羊水量＜300mL者即可确诊。另外，在羊膜表面常可见多个圆形或卵圆形结节，直径2～4cm，淡灰黄色，不透明，内含复层鳞状上皮细胞及胎脂。

（3）羊膜镜检查　如羊水过少可见羊膜紧贴胎头，同时可观察羊水有无污染，及早做出诊断。

四、诊断和鉴别诊断

根据孕妇临床表现及产科检查多可诊断。凡过期妊娠、胎儿宫内生长迟缓、孕妇合并妊高征或慢性高血压等情况，临产前发生胎动变化原因不明，应考虑羊水过少的可能性，终止妊娠前宜及时行人工破膜，观察羊水量少于300mL及性质黏稠、浑浊、暗绿色等以明确诊断。此外，尚可通过B超检查确诊。

本病应与胎死腹中相鉴别，一般B超检查可确诊。二者腹形均小于正常孕妇，但羊水过少时仍可见胎心搏动，而胎死腹中时即无胎心搏动。此外羊水过少应与胎儿宫内生长迟缓相鉴别。

五、治疗

（一）西医治疗

羊水过少是胎儿危险极其重要的信号之一，当胎儿成熟时，行人工破膜，若发现羊水少、有重度污染、胎儿窘迫、无胎儿畸形且短时间不能经阴道分娩者应即行剖宫产术。胎儿不成熟且羊水过少者，可用硫酸沙丁胺醇抑制宫缩，同时给予吸氧及其他改善胎盘功能、促胎肺成熟的治疗措施。

近年来，应用羊膜腔内灌注治疗妊娠中晚期羊水过少已取得良好效果。方法为孕妇仰卧，头高位，在B超指引下，找出羊水池最深平面，在相应体表做好标记。用配套消毒好的7号带芯针（长约17cm），垂直进入腹壁各层及子宫壁达羊水池，拔出针芯，空针回抽见羊水溢出即接输液管。将预热（37℃）生理盐水以15～30mL/min速度输入羊膜腔，每次灌注量为500～800mL。于羊膜腔灌注同时给予沙丁胺醇或硫酸镁保胎，抗生素预防感染，地塞米松10mg羊膜腔注射，促胎儿肺成熟。

经宫颈羊膜腔输液常在产程中胎膜早破时使用。适合于羊水过少伴频繁胎心变异减速或羊水Ⅲ度粪染者。主要目的是缓解脐带受压，提高阴道安全分娩的可能性，以及稀释粪染的羊水，减少胎粪吸入综合征的发生。具体方法是：常规消毒外阴、阴道，经宫颈放置宫腔压力导管进羊膜腔，输入加温至37℃的生理盐水300mL，输液速度为10mL/min，如羊水指数达8cm，并解除胎心变异减速，则停止输液，否则再输250mL。若输液后羊水指数已≥8cm，但胎心减速不能改善，亦应停止输液，按胎儿窘迫处理。输液过程中B型超声监测羊水指数、间断宫内压力导管测宫内压，可同时胎心内监护，均应注意无菌操作。

（二）中医治疗

本病主要由于气血虚弱、脾肾不足或血热所致。治疗重在养气血、补脾胃，滋化源，使精充血足，则胎有所养。排除胎儿畸形后可参照胎儿宫内生长迟缓辨证治疗。

第九节 早 产

　　早产是指妊娠在28～37周（即少于259日）终止者，其发生率占分娩总数的5%～15%。此时娩出的新生儿，各器官发育尚未成熟，体重为1000～2499g，称为早产儿。早产儿约有15%在新生儿期死亡，有8%的早产儿虽能存活，但可能留有智力障碍或神经系统后遗症。围生儿死亡中与早产有关的约占75%。近年，由于早产儿及低体重儿治疗学的进步，其生存率明显提高，伤残率下降，故国外不少学者提议，将早产定义的时间上限提前到妊娠20周。

　　中医学无"早产"病名，但在"小产"中有类似症状的描述。

一、病因和发病机制

　　中医学认为本病发病机制主要是胎元不固，终致早产。

　　（1）肾气虚弱　素体肾虚，或孕后房事不节，肾气耗伤，肾虚冲任不固，胎失所系，以致早产。

　　（2）气血不足　平素气血虚弱，孕后脾胃受损，化源不足，气虚不能载胎，血虚不能养胎，以致早产。

　　（3）热病伤胎　摄生不慎，感受时疫邪毒，入里化热，热扰冲任，损伤胎元，以致早产。

　　（4）跌仆伤胎　孕后跌仆闪挫，或劳力过度，气血紊乱，损伤冲任，或直接伤及胎元，以致早产。

　　西医学认为由于分娩动因迄今尚未阐明，故而引起早产的原因亦不完全清楚，约30%的早产无明显原因。早产常与以下情况有关。

1.母体方面

　　① 合并急性或慢性疾病如传染性肝炎、流行性感冒、急性泌尿道感染、高热、心脏病、慢性肾炎、严重贫血、糖尿病、甲状腺功能亢进症等。

　　② 妊娠并发症如妊娠高血压综合征。

　　③ 妊娠中晚期的性生活或其他原因所致的生殖道感染。

　　④ 合并子宫畸形如双子宫、双角子宫、纵隔子宫等；宫颈创伤、松弛；子宫肌瘤等。

　　⑤ 孕妇年龄过小（＜18岁）或过大（＞40岁）；身材过于矮小，瘦弱，

身高＜145cm，体重＜45kg者；有吸烟、酗酒习惯者。

⑥ 社会经济状况不良或未婚先孕或有身心创伤者。

⑦ 以往曾有早产、流产史者。

2.胎儿、胎盘方面

① 多胎妊娠。

② 羊水过多或过少。胎位不正。

③ 胎儿宫内发育不良、胎死宫内、胎儿畸形、遗传基因疾病。

④ 前置胎盘和胎盘早期剥离。

⑤ 胎膜早破，绒毛膜羊膜炎者。

3.医源性

因高危妊娠而提前终止妊娠。

二、临床表现

以往有流产、早产史或本次妊娠期有阴道流血史的孕妇容易发生早产。

孕妇在妊娠28～37周，有不规则宫缩、少量阴道流血及下腹坠胀等症状即为早产先兆。如胎膜已破，或宫缩规律，间隔5～6min，持续30s以上，伴宫颈管短缩和子宫颈口扩张达2cm以上者，则为早产临产。

三、实验室及其他检查

（1）血常规　检查是否贫血，发现贫血应及时纠正。

（2）尿常规　检查尿蛋白、尿糖、尿沉渣镜检，如有泌尿系统感染史者，常规做尿培养，以便及时发现菌尿症。

（3）白带检查　注意有无霉菌、滴虫，如发现阴道炎应予以治疗。

（4）超声波检查　做B超超声及断层法，了解胎儿情况，如是否多胎、胎位是否正常、胎儿是否存活。

近年，早产预测工作有明显进展。现常用以下两种方法：①阴道B型超声检查宫颈长度及宫颈内口漏斗形成情况，如宫颈内口漏斗长度大于宫颈总长度的25%，或功能性宫颈内口长度＜30mm，提示早产的可能性大，应予治疗。②阴道后穹隆棉拭子检测胎儿纤维连接蛋白（fetal fibronectin，fFN），fFN是一种细胞外基质蛋白，通常存在于胎膜及蜕膜中，在妊娠最初20周内，宫颈、阴道分泌物中可测出fFN。若妊娠20周后，上述分泌物中fFN＞50ng/

mL，则提示胎膜与蜕膜分离，有早产可能。fFN预测早产的敏感性可达93%，特异性82%。

（5）阴道窥器检查及阴道流液涂片　了解有无胎膜早破。

（6）宫颈及阴道分泌物培养　排除B族链球菌感染及沙眼衣原体感染。

（7）羊膜穿刺　胎膜早破者可抽取羊水送细菌培养，排除绒毛膜羊膜炎，以及检测卵磷脂/鞘磷脂比值或磷脂酰甘油等，了解胎儿肺成熟度。

四、诊断

以往有流产、早产史或本次妊娠期有阴道流血史的孕妇易发生本病。根据临床表现及停经时间、预产期，若子宫收缩较规则，间隔5～6min，持续30s以上，伴以宫颈管消退≥75%以及进行性宫口扩张2cm以上时，可诊断为早产临产。

五、治疗

（一）西医治疗

早产的治疗原则：如胎儿存活、胎膜未破、无宫内感染、宫颈扩张在4cm以下者，尽量设法抑制宫缩，使妊娠继续，让胎儿在子宫内继续生长与发育。如胎膜已破，宫颈口进行性扩张，妊娠已无法继续，应积极做好新生儿复苏准备，尽量提高早产儿的存活率。治疗方法如下。

1.一般治疗

应住院治疗，严格卧床休息，增加营养。间歇吸氧，每天2次，每次30min，面罩吸氧比鼻管吸氧效果好。B超监测胎儿发育情况、羊水量、胎盘成熟度及排除胎儿畸形等，并行胎心监护、B超生物物理评分、测量血及尿雌三醇（E_3）、胎盘生乳素、妊娠期特异性胎盘糖蛋白等，了解胎儿胎盘功能，对处理有指导意义。

2.病因治疗

（1）去除早产的明确病因是治疗早产的重要措施之一，对于妊娠合并症及并发症，积极治疗原发病可避免医源性（干预性）早产的发生；对于宫颈功能不全者，可于妊娠14～28周行宫颈环扎术。

（2）对于先兆早产和早产患者，现建议使用抗生素（用药量及方法按具体情况而定），既可防止下生殖道感染的扩散，也能延长破膜后的潜伏期（从破膜开始到有规律宫缩的一段时间）。因宫缩有负吸作用，能促进和加重感染，一旦出现宫缩，则应该应用抗生素。

抗生素多选用氨苄西林和（或）红霉素。用药方法：①对仅有胎膜早破者，用阿莫西林750mg，3次/天，口服，共7天。②有规律宫缩、宫口未开、无破膜者，口服氨苄西林2.0～3.0g/d；或红霉素1.0～1.2g/d，共7天。③有规律宫缩、宫口扩张＜3cm、无破膜者，采用负荷量加维持量治疗，氨苄西林4.0～5.0g/d，静脉滴注；或红霉素2.0g/d，静脉滴注，共2天，然后口服氨苄西林0.75～2.0g/d或红霉素1.0g/d，共5天。④有规律宫缩合并胎膜早破者，采用氨苄西林6.0～8.0g/d，静脉滴注共4天，继以口服1.5～2.0g/d至分娩。⑤进入活跃期，静脉滴注氨苄西林5.0g，2～4h后重复使用。随头孢菌素类抗生素药物的发展，目前临床上经常用二代和三代头孢菌素类抗生素预防和治疗感染，且效果较好。因此，在经济条件允许的情况下，不妨选用头孢菌素类抗生素药物。如a.头孢噻吩0.5～1g，4次/日，肌内注射或静脉注射；b.头孢曲松（头孢三嗪、菌必治）1g/d，1次肌内注射；严重感染时1g，2次/日，溶于生理盐水或5%～10%葡萄糖液100mL中静脉滴注，于0.5～1h滴完；c.头孢唑林0.5～1.0g，每日2次或3次，肌内注射或静脉注射；d.头孢拉定1～2g，分3次或4次服用。对青霉素过敏者均需慎用头孢菌素类药。

实验证明，使用抗生素可平均延长孕期7～42天，以宫口未开、无破膜者最显著，对于胎膜早破者则效果较差。

3.药物抑制宫缩

抑制宫缩的药物主要有两类。一类是改变子宫肌对宫缩物质反应性的药物，如β_2受体激动药（常用药物有沙丁胺醇及利托君等）、硫酸镁等。另一类是阻断或抑制合成或释放宫缩物质的药物，如前列腺素合成抑制药（常用药物有吲哚美辛、乙酰水杨酸、保泰松等）。

（1）β_2受体激动药　这类药物能激动子宫平滑肌中的β_2受体，抑制子宫平滑肌收缩，减少子宫活动而延长妊娠期。目前常用药物介绍如下。

① 盐酸苯丙酚胺：为β受体激动药。取80mg溶于5%葡萄糖液500mL中，静脉滴注，每分钟1.5～3mL（每分钟0.25～0.5mg），如无效可每15min增加1次滴速，直至有效抑制宫缩为止，宫缩抑制后，继续滴注2h，以后改为肌内注射10mg，每6h 1次，连续24h，根据宫缩情况，肌内注射或口服10～20mg，每日3次，持续1周，最大滴速每分钟不超过4.5～6mL（每分钟0.75～1mg）。不良反应有呼吸困难、血压下降、心动过速、恶心等。使

用时应先扩充血容量，采取左侧卧位，可减少该药对血压的影响。

②利托群（羟苄羟麻黄碱，利妥特灵）：适用于妊娠20周以上的孕妇抗早产治疗。方法：取本品150mg加入500mL静脉滴注溶液中，于48h内滴入。患者应保持左侧，以减少低血压危险。开始滴速每分钟0.1mg，逐渐增加至每分钟0.15～0.35mg，待宫缩停止后，至少持续输注12h。静脉滴注结束前30min可以维持治疗。头24h内口服剂量为每2h 10mg，此后每4～6h 10～20mg，每日总剂量不超过120mg。本品作用机制为β_2受体激动药，可激动子宫平滑肌中的β_2受体，抑制子宫平滑肌收缩，减少子宫活动，从而延长妊娠期。不良反应有静脉注射时可发生心悸、胸闷、胸痛和心律失常等，严重者应中断治疗，还可有震颤、恶心、呕吐、头痛和红斑以及神经过敏、心烦意乱、焦虑不适等。本品通过胎盘屏障使新生儿心率改变和出现低血糖，应密切注意。糖尿病患者及使用排钾利尿药的患者慎用。与糖皮质激素合用可出现肺水肿，极严重者可导致死亡。

③沙丁胺醇：本品是β_2受体激动药，具有抑制子宫收缩、使血管扩张、增加胎盘血流量的作用。据报道54例早产者应用本品抑制宫缩治疗的临床资料，并与同期47例早产未用宫缩抑制药者作对照。结果显示：沙丁胺醇组抑制宫缩成功45例，成功率为83.33%，平均延长妊娠时间7.47天，最长达28天；对照组仅1例宫缩自行缓解，其余全部在48h内分娩，硫酸沙丁胺醇组新生儿窒息率低于对照组，产后出血率及出血量两组无差异。仅2例服硫酸沙丁胺醇后出现心动过速，停药后自行缓解。故认为对早产应用本品抑制宫缩治疗安全有效。用法为国产硫酸沙丁胺醇，每片2.4mg，每次4.8mg，每日3次口服。宫缩消失后继续服2～3天后停药。

（2）硫酸镁　静脉滴注硫酸镁提高细胞外液镁离子浓度，镁离子直接作用于子宫肌细胞，拮抗钙离子对子宫的收缩作用，从而抑制子宫收缩。常用方法为25%硫酸镁16mL加入25%葡萄糖液20mL内，5min内缓慢静脉推注，再用25%硫酸镁60mL加入5%葡萄糖液1000mL内，以每小时2g硫酸镁的速度静脉滴注，直至宫缩停止。用药过程中注意膝腱反射（应存在）、呼吸（应每分钟不少于16次）和尿量（应每小时不少于25mL）。

（3）前列腺素合成酶抑制药　减少前列腺素（PG）的合成或释放，以抑制子宫收缩。

①吲哚美辛：本品可通过抑制PG的合成，减弱子宫收缩。其特点为：可使胎儿动脉导管提早关闭或狭窄，引起肺动脉高压甚至导致心衰死亡。此外尚能引起胃肠反应，出现恶心、呕吐、腹泻、黏膜溃疡、出血、少尿等。

现已不提倡在妊娠期使用。

②阿司匹林：0.5～1g，每日3次口服。

（4）其他

①孕激素：对胎盘功能不全或孕妇血黄体酮下降、雌二醇上升或二者比例失调而引起的早产，黄体酮制剂效果较好，但对已临产的早产无效。可每周肌内注射1次羟孕酮己酸盐250mg，根据情况及反应调整用药量，但不宜过多、过频使用。

②乙醇：能抑制脑垂体生成和释放催产素及抗利尿激素，同时作用于子宫肌层使之松弛，阻止前列腺素$F_2\alpha$的合成和释放，从而抑制子宫收缩。用法：95%乙醇50mL加入5%葡萄糖450mL中静脉滴注，开始以每小时7.5mL/kg的速度滴入，1～2h后改为每小时1.5mL/kg静脉滴注（维持量），可持续6～10h。重复用药需间隔10h以上。其不良反应为恶心、呕吐、多尿、烦躁、头痛等乙醇中毒症状。乙醇可通过胎盘进入胎体，故胎儿血浓度与孕妇浓度相同，胎儿出生后可能发生精神抑制、呼吸暂停等。由于有效量与中毒量接近，对药物的耐受性个体差异较大，国内很少应用。

③硝苯地平：该药能有效地抑制妊娠子宫肌自发性收缩及中期妊娠流产时羊膜腔注射前列腺素$F_2\alpha$（$PGF_2\alpha$）引起的宫缩与阵痛，因而可以治疗早产。Formun报告在10例妊娠不足33周的早产患者中使用本品后，使分娩至少延期3天。

④缩宫素受体拮抗药：此类是目前研究的热点，可分为肽类和非肽类。缩宫素受体拮抗药可妨碍缩宫素发挥作用，减少前列腺素的合成，降低子宫平滑肌的收缩性，并对缩宫素受体有下调作用。2000年奥地利、丹麦、瑞典等国第一个肽类缩宫素受体拮抗药Atosiban（tractocile）上市。国内亦有多家单位在加紧此方面的研究工作。

⑤NO供体：子宫平滑肌由少量含一氧化氮合酶（NOS）神经支配，胎盘合体滋养层细胞也可检测到NOS。NO供体药物硝普钠可抑制胎盘细胞分泌CRH，因此，可利用NO供体药物对CRH合成分泌的调控来治疗早产。

国内学者采用使用方便的硝酸甘油贴膜（nitroglycerin patch），作为NO供体药物治疗有早产倾向的孕妇，结果表明，硝酸甘油贴膜延迟分娩48h有效率达90%，且起效迅速，多数患者在24h内宫缩消失，不良反应轻微，仅少数患者因头痛、头晕症状明显改用常规治疗。硝酸甘油贴膜另一个显著优点就是使用非常方便，无创伤，可随时移去药源，且文献报道硝酸甘油对母体贴膜可望作为临床有效、安全的抗早产药物使用。

4.镇静药

在孕妇精神紧张时，可用于辅助用药，但这类用药既不能有效抑制宫缩，又对新生儿呼吸有很大影响，故临产后忌用。

5.促进胎肺成熟

早产儿最易发生呼吸窘迫综合征，又称肺透明膜病，是早产儿死亡的主要原因之一。在产前应用皮质激素可加速胎肺成熟，降低呼吸窘迫的发生。当孕妇出现胎膜早破或先兆早产时，在应用宫缩抑制药的同时要应用皮质激素，并尽量利用宫缩抑制药为皮质激素促胎肺成熟争取时间。

用法：倍他米松12mg，肌内注射，1次/日，共2天；或地塞米松5mg，肌内注射，每12h 1次，共用4次。盐酸氨溴索30mg，3次/日，口服，连用3天如未分娩，7天后重复一疗程，直至检测胎肺成熟（羊水卵磷脂/鞘磷脂＞2或羊水泡沫试验阳性），可考虑分娩。

6.分娩期处理

密切观察产程进展，做好分娩监护及新生儿复苏准备，早产儿对缺氧耐受力差，产程中应给孕妇氧气吸入，第二产程给予会阴侧切，以减少胎头受压，防止早产儿颅内出血，慎重使用产钳助产。如出现胎儿宫内窘迫、短期内又无法经阴道分娩者，估计胎儿有存活的可能性时可行剖宫产。

（二）中医治疗

1.辨证论治

（1）肾气虚弱　妊娠期间，腰酸腹坠痛，喜按，阴道少量流血，色淡红，质清稀，头晕耳鸣，小便频数，夜尿多。舌淡，苔白，脉沉滑尺弱。治宜固肾安胎，佐以益气。方药：固肾载胎汤加减。

（2）气血不足　妊娠期小腹隐痛，喜按，阴道少量血性黏液，质稀，腰酸痛，神疲乏力，面色㿠白，心悸气短。舌淡，苔薄白，脉细滑。治宜益气养血，固肾安胎。方药：九味安胎饮加减。

（3）热病伤胎　妊娠期，阴道少量出血，色鲜红，腰腹坠胀阵痛，心烦不安，手足心热，口干咽燥。舌红，少苔，脉细滑而数。治宜养阴清热，止血安胎。方药：清海丸加减。

（4）跌仆损伤　孕晚期，因跌仆闪挫，登高、持重或腹部撞击后，出现小腹阵痛、下坠感；阴道有血性黏液或少量出血；舌质稍暗，脉滑无力。治宜益气养血，固肾安胎。方药：加味圣愈汤加减。若小腹痛重者，宜重用甘

妇产科疾病中西医诊疗与处方

草、白芍以缓急止痛；阴道出血多者，去当归，加海螵蛸、阿胶、艾叶炭以止血安胎。

2.中成药

① 保胎丸：口服，每日2次，每次1丸。适用于气血虚弱证。

② 安胎益母丸：口服，每日2次，每次9g。用于气血虚弱证。

③ 胎产金丸：口服，每日2次，每次1丸。用于气血虚弱证。

第十节　过期妊娠

月经周期正常的妇女，妊娠达到或超过42孕周（≥294日）称为过期妊娠。发生率为5%～12%。由于胎盘功能减退引起的围生儿生病率和死亡率较正常足月分娩高2倍，妊娠43周时可高达3倍。胎儿窘迫、头盆不称、产程延长也使孕妇手术产率增加。

本病相当于中医学的过期不产。

一、病因和发病机制

中医学认为本病发病的主要机制是气血虚弱或气滞血瘀，以致妊娠过期不产。母体气血素虚，或久病、大病耗伤气血，或孕后思虑过度，劳倦伤脾，气血生化不足；气血虚弱，冲任匮乏，不能及时推动胎儿自产；或因情志所伤，肝郁气滞，冲任瘀阻，经脉不利而不能依时推胎自产，而致妊娠过期不产。

西医学认为在分娩动因被阐明前，过期妊娠的原因是难以完全了解的，下列因素容易导致过期妊娠。

（1）胎儿垂体-肾上腺轴功能不全　现仅知无脑儿或重度肾上腺发育不全的胎儿过期妊娠的发生率增高，过熟婴儿的周围血液中皮质酮水平较正常足月婴儿为低。

（2）母体前列腺素和雌二醇分泌不足、黄体酮水平增高　有人认为前列腺素促进宫缩，黄体酮抑制宫缩；雌激素提高子宫平滑肌对催产素、前列腺素的敏感性和收缩力；临产前黄体酮水平下降，雌二醇水平上升。因此，内源性前列腺素不足、雌孕激素比例失调很可能使妊娠继续而超期。

过期妊娠对胎儿的影响取决于胎盘功能。如胎盘结构正常且功能正常，胎儿生长发育良好，巨大儿的发生率为足月分娩的2～3倍。如胎盘老化，即绒毛血栓及绒毛周围纤维素沉积增多、绒毛间隙狭窄、梗死与钙化多、血流灌注不足而缺血，由于氧和营养物质供应不足，导致胎儿体重偏低，羊水量减少，并发宫内窘迫。

二、临床表现

（1）胎盘功能减退者　胎儿小，子宫底高度及腹围不再随妊娠进展而增加或反而缩小。新生儿表现过度成熟，其特征为身体瘦长，皮下脂肪缺乏，皮肤干燥多皱，头发浓密，指（趾）甲长，容貌如老人。羊水常被胎粪污染。

（2）胎盘功能良好者　胎儿可继续发育。此时子宫底高度继续增长，腹围加大，胎儿往往较大，致使难产率增加。

三、实验室及其他检查

（1）胎动计数　凡12h内胎动计数小于10次，或逐日下降50%而不能恢复，或突然下降50%，应视为胎盘功能不足，胎儿有缺氧存在。

（2）尿液雌三醇（E_3）总量测定　如小于10mg/24h为胎盘功能减退。

（3）尿雌三醇/肌酐（E/C）比值测定　采用单位尿测定E/C比值，若小于10或下降超过50%者为胎盘功能减退。

（4）无应激试验（NST）及宫缩应激试验（CST）　NST有反应型提示胎儿无缺氧。NST无反应型需做CST，如出现晚期减速型胎心率提示胎儿有缺氧。

（5）超声检查　每周1～2次B超监测胎心、胎动、胎儿肌张力、胎儿呼吸运动及羊水量五项是否正常，羊水暗区直径小于2cm者，胎儿危险性增加。

（6）羊膜镜检查　直接观察羊水性状、颜色、羊水量，以了解胎儿是否缺氧、排出胎粪而污染羊水。

四、诊断

1.核实预产期

根据定义诊断的过期妊娠是以28天为一个月经周期计算的，一般不困难，但是，对于月经周期不规则、末次月经时间不清者，推算的预产期极不可靠，易造成误诊或漏诊，会增加围生儿发病率和死亡率，误诊时过早干涉，造成引产困难，增加剖宫产率和娩出未成熟胎儿；漏诊则造成宫内缺氧、新生儿窒息和吸入性肺炎，甚至胎儿和新生儿死亡。因此，对这些患者应详细询问病史和了解孕期资料，以提高诊断准确性。

2.判断胎盘功能

（1）胎动计数　由于每个胎儿的活动量各异，不同孕妇自我感觉的胎动数差异很大。一般认为12h内胎动累积数应不少于10次，若12h内胎动累积数少于10次或逐日下降超过50%，而又不能恢复，应视为胎盘功能不良，胎儿有缺氧存在，该方法为孕妇自我对胎儿监护的方法，简单易行，但假阳性率高。

（2）孕妇尿雌三醇（E_3）含量及尿雌激素/肌酐（E/C）比值测定　妊娠期间雌三醇主要由孕妇体内的胆固醇经胎儿肾上腺、肝脏以及胎盘共同合成。正常值为15mg/24h，10～15mg/24h尿为警戒值，<10mg/24h尿为危险值。过期妊娠孕妇留24h尿液行E_3测定，如连续多次雌三醇值<10mg/24h，提示胎盘功能低下；也可用孕妇任意尿测定雌激素/肌酐（E/C）比值，估计胎儿胎盘单位功能，若E/C比值>15为正常值，10～15为警戒值，<10为危险值。若12h尿E/C比值<10或下降超过50%应考虑胎盘功能不全。测定E/C值虽不精确，但能满足临床的需要，可作为筛选和连续检测方法。

（3）测定孕妇血清中游离雌三醇值（E_3）和胎盘催乳素（HPL）值　采用放射免疫法测定过期妊娠孕妇血清中雌三醇和胎盘催乳素值，若E_3低于40ng/L、HPL低于4μg/mL或骤降50%，提示胎儿胎盘功能减退。该方法为国际上流行的检测方法，是判断胎盘功能最准确的检测手段，但由于价格比较昂贵，故在国内尚未能广泛开展。

（4）妊娠血清耐热性碱性磷酸酶（HSAP）的测定　HSAP由胎盘合体滋养细胞产生，其量随妊娠进展而逐渐增加，至妊娠40周达到高峰，超过预产期后则缓慢下降，提示胎盘功能减退。

（5）阿托品试验　用于测定胎盘渗透功能。静脉滴注阿托品0.1mg/（mL·min），共10min滴入1mg。用药后如胎心无变化或10min后胎心率仅增加5～10次/分，则表示胎盘渗透功能减退。

（6）胎儿监护仪检测　无应激试验（NST）每周2次，NST有反应型提示胎儿无缺氧，无反应型需做宫缩应激试验（CST），CST多次反复出现胎心晚期减速者，提示胎儿有缺氧。

（7）B型超声检测　每周监测2次，观察胎动、胎儿肌张力、胎儿呼吸样运动及羊水量等。一般可以羊水量为单一指标，羊水暗区直径小于3cm，提示胎盘功能不全，小于2cm则胎儿危险，彩色超声多普勒检查可通过测定胎儿脐血流来判断胎盘功能与胎儿安危。

（8）羊膜镜检查　观察羊水颜色，了解胎儿是否因缺氧而有胎粪排出。若已破膜可直接观察到羊水流出及其性状。

3. 了解宫颈成熟度

能对预测引产是否成功起重要作用，一般采用Bishop评分法，7分以上提示引产成功率高（评分参考异常分娩章节）。

五、治疗

（一）西医治疗

过期妊娠影响胎儿安危，应争取在妊娠足月时及时终止妊娠。若诊断为过期妊娠，则应综合考虑胎儿大小、胎盘功能及宫颈条件及时终止妊娠方式。

1. 引产

过期妊娠是否进行引产、引产时限多久还存在争论，以下就引产的一些问题进行讨论。

（1）引产前估计

① 宫颈成熟度：宫颈成熟度对引产的成败关系很大。Bishop评分≥9时，50%可在5天内自然分娩，100%可在10天内分娩，因此，当Bishop评分≥9时，引产几乎都成功，平均引产时间不超过4h；当Bishop评分≥6时，有一半能成功引产和阴道分娩；Bishop评分≤3时，引产多失败，剖宫产率明显增加。因此，过期妊娠如果宫颈较成熟时，应常规引产。

② 母体和胎儿：引产前需充分估计头盆比例，排除巨大胎儿，避免肩难产；对胎儿进行综合监护，注意胎儿宫内窘迫的存在。

（2）引产方法　除一般使用的温肥皂水灌肠和剥膜术等外，主要的方法有以下几种。

① 人工破膜：可增加过期妊娠引产时的阴道分娩率和减少手术产率。破膜后大多数孕妇在6h后临产。但是，人工破膜有引起破膜时间过久不临产、增加感染和新生儿发病率的可能。有人主张在缩宫素引产、子宫有规律收缩后，检查宫颈较成熟时才行人工破膜。如宫颈不成熟，则不能破膜，以免增加剖宫产率和导致破膜时间过长。

通过人工破膜，还可观察羊水性状及是否有胎粪污染或感染。

② 药物：虽然有多种药物，如前列腺素和松弛素等用于引产，但缩宫素引产至今仍是最有效的方法。

③ 蓖麻油引产：蓖麻油是一种轻泻药，口服后，胃肠蠕动加快，出现腹泻，同时，也刺激子宫收缩，促使临产开始。一般用量是30mL口服，近年来国内多采用30mL煎蛋服食，效果满意，无明显不良反应。

2.产时处理

分娩或剖宫产应准备胎儿宫内复苏和新生儿窒息的抢救。临产后应严密观察产妇产程进展和胎心音的变化，有条件时采用分娩监护仪长期监护。如发现胎心音异常，产程进展缓慢，或羊水中混有胎粪时，应即行剖宫产。为避免胎儿缺氧，产程中应充分给氧并静脉滴注葡萄糖。过期产儿发病率和死亡率高，应加强其护理和治疗。

（二）中医治疗

1.辨证论治

确诊过期不产后，首当辨清虚实。主要根据伴随过期不产出现的兼证、舌、脉做出判断。治疗应按"虚者补之""实者攻之"的原则，以调理气血、促胎娩出为治疗大法。如胎盘功能不良或胎儿有危险者，可行剖宫产。

（1）气血虚弱　妊娠足月，逾期半月未产，头晕眼花，神疲乏力，气短懒言，心悸怔忡，面色苍白。舌淡嫩，脉细弱无力。治宜益气养血，活血送胎。方药：八珍汤加香附、枳壳、牛膝。加减：若气虚甚者，酌加黄芪益气；血虚不足者，酌加枸杞子、制何首乌、龟甲滋阴养血，助其运润，以利送胎下行。

（2）气滞血瘀　妊娠足月，逾期半月未产，胸腹胀满不舒，烦躁易怒，下腹疼痛拒按。舌紫暗或有瘀点，脉弦涩有力。治宜行气活血，促胎产出。方药：催生安胎救命散加减。若寒凝血滞、气机不利者，酌加肉桂、牛膝以温阳散寒、引胎下行。

2.中医其他疗法

可用针刺引产。

① 主穴：次髎（双）。

② 针法：先刺次髎用泻法，次刺三阴交用泻法，最后刺合谷用补法。每次行针1～5min，留针10min，每日2次，3日为一个疗程。

第十一节 死 胎

妊娠超过20周，胎儿在子宫内死亡称为死胎。如在分娩过程中死亡者称为死产，亦属死胎之一种，但因死产与产程处理有关，故不在本节讨论。

中医学称本病为"胎死不下"，亦称"子死腹中"或"死胎不下"。

一、病因和发病机制

中医学认为胎死不下的原因主要有因胎气薄弱而陨，热病伤胎，跌仆损胎，触犯妊娠禁忌损伤胎儿，也有因"被脐带缠颈"致死胎。临产时则有因难产致死者，有因接生不慎致死者，有因胞破血干而死者。而胎死不下则由气血运行不畅所致。或因气血虚弱，无力排胎外出；或因瘀血内阻，阻碍胎儿排出；或因脾虚湿困，困阻气机，死胎滞涩不下。

西医学认为，死胎发生原因有以下几个方面。

（1）母体因素 凡能引起胎盘功能减退的疾病如妊娠高血压综合征、原发性高血压、慢性肾炎、糖尿病、心血管疾病、全身或腹腔感染、过期妊娠等，均可因氧供不足造成死胎。

（2）胎儿因素 如畸形、多胎、胎儿宫内发育迟缓、感染、母儿血型不合等也为致死因素。

（3）脐带因素 如缠绕、过细、过短、真结、扭转、单脐动脉、帆状附着等。

（4）胎盘因素 胎盘早期剥离、前置胎盘、急性绒毛膜羊膜炎、出血性血管内膜炎等。

虽然上述各种原因引起的缺氧可导致死胎，临床上仍有很多死胎原因不明，但如对死胎的胎盘进行组织检查，几乎均可发现有胎盘组织学异常，常见的有出血性血管内膜炎、急性绒毛膜羊膜炎、胎盘后血肿以及提示胎盘血管功能不全的绒毛改变等。

二、临床表现

当胎儿死亡，孕妇自觉胎动停止，子宫不再继续增大，乳房缩小。当胎儿死亡时间较长时，孕妇可出现全身乏力、食欲缺乏、腹部下坠等症状。如

妇产科疾病中西医诊疗与处方

不及时排出死胎，蜕变的胎盘可释放组织凝血活酶进入母体血液循环，引起弥散性血管内凝血。

三、实验室及其他检查

（1）B超或超声多普勒探测　胎动、胎心搏动消失为确诊依据，死亡过久时B超可见胎头塌陷、颅骨重叠、胎头变形。

（2）腹部X线摄片　如胎儿浸软则有颅骨重叠、脊柱成角弯曲等征象。

（3）尿雌三醇测定　妊娠晚期，如孕妇24h尿雌三醇含量在3mg以下，提示胎儿可能死亡。

（4）羊水甲胎蛋白测定　显著增高。

四、诊断

根据胎动停止、胎心音消失、子宫不继续增大等临床表现，可考虑为死胎。胎儿死亡后约80%在2～3周内自然娩出，若死亡后3周仍未排出，退行性变的胎盘组织释放凝血活酶进入母血循环，激活血管内凝血因子，可引起弥散性血管内凝血（DIC）。胎死宫内4周以上时，DIC发生机会明显增多，可引起分娩时严重出血。

五、治疗

（一）西医治疗

确诊死胎后应及时清除宫腔，以防引起弥散性血管内凝血，导致纤维蛋白原、血小板等凝血物质下降而发生产后大出血。

胎儿死亡后，80%在2～3周内自然排出。故而，确诊后，可等待2周，在此期间检查凝血功能，测血小板计数、出凝血时间、凝血酶原时间、纤维蛋白原。2周后未临产者，可经羊膜腔内或宫腔内羊膜腔外注射依沙吖啶或前列腺素E$_2$引产，成功率很高。也可用缩宫素引产，如先用己烯雌酚5mg，每日3次，连服5天，以提高子宫肌肉对缩宫素的敏感性，随后将缩宫素5U加入5%葡萄糖液500mL作静脉滴注，从每分钟8滴开始，逐渐增加滴速至出现规则宫缩。

如胎儿死亡超过4周尚未娩出者，应做有关凝血功能的检查。若血纤维蛋白原含量＜1.5/L，可用肝素治疗，剂量为每次0.5～1mg/kg，每6h给药1次。

用药期间，以试管凝血时间监护。一般用药24～48h后，即可使纤维蛋白原和血小板恢复到有效止血水平，然后再进行引产。临产时应配新鲜血备用，注意预防产后出血和感染。产后应仔细检查胎盘、脐带及胎儿以明确致死原因。必要时送病理学检查。

（二）中医治疗

1. 辨证论治

（1）气血虚弱　胎死腹中；小腹冷或冷痛胀坠，面色苍白无华，神疲乏力，气短懒言，食欲缺乏或口中秽臭；舌淡，苔薄稍腻，脉细弱而涩。治宜益气养血，活血下胎。方药：救母丹加减，人参、当归、川芎、益母草、赤石脂、黑荆芥穗。若气虚甚者，加黄芪、白术；血虚甚者，加熟地黄、白芍、何首乌；大便秘结者，加熟地黄、火麻仁、枳实以润肠通便，促胎排出；气血虚弱、形寒怕冷、小腹冷痛者，加肉桂、附子以破寒气，使气血流动而助产。

（2）气滞血瘀　胎死腹中，腹形小于孕月，胎动消失；小腹坠胀，或阴道下血，量少色黑，或如赤豆汁，面色青暗，口出臭气；舌暗，苔白稍腻，脉弦涩。治宜活血行滞，祛瘀下胎。方药：脱花煎加味，当归、肉桂、川芎、牛膝、红花、车前子、芒硝。若气虚者，加党参、黄芪；少腹冷痛者，加吴茱萸、艾叶；食少纳呆者，合平胃散。

（3）脾虚湿困　胎死腹中，日久不下；小腹寒冷坠胀，胸闷呕恶，纳食不香，腹满胀痛，口出臭秽气，或阴道流黏腻黄汁；唇舌紫暗，苔厚腻，脉弦缓。治宜健脾化湿，行气下胎。方药：平胃散加味，苍术、川厚朴、陈皮、甘草、芒硝。若气虚不足者，加黄芪、人参、白术；兼血虚者，加当归、川芎。

2. 针刺

取三阴交（双）、石门或阴陵泉、关元穴。每日针刺一组穴位，留针40min左右，强刺激。

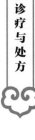

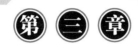

第三章

妊娠并发症

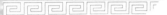

第一节　妊娠合并心脏病

妊娠期合并心脏病是产科领域内严重的并发症，为孕产妇死亡的四大原因之一。心脏病患者在妊娠期、分娩期及产褥早期都可能因心脏负担加重而发生心力衰竭，甚至威胁生命。只有加强孕期保健，才能进一步降低心脏病孕产妇的死亡率。根据其临床表现，与中医"妊娠心悸""子悬""子肿""子气"等病证相关。

一、病因和发病机制

中医学认为，心脏病多由先天禀赋不足，或后天失养，或大病久病之后，脏腑功能受损，心之气血阴阳失调所致。心之气血不足，则心神失养；心肾阳虚，水湿内停；心气虚又致心血不利，瘀血闭阻。妊娠后，阴血聚以养胎，全身气血相对不足，心之气血阴阳益虚，心主血脉更加不利，使心脏疾病加重。

西医学认为，目前先天性心脏病居妊娠合并心脏病之首，占35%～50%，后依次为风湿性心脏病、妊娠期高血压性心脏病、围生期心肌病。此外，心肌炎、各种心律失常、贫血性心脏病等也占有一定比例，而二尖瓣脱垂、慢性高血压心脏病、甲状腺功能亢进性心脏病等较少见。

妊娠期高血压性心脏病是由于冠状动脉痉挛、心肌缺血而发生的以左心衰为主的全心衰竭；围生期心肌病是指妊娠期最后3个月至产后6个月内发生的扩张型心肌病，病因不十分清楚，可能与病毒感染、免疫、多胎妊娠、多产、高血压、营养不良及遗传等因素有关，部分患者经临床治疗后可恢复，但再次妊娠时复发。

二、妊娠及分娩对心脏病的影响

1.妊娠期

妊娠期母体血容量自孕6周左右开始逐渐增加，至孕32～34周达高峰，比非孕时增加30%～45%，平均增加1500mL，维持此水平直至分娩。妊娠期心排血量比非孕时平均增加40%～50%，从孕早期开始增加，至孕20～24周时增加最多。排血量的增加在妊娠早期以心搏量增加为主，妊娠中晚期则需增加心率以适应血容量增多。至分娩前1～2个月，心率平均每分钟增加10次，使心脏负担加重。此外，妊娠晚期子宫增大、膈肌上升，心脏向左、向上移位，导致心脏大血管扭曲，使心脏负担进一步加重，易使心脏病孕妇发生心力衰竭。

2.分娩期

此期为心脏负担最重的时期。在第一产程中，每次宫缩有250～500mL血液被挤至体循环，使回心血量增加，血压增高；同时，子宫收缩增加外周循环阻力。第二产程，除子宫收缩外，腹肌、膈肌亦参加收缩活动，使外周循环阻力和肺循环阻力均增加；同时腹压的增加使内脏的静脉回流增加，因而心脏的前、后负荷都增加。第三产程，子宫缩小和胎盘循环停止使子宫的血液分流减少，回心血量增加；此外，子宫缩小，腹腔内压力骤减，血液易淤滞于内脏，使回心血量急剧减少。这些因素均会加重心脏负担，易使不良的心功能进一步减退而引起心力衰竭。

3.产褥期

产后由于子宫缩复使大量血液进入体循环，同时组织内原来潴留的液体也开始回到体循环，使循环血量再度增加，加重心脏负担，严重时可导致心力衰竭。尤其以产后24～48h心脏负荷较重。

综上所述，妊娠32～34周、分娩期及产褥期的最初3日内，心脏的负担最重，是患有心脏病的孕产妇最危险的时期，临床上应给予密切监护。

妇产科疾病中西医诊疗与处方

三、心脏病对妊娠的影响

心脏病不影响受孕。心脏病变较轻、心功能Ⅰ～Ⅱ级、既往无心衰史亦无并发症者，经过密切监护和适当治疗，多能承受妊娠和分娩。不宜妊娠者若一旦受孕或妊娠后有心功能不良者，则可因缺氧而使流产、早产、胎儿发育迟缓和胎儿宫内窘迫的发生率大为增加，甚至发生胎死宫内；同时，心脏病孕妇由于心力衰竭和严重感染等，死亡率明显增加。

四、诊断

1.妊娠并发心脏病

妊娠前有心脏病及风湿热病史或心衰史；可出现心功能异常的有关症状，如劳力性呼吸困难、经常性夜间端坐呼吸、咯血、经常性胸闷胸痛等；或可见发绀、杵状指、持续颈静脉怒张。心脏听诊有舒张期杂音或粗糙的全收缩期杂音。

心电图检查提示各类心律失常，如心房扑动、颤动，Ⅲ度房室传导阻滞，ST段及T波异常改变等；X线胸片或二维超声心电图检查显示显著的心界扩大及心脏结构异常，可诊断为心脏病。

2.妊娠合并心脏病早期心力衰竭

轻微活动后即出现胸闷、心悸、气短；休息时心率每分钟超过110次，呼吸每分钟超过20次；夜间常因胸闷坐起呼吸，或到窗口呼吸新鲜空气；肺底部出现少量持续性湿啰音，咳嗽后不消失。

3.心脏病代偿功能的分级

Ⅰ级（心力衰竭0级，即心功能代偿期）：一般体力活动不受限制（无症状）。

Ⅱ级（心力衰竭Ⅰ级，即心功能代偿不全Ⅰ度）：一般体力活动稍受限制（心悸、轻度气短），休息时无症状。

Ⅲ级（心力衰竭Ⅱ级，即心功能代偿不全Ⅱ度）：一般体力活动显著受限制（轻微日常工作即感不适、心悸、呼吸困难），休息后无不适；或过去有心力衰竭史者，不管目前疾病是否有症状。

Ⅳ级（心力衰竭Ⅲ级，即心功能代偿不全Ⅲ度）：不能进行任何活动，休息时仍有心悸、呼吸困难等心力衰竭表现。

4.判断心脏病可否妊娠的依据

（1）可以妊娠　心脏功能Ⅰ～Ⅱ级，心脏病变较轻，心脏病史短，过去无心力衰竭史，先天性心脏病无发绀型；妊娠后在严密监护下，估计能承受妊娠和分娩的负担。

（2）不宜妊娠　心脏病变较重，心功能Ⅱ级或以上，心脏病史长，如风湿性心脏病有肺动脉高压、慢性心房颤动、Ⅲ度房室传导阻滞、活动性风湿热并发细菌性心内膜炎等。先天性心脏病有明显发绀或伴肺动脉高压者，因易在孕产期发生心力衰竭，皆不宜妊娠；如已妊娠，则应在妊娠早期人工终止，以防在孕产期发生心力衰竭而危及生命。

五、治疗

心脏病孕妇的主要死亡原因是心力衰竭与严重感染。未经产前检查的心脏病孕妇，心力衰竭发生率与孕产妇死亡率较有产前检查者高数倍至10倍。

（一）西医治疗

妊娠合并心脏病的主要死亡原因为心力衰竭和严重感染，故应做到早期诊断和积极防治。

1.未妊娠时

对有器质性心脏病的育龄妇女，做好宣教工作，使其了解妊娠和分娩对心脏病的影响。并根据心脏病的种类、心脏病代偿功能和病情等，决定是否可以妊娠。

2.妊娠期的处理

（1）治疗性人工流产　不宜妊娠而已妊娠者则应于妊娠12周以前做人工流产。

（2）加强产前检查　继续妊娠者必须按时做产前检查，适当增加检查次数，密切观察心脏功能。

（3）早期心力衰竭的处理　妊娠期心力衰竭发生的诱因有心房颤动、上呼吸道感染、妊娠高血压综合征、重度贫血、产后发热或过度劳累等。心脏病孕妇随时可以突然发生心力衰竭，也可逐渐发展。因此，要积极防止并及早纠正各种妨碍心脏功能的因素如贫血、B族维生素缺乏、蛋白质缺乏及感染等。遇有各种感染，必须及早治疗。如并发妊高征时，更应及早治疗，并控制病情发展。

① 洋地黄制剂：洋地黄作为预防性用药的意见尚有争论，有人认为风湿性心脏病心功能Ⅲ级而过去曾有过心力衰竭史、心脏中等度扩大、严重的二尖瓣狭窄、心房颤动或心率经常在每分钟110次以上者，应予适量的洋地黄类药物。临床常采用作用和排泄较快的口服剂：如地高辛0.25mg，每日2次；2～3日后可根据效果改为每日1次，不要求达到饱和量，以备在用药过程中发生心力衰竭时，能有加大剂量的余地。病情好转可以停药。临产后如果需要，可以快速洋地黄化。也可给毒毛花苷K 0.25mg或毛花苷C 0.4mg，加25%～50%葡萄糖液20～40mL，静脉缓慢推注，每日1～2次，心衰控制后，可酌情减量或停药或用地高辛维持。

② 利尿药：根据患者水肿和心衰程度选用。噻嗪类如氢氯噻嗪25mg每日3次，可同用螺内酯20mg每日2～3次。重者可用呋塞米20～40mg加50%葡萄糖20～40mL，静脉推注。或依他尼酸50mg，静脉推注。

（4）肺水肿的处理

① 速效洋地黄制剂：可用毛花苷C 0.4～0.8mg或毒毛花苷K 0.25mg加50%葡萄糖40mL，静脉缓慢推注。

② 利尿药：依他尼酸50mg或呋塞米40mg加50%葡萄糖40mL，静脉推注。争取在15～20min内大量利尿而减轻心脏负担。注意水、电解质及酸碱平衡紊乱。

③ 镇静药：症见烦躁不安、气促过度者，可皮下或肌内注射吗啡10～15mg。但昏迷、休克、严重肺病或痰过多者忌用，以免呼吸过度抑制。

④ 激素：地塞米松10mg加50%葡萄糖40mL，静脉推注。

⑤ 血管扩张药：硝普钠50g，加入10%葡萄糖500mL，静脉滴注，每分钟15～30滴为宜，并应严密进行血压监测。在上述药物治疗的同时，患者应取半卧位或坐位，双腿下垂。给氧，最好面罩加压给氧，氧气输入时通过50%～70%的乙醇，目的在于减低肺泡表面张力，达到去泡沫作用，改善呼吸。四肢结扎止血带，以减少回心血量，但每隔5～10min交替放松1次，对孕妇需要安慰、鼓励，消除恐慌心理。

（5）心律失常的处理

① 频发室性早搏及短阵室速：利多卡因50～75mg，加入25%葡萄糖20～40mL，静脉推注，必要时5～10min后重复1次。病情稳定后，用利多卡因400mg，加入10%葡萄糖500mL静脉滴注，维持1～3天。适当选用营养心肌和改善心肌代谢的药物。

② 房室传导阻滞：阿托品0.03g或莨菪类10mg，每日3次，肌内注射或

静脉滴注。视病情变化决定增减剂量。维生素C 200mg 每日3次口服；肌苷片0.4g，每日3次口服；地塞米松0.75～1.5mg，每日3次口服，3日后逐渐减量至停药。如属Ⅲ度房室传导阻滞，可在内科医生指导下抢救，有条件可安装心脏起搏器。

3.分娩期的处理

妊娠晚期应提前选择适宜的分娩方式。

（1）阴道分娩及分娩期处理　心功能Ⅰ～Ⅱ级，胎儿不大，胎位正常，宫颈条件良好者，可考虑在严密监护下经阴道分娩。

① 第一产程：关心体贴产妇，消除紧张情绪。适当应用地西泮、哌替啶等镇静药。严密观察血压、脉搏、呼吸、心率。一旦发现心力衰竭征象，应取半卧位，高浓度面罩吸氧，并给毛花苷C 0.4mg加25%葡萄糖20mL缓慢静脉注射，必要时4～6h重复给药0.2mg。产程开始后即应给予抗生素预防感染。

② 第二产程：尽量减少产妇屏气加腹压，应行会阴后-侧切手术、胎头吸引或产钳助产术，尽可能缩短第二产程。

③ 第三产程：胎儿娩出后，立即于产妇腹部放置沙袋，以防腹压骤降而诱发心力衰竭。要防止产后出血过多而加重心肌缺血，诱发先心病出现发绀，加重心力衰竭。可静脉注射或肌内注射缩宫素10～20U，禁用麦角新碱，以防静脉压增高。产后出血过多者，应适当输血、输液，注意输注速度不可过快。

（2）剖宫产　近年来越来越多的心脏病产妇以剖宫产结束分娩。由于手术技术提高及术中监护手段进展，使得心功能Ⅲ级以上的心脏病产妇能安全渡过手术，主要用全麻，避免产妇血压波动大，术中操作快，5min内将胎儿娩出，术中尽量不用宫缩药，术中内科医生在场监测心脏。

4.产褥期

① 产后7日内尤其在24h内，要严密观察呼吸、脉搏，每4h一次；心功能Ⅲ～Ⅳ级者，每2h一次。严密注意心衰症状，最好采用心电监护仪监护心率、血压。

② 产后24h内绝对卧床休息，以后继续休息。根据心功能情况，产后至少于2周后方可出院。

③ 抗生素宜大剂量，主要为青霉素，以预防感染。

④ 心功能Ⅲ级以上者，不宜哺乳。

5.胎婴儿的处理

由于胎儿与新生儿属高危儿，产程中应注意缺氧导致的宫内窘迫及出生后窒息，必须做好抢救准备。

6.孕妇心脏手术的合理选择

凡有心脏手术指征的年轻妇女应尽可能在妊娠前或延期进行，应遵循以下原则：①最好推迟至妊娠第4个月后，胎儿器官已发育成熟时进行；②手术时应监测胎心率，以估计孕妇子宫血流是否充分；③为了保证胎儿充分血供，应使体外循环处于较高流量，一般认为为3.0L/（min·m^2），如使用低温手术流率为2.0L/（min·m^2）；④妊娠期心脏手术应尽可能在常温或稍低温下进行；⑤当高钾停跳液进入冠状循环时，应尽量确保冠状窦不参与该液体循环，以保证胎儿安全；⑥孕妇的心脏手术需由经验十分丰富的外科和妇科医生施行，以策安全。

7.避免或终止妊娠的指征

患有以下心血管疾病者为高危人群，应劝其避免或终止妊娠：①各种原因引起的肺动脉高压；②扩张型心肌病伴充血性心力衰竭；③马方综合征伴主动脉根部扩张；④各种发绀型先天性心脏病；⑤有症状的梗阻性心脏病。

患下列心脏病者妊娠有一定的危险性，需临床密切追踪观察：①主动脉狭窄；②需要瓣膜置换者；③马方综合征，不伴主动脉根部明显扩张者；④无症状的扩张型心肌病。

（二）中医治疗

1.辨证论治

（1）心气虚　妊娠期间，心悸怔忡；面色㿠白或青白，气短喘促自汗，动则加剧，肢倦乏力；舌质淡，苔薄白，脉沉弱，或见结代。治宜益气养血，宁心安胎。方药：养心汤加减，人参、黄芪、肉桂、茯苓、当归、川芎、远志、茯神、五味子、柏子仁、炙甘草、半夏、酸枣仁。

（2）心血虚　妊娠期间，心悸怔忡；面色少华，唇甲色淡，头晕目眩，眠差多梦；舌质淡，脉细弱。治宜养血益气，宁心安胎。方药：归脾汤加减，人参、白术、黄芪、茯神、龙眼肉、当归、远志、炒酸枣仁、木香、生姜、大枣、炙甘草。

（3）阳虚水泛　妊娠后心悸气短，喘不得卧，吐白色泡沫痰；畏寒肢冷，倦怠懒言，腰痛肢肿，尿少便溏；舌质淡，苔白润，脉沉滑弱或结代。治宜温阳化气，行水安胎。方药：真武汤合五苓散加减，附子、白术、茯苓、芍药、生姜、桂枝、泽泻、白术、茯苓、桑寄生、菟丝子。

（4）气虚血瘀　妊娠期间，心悸怔忡；气短胸闷，胸胁作痛，咳嗽气喘，口唇发绀；舌质紫暗，脉弦涩或结代。治宜益气化瘀，通阳安胎。方药：补阳还五汤合瓜蒌薤白半夏汤加减，黄芪、当归、川芎、赤芍、瓜蒌、薤白、半夏、桑寄生、杜仲。

2.中成药

① 归脾丸：口服，每日2～3次，每次1丸。用于气血两虚证。

② 柏子养心丸：口服，每日3次，每次6g。用于心血不足证。

③ 济生肾气丸：口服，每日2次，每次9g。用于肾阳虚证。

④ 益气复脉冲剂：口服，每日3次，每次1袋。用于气虚血瘀证。

第二节　妊娠合并病毒性肝炎

病毒性肝炎是严重危害人类健康的传染病，病原主要包括甲型肝炎病毒（HAV）、乙型肝炎病毒（HBV）、丙型肝炎病毒（HCV）、丁型肝炎病毒（HDV）、戊型肝炎病毒（HEV）五种，以乙型肝炎病毒常见，可发生在妊娠任何时期。孕妇肝炎的发生率约为非孕妇的6倍，而急性重症肝炎为非孕妇的66倍。据全国监测资料报道，本病占孕产妇间接死因的第二位，仅次于妊娠合并心脏病。根据其临床表现与中医"胁痛""积聚""鼓胀"等相关。

一、病因和发病机制

中医学认为，素体脾胃虚弱或湿热内蕴之人，妊娠后阴血下聚养胎，肝血不足，肝之疏泄失常，孕晚期胎体增大更加影响其疏泄，致胆汁外溢；或孕后饮食不洁，感染湿热、邪毒，熏蒸肝胆，胃失和降而成本病。

西医学认为，妊娠期母体各种营养消耗多，营养不足时常以肝糖原补充，且新陈代谢增高，肝负荷加重。容易感染病毒性肝炎，或促使原来存在的肝病恶化。此外，分娩时疲劳、出血、手术和麻醉均可加重肝脏损害，尤其合并妊高征时，由于全身小动脉痉挛，肝脏可出现缺血性损害，在此基础上如再合并病毒性肝炎，易致病情急剧恶化。

二、诊断

妊娠期病毒性肝炎诊断比非孕期困难,尤其在妊娠晚期,因可伴有其他因素引起的肝功能异常,不能仅凭转氨酶升高作出肝炎诊断。

(1)病史 有与病毒性肝炎患者密切接触史,或半年内曾接受输血、注射血制品史。

(2)病毒性肝炎的潜伏期 甲型肝炎2~7周(平均30日);乙型肝炎1.5~5个月(平均60日);丙型肝炎2~26周(平均7.4周);丁型肝炎4~20周;戊型肝炎2~8周(平均6周)。

(3)临床表现 出现不能用妊娠反应或其他原因加以解释的消化系统症状,如食欲减退、恶心、呕吐、腹胀、肝区痛。继而出现乏力、畏寒、发热,部分患者有皮肤巩膜黄染、尿色深黄。可触及肝大,肝区有叩击痛。妊娠晚期受增大子宫影响肝脏极少被触及,如能触及应考虑异常。

(4)实验室检查 血清ALT增高。病原学检查,相应肝炎病毒血清学抗原抗体检测出现阳性。血清胆红素在17μmol/L(1mg/dL)以上,尿胆红素阳性。

凡具有上述不同程度的肝炎症状、体征及实验室检查异常结果,则可确诊。

(5)妊娠合并重症肝炎的诊断要点 ①消化道症状严重,表现食欲极度减退,频繁呕吐,出现腹胀、腹水;②黄疸迅速加深,血清总胆红素值>171μmol/L(10mg/dL);③出现肝臭气味,肝呈进行性缩小,肝功能明显异常,酶胆分离,白/球蛋白倒置;④凝血功能障碍,全身出血倾向;⑤迅速出现肝性脑病表现如烦躁不安、嗜睡、昏迷;⑥肝肾综合征,出现急性肾功能衰竭。

三、鉴别诊断

(1)妊娠期肝内胆汁淤积征 其发生率仅次于病毒性肝炎,临床主要特点是孕中晚期出现不同程度的皮肤瘙痒,随后出现皮肤黄染,而症状于产后数小时至数日迅速消退。此病具有明显的家族性倾向及复发性。实验室检查可见约1/3患者血清胆红素(直接胆红素和总胆红素)、谷丙转氨酶升高,几乎全部患者血清胆酸明显升高,常为正常值的10~100倍。

(2)妊娠急性脂肪肝 本病少见,多发生于妊娠晚期,初孕妇及妊高征患者的发病率高。临床上病情急骤发展,症状极似急性重症肝炎,但尿胆红素多呈阴性。B型超声可见到典型的脂肪肝声像图。

(3)妊高征引起的肝损害 常见于重度妊高征患者,肝功能各项指标检查显示轻中度升高。胃肠道症状不明显，妊娠结束后迅速恢复。但值得注意的是妊娠期肝炎常合并妊高征，少数先兆子痫、子痫患者可并发HELLP综合征。

四、治疗

（一）西医治疗

妊娠期病毒性肝炎与非孕期病毒性肝炎的处理原则是相同的。

1.妊娠合并普通型肝炎的处理

（1）严格隔离，及时治疗，妊娠期间应住隔离病房，临产后转入产科隔离病房或隔离分娩室。必须卧床休息，进低脂肪饮食，保证足够营养，给予大量、多种维生素和葡萄糖，进行中西医结合治疗。

（2）积极护肝治疗

① 维生素类

a.维生素C：可促进机体抗氧化，促进肝细胞再生，改善肝功能。用法：口服0.1g，3次/日，饭后服；静脉用药1～2g，1次/日。注意事项：过量可引起反酸，大剂量长期应用可引起婴儿维生素C缺乏症；大量长期口服可引起维生素B$_{12}$与铜、锌过量吸收，易导致泌尿系统结石。属妊娠期C类用药。

b.维生素E：对脂代谢起促进作用，能抗氧化，改善肝功能。用法：口服20mg，3次/日。注意事项：过量可出现恶心、头痛、眩晕等症状，促进血栓形成，长期大量应用可降低性功能及出现肌酸尿；其代谢产物可拮抗维生素K作用，使凝血时间延长。属妊娠期A类用药，超量为妊娠期C类用药。

c.维生素K$_1$：作为羧化酶的辅酶参与肝内凝血酶原及凝血因子Ⅱ、Ⅶ、Ⅸ、Ⅹ的合成，对于肝功能受损导致凝血因子缺乏有效。用法：肌内注射或静脉注射10mg，1～2次/日。注意事项：静脉注射过快可出现面部潮红、出汗、胸闷、低血压等。

d.维生素B$_1$、维生素B$_6$、维生素B$_{12}$（参见相关章节）。

② 三磷腺苷（ATP）、辅酶A和细胞色素C等，有促进肝细胞代谢的作用。

③ 血制品如新鲜血、血浆和人体白蛋白等，可以纠正低蛋白，改善凝血功能，起到保肝作用。

④ 近来有人报道，干扰素和干扰素诱导剂能抑制肝炎病毒在体内的复制，对减少或消除体内病毒抗原有一定作用。每次剂量1～2mg，肌内注射，2次/周，2～3个月为一疗程。

妇产科疾病中西医诊疗与处方

（3）避免应用可能损害肝脏的药物　如禁用四环素，因其对母儿均有严重危害，可引起急性脂肪肝及死胎。尽量不用可能损害肝脏的镇静药及麻醉药，尤在合并妊高征时更应谨慎。

（4）预防感染　产时严格消毒外，可并用广谱抗生素预防产道及肠道中细菌扩散，一旦发生内源性感染，可诱发肝性脑病甚至直接致死。

（5）防止产后出血　当有血小板下降或凝血因子减少时，宜及早补充。

2. 妊娠合并急性重症肝炎的处理

（1）一般治疗　在昏迷前期应禁食蛋白，保持大便通畅，以减少氨及毒素的吸收。

（2）药物治疗

① 维生素：给予多种维生素同时给予大量葡萄糖，每日200～300g。

② 高血糖素-胰岛素联合疗法：高血糖素1～2mg加胰岛素4～8U，溶于5%葡萄糖250mL，静脉滴注，每日1次。可减少肝细胞坏死，促进肝细胞再生。

③ 降氨药物：重症肝炎时蛋白质代谢异常，出现高血氨、高血胺及高芳香类氨基酸。控制血氨的传统办法除限制蛋白质摄入，每日<0.5g/kg，增加碳水化合物，保持大便通畅，减少氨及毒素的吸收之外，可口服新霉素抑制大肠埃希菌，减少游离氨及其毒性物质的形成。如出现肝性脑病前驱症状或发生肝性脑病时，每日静脉滴注谷氨酸钠或钾盐23～46g，精氨酸25～50g，或γ-氨酪酸2～6g。左旋多巴开始以0.1g，静脉滴注，以后每12h增加0.05g，直至意识明显好转再逐渐减量。近年来主张用支链氨基酸，将此注射液250mL加入等量葡萄糖液中，缓慢静脉滴注，每日1次，10～15天为一疗程。因其能调整血清氨基酸比值，使患者清醒。

④ 脱水药：可选用20%甘露醇200mL，快速静脉滴注，每6～8h1次。并酌情应用皮质激素，如地塞米松等。

⑤ 肝素：DIC是重症肝炎的致死原因之一，应积极处理肝炎，防止DIC的发生。若合并DIC，需用肝素治疗，量宜小而不宜大，还应补充新鲜血。但临产期和产后12h内不宜应用肝素，以免发生创面大出血。

3. 产科处理

上述药物治疗同时，应及时进行产科处理。

（1）妊娠期　妊娠早期应积极治疗，待病情好转后行人工流产。中晚期妊娠给维生素C和维生素K，并防治妊高征。经治疗，病情仍继续发展者，应终止妊娠。

（2）分娩期　做好分娩出血的预防工作，可提前用氨甲苯酸、酚磺乙胺、维生素K₁、纤维蛋白原等。分娩方式可根据产科情况而决定。乙肝产妇所产新生儿娩出24h后，应肌内注射高效价乙肝免疫球蛋白或乙肝疫苗，母婴应隔离，不用母乳喂养。

（3）产褥期及对新生儿的处理　选用对肝脏损害较少的抗生素预防感染，如氨苄西林、头孢菌素，避免用四环素及红霉素。乙肝患者不宜给新生儿哺乳，一是耗损体力不利恢复，二是病毒可经乳汁垂直传递给新生儿。回乳时可用皮硝包敷乳房，或服用炒麦芽，避免使用雌激素。新生儿于24h内接受乙肝疫苗肌内注射30μg，一月时注射20μg，半岁时注射10μg。

（二）中医治疗

治疗应本着"治病与安胎并举"的原则，在清热解毒利湿、健脾疏肝的同时，注意益肾养血安胎。

1.辨证论治

（1）湿热蕴结　妊娠期间身目俱黄，色鲜明如橘子色，右胁胀痛；恶心厌食，口苦咽干，胸胁痞满，倦怠乏力，尿黄便坚；舌质红，苔黄腻，脉弦滑或濡数。治宜清热利湿，佐以安胎。方药：茵陈蒿汤加味，茵陈、栀子、大黄、金钱草、虎杖、郁金、板蓝根、桑寄生、续断。胁痛甚者，加川楝子、柴胡疏肝解郁；脘腹胀满者，加全瓜蒌、枳实开胸散结。

（2）湿邪困脾　妊娠期间面目周身发黄，其色晦暗；恶逆纳少，脘腹胀满，体倦便溏；舌质淡，苔白腻，脉濡。治宜健脾化湿，养血安胎。方药：胃苓汤加味，苍术、厚朴、陈皮、桂枝、白术、泽泻、茯苓、猪苓、生姜、大枣、甘草、桑寄生、菟丝子。若恶心、呕吐明显者，加半夏、竹茹降逆止呕；脘腹胀满明显者，加大腹皮、木香理气除胀。

（3）肝郁脾虚　孕妇两胁胀痛，胸闷腹胀；纳食不香，情绪抑郁，时时叹息，乏力便溏；舌淡红，苔薄白，脉弦滑。治宜疏肝理气，健脾安胎。方药：逍遥散加味，柴胡、当归、芍药、白术、茯苓、薄荷、煨姜、甘草、桑寄生、菟丝子。若胁痛明显，加川楝子、延胡索、丝瓜络理气通络止痛；呕吐明显者，加竹茹、半夏和胃降逆止呕；口苦心烦者，加牡丹皮、栀子清泻肝热。

（4）热毒内陷　妊娠期间突然出现身目发黄，极度乏力，口有肝臭味，或伴高热，神昏谵语，衄血；心烦口渴，脘腹胀满，小便黄赤，大便秘结；

舌质红绛，苔黄干燥，脉弦数或弦大。治宜清热解毒，凉血救阴。方药：犀角地黄汤合黄连解毒汤加味，水牛角（代）、生地黄、牡丹皮、芍药、黄芩、黄连、黄柏、栀子、茵陈、大青叶。出血者加用凉血止血药，如鼻衄、齿衄者加玄参、紫草、大小蓟，呕血、吐血者加三七、茜草炭、海螵蛸，大便下血者加地榆、槐花、生地炭、绵马贯众炭；神昏谵语者，送服安宫牛黄丸、至宝丹开窍化浊。

2.中成药

① 藏茵陈胶囊：口服，每日3次，每次4～6粒。用于湿热蕴结证。
② 乙肝宁颗粒：口服，每日3次，每次17g。用于湿邪困脾，兼有肝郁证。
③ 茵陈五苓丸：口服，每日3次，每次10g。用于湿邪困脾证。
④ 茵栀黄注射液：肌内注射，每日2次，每次2～4mL。用于热毒内陷证。

五、预防

1.妊娠期应注意预防病毒性肝炎

妊娠期患病毒性肝炎会加重病情，而且会影响胎儿及新生儿，故在妊娠期应注意预防病毒性肝炎。

预防方法：①注意营养，讲究卫生，特别是个人卫生和饮食卫生，避免与肝炎患者及病毒携带者接触。②预防甲型肝炎，可注射甲型肝炎疫苗或丙种球蛋白。③预防乙型肝炎，可注射乙型肝炎免疫球蛋白（HBIG）及乙型肝炎疫苗。

2.肝炎未完全恢复前应避孕

对肝炎患者未完全恢复前应避孕，以免因妊娠而加重病情。

3.母婴传播的预防

由于新生儿免疫功能未完善，感染乙型肝炎病毒后绝大多数成为慢性携带者。这是我国人群中慢性携带者的主要来源。因此，预防母婴传播非常重要。

预防方法：以HBIG及乙型肝炎疫苗联合应用效果最好。HBsAg阳性特别是同时HBeAg阳性的母亲，其婴儿出生后立即注射HBIG，以后注射乙型肝炎疫苗，每月1次，共注射3次。

有报道，HBsAg及HBeAg均为阳性的母亲，其婴儿HBsAg阳性率：单用疫苗组23.7%，HBIG及疫苗联合应用组5.3%，对照组90%。说明HBIG及乙型肝炎疫苗联合应用效果最好。

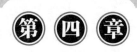

第四章

产 时 病

第一节 胎膜早破

临产前胎膜自然破裂称为胎膜早破。发生率为2.7%～10%。≥37孕周发生者称足月胎膜早破。＜37孕周发生者称足月前胎膜早破或早产胎膜早破。胎膜早破孕周越小，围生儿预后越差，早产、宫内感染、产褥感染发病率升高。中医称本病为"胞衣先破""胞浆先破""胎衣早破""试水"。

一、病因和发病机制

中医学认为，本病病因主要有内、外两个方面。内则由于产妇气血不足、胞衣脆薄。外则由于妊娠后期外力损伤或房事损伤；产程指导不当，用力过早、过猛；接生检查时不慎损伤胞衣。常见分型有气血虚弱、气滞血瘀、湿热蕴结、跌仆伤胎。

西医学认为，胎膜早破病因有以下几种因素。

（1）胎位异常或头盆不称　这是胎膜早破最常见的危险因素。胎位异常如臀位尤其是足先露、横位、枕横位或枕后位、胎头高直位等，以及头盆不称、胎头高浮时，胎儿先露部不能与骨盆上口很好衔接，使宫颈内口处的胎膜承受局部宫腔压力，易使胎膜在临产前破裂。

（2）子宫腔内压力升高　在羊水过多、双胎妊娠时，羊膜腔内容物体积增长较快，胎膜处于紧张状态使伸展性降低，加之子宫腔内压力升高，使宫颈被动过早短缩及开大，容易发生胎膜早破。

（3）宫颈松弛，功能不全　是妊娠中期发生胎膜早破最常见的原因。松弛的宫颈内口于妊娠中期以后，不能像正常宫颈内口一直处于关闭状态，承受不住妊娠子宫内容物的压力而被动短缩开大，该处的胎膜失去宫颈的有力支持，加之子宫内容物重力的作用，使前羊水囊逐渐突出宫颈外口，而暴露在阴道菌群中，引起局限性绒毛膜羊膜炎，导致胎膜韧性降低，容易发生胎膜早破。

（4）下生殖道感染　孕妇患生殖道感染，病原体（淋病双球菌、B族溶血性链球菌、厌氧菌、病毒、弓形虫、沙眼衣原体等）经宫颈管在胎膜较薄弱处侵入，或经血行传播至子宫，造成绒毛膜羊膜炎，使胎膜组织水肿变脆，破坏胎膜的完整性，容易发生胎膜早破。

（5）腹部损伤或性生活损伤　于妊娠末期多次行阴道检查、外倒转术、性交直接刺激等，均可造成胎膜早破。

（6）孕妇血清中铜含量低下　近年已知孕妇血清中必需微量元素铜含量低下时，可使胎膜中胶原蛋白含量降低，致使胎膜弹性及韧性降低，脆性增加，容易发生胎膜早破。若于妊娠晚期检测孕妇血清中铜含量，发现含量过低应视为胎膜早破的高危病例。

二、临床表现

孕妇突感较多液体自阴道流出，继而持续排出，量往往先多后少。肛查时上推先露部、宫缩以及腹压增加如咳嗽、负重等均可见羊水流出量增加。阴道窥器检查可见液体自宫颈口流出，有时尚可见小块胎脂混杂。

三、实验室及其他检查

（1）阴道液体酸碱度检查　正常阴道分泌物的pH值为4.5～5.5，羊水pH值为7.0～7.5，故用各种酸碱试纸测定流出液，如pH值≥7.0，则胎膜已破的可能性很大。但当阴道内有血性分泌物时，则虽胎膜未破，亦可出现偏碱性的结果，容易误诊。而当破膜时间较长、阴道内已较长时间无液体流出时，则pH值检测可能呈酸性，容易漏诊，应仔细鉴别。

（2）阴道液体涂片检查　阴道液体涂片加温烤干后有羊齿状结晶，但破膜时间较久时可呈假阴性；用苏丹Ⅲ染色可见橘黄色脂肪小粒；用0.5%硫酸尼罗蓝染色可见橘黄色的胎儿上皮细胞；用0.05%亚甲蓝染色可见淡蓝色或不着色胎儿皮肤上皮及毳毛。

（3）B型超声检查　羊水平段往往≤3.0cm。

（4）羊膜镜检查　直接看到胎先露而无前羊膜囊。

四、诊断和鉴别诊断

孕妇突感有较多液体自阴道流出，继而少量间断性排出。腹压增加如咳嗽、打喷嚏、负重时，羊水即流出，肛诊将胎先露部上推见到流液量增多，则可明确诊断。阴道流液应与尿失禁、阴道炎溢液鉴别。

五、并发症

（1）早产　是常见并发症，在妊娠未足月前，胎膜早破将引起早产，致围生儿死亡率升高。

（2）羊膜炎　为重要并发症，破膜后细菌容易侵入宫腔，特别是胎膜早破超过24h者，当出现发热及脉搏增快，伴不明原因的胎心音加速，应首先考虑有羊膜炎的存在。胎儿如吸入感染的羊水，可发生胎儿肺炎、宫内窘迫。

（3）脐带脱垂　当胎位不正或骨盆狭窄时，破膜后，脐带随羊水从胎先露部与骨盆下口的空隙处脱出，严重威胁胎儿生命。

（4）其他　羊水流出后，宫口扩张缓慢，产程延长；羊水流尽后宫体紧裹胎儿，可引起子宫收缩不协调、胎盘受压，导致胎儿宫内窘迫。

六、治疗

（一）西医治疗

立即住院，根据孕周和胎儿情况可以采取以下方法。

1.期待疗法

适用于妊娠28～35周、胎膜早破不伴感染、羊水池深度≥3cm者。避免不必要的肛诊与阴道检查，密切观察产妇的体温、心率、宫缩及白细胞计数；破膜12h以上者应预防性应用抗生素；使用药物抑制宫缩；用地塞米松促胎肺成熟。

2.终止妊娠

依据孕周和是否有临产先兆选择不同的分娩方式。

（1）经阴道分娩　孕龄＞35周者，胎肺成熟，宫颈成熟，又无头盆不称、胎位异常和脐带脱垂等可等待自然临产；如观察24h无宫缩应给予引产；如有感染，无论胎龄大小，均应引产。

（2）剖宫产　胎头高浮，胎位异常，宫颈不成熟，胎肺成熟，有明显羊膜腔感染，胎儿宫内窘迫或脐带脱垂，胎儿存活者，可采用剖宫产术。

（二）中医治疗

1.辨证论治

（1）气血虚弱　临产前或刚临产，胞衣先破，羊水流尽，产道干涩，阵痛微弱，产程过长，神疲乏力，心悸气短，舌淡，苔薄，脉虚大或细弱。治宜补气养血，润胎催产。方药：蔡松汀难产方加减，黄芪（蜜炙）、当归、茯神、党参、龟甲（醋炙）、川芎、白芍（酒炒）、枸杞子，水煎，只取头煎，顿服。

（2）气滞血瘀　临产前或刚临产，胞衣先破，羊水流尽，产道干涩，阵痛难忍，产程过长，烦躁不安，胸闷脘胀，舌暗红，苔薄白，脉弦大或至数不匀。治宜行气化瘀，滑胎催产。方药：济生汤加减，枳壳、香附、甘草、当归、紫苏子、川芎、大腹皮。

（3）湿热蕴结　妊娠中晚期，胞衣先破，胎水外流，质稠或色绿，或有秽气，腹痛，甚则发热，口干欲饮，大便干结。舌略红，苔黄腻，脉弦数。治宜清热解毒，益气和血。方药：五味消毒饮合蔡松汀难产方加减，黄芪、当归、茯神、党参、白芍、枸杞子、龟甲、金银花、菊花、蒲公英、紫花地丁、甘草。

（4）跌仆伤胎　妊娠中晚期，跌仆闪挫，或登高持重，或劳力过度，胞衣先破，羊水流出，色淡黄，质清，腹痛，腰酸。舌质正常，苔薄白，脉浮数。治宜益气养血，固肾润胎。方药：加味圣愈汤加减，当归、白芍、川芎、熟地黄、党参、黄芪、杜仲、续断、砂仁（后下）。

2.其他中医疗法

① 针刺合谷、三阴交、太溪、太冲、中极、关元等穴，可以增强宫缩。用强刺激，留针15～30min。

② 临产后针刺合谷、三阴交，可加速产程，减少宫缩引起的痛苦，使产后子宫收缩正常。

③ 耳针取穴子宫、交感、内分泌，也可在合谷、三阴交穴各注射维生素B_1 25～50mg。

七、预防

加强围生期保健，妇科检查是必要的，了解有无生殖道炎症并予以治疗，避免外伤，妊娠后期禁性交。宫颈口松弛者应卧床休息，于妊娠14周左右施行宫颈环扎术。破膜后是否预防性用抗生素，目前多数学者认为没有必要，主张产后积极进行治疗优于预防性使用抗生素。注意营养平衡，避免腹压突然增加。

第二节 产后出血

胎儿娩出后24h内阴道流血量超过500mL称为产后出血。产后出血是分娩期的严重并发症，其发病率占分娩总数的2%～3%，居孕产妇死亡原因首位，80%以上发生于产后2h内。出血多、休克时间长者可引起脑垂体前叶缺血坏死，导致严重的垂体功能减退——席汉综合征的发生。因此，重视产后出血的防治与护理工作，能有效减低孕产妇的死亡率。中医称本病为"产后血崩"。

一、病因和发病机制

中医学认为，本病主要病机有气虚血失统摄；瘀血留滞，新血不得归经；或产伤损伤脉络。

（1）气虚 产妇素体虚弱，或因产程过长，疲劳过度，损伤元气，气虚冲任不固，血失统摄，则致血崩。

（2）血瘀 产时血室正开，寒邪乘虚而入，余血浊液为寒邪凝滞，瘀阻冲任，新血不得归经，而致崩下不止。

（3）产伤 产时助产不当，或产力过强，产程进展过快，或胎儿过大，以致产道损伤，脉络破损，遂使流血不止，而致血崩。

西医学认为，引起产后出血的原因主要有子宫收缩乏力、胎盘因素、软产道裂伤和凝血功能障碍。其中子宫收缩乏力是最主要原因，占产后出血总数的70%～80%。

1.子宫收缩乏力

可以由产妇的全身因素或子宫局部因素所致。全身因素如产妇精神过度紧张，产程时间过长或难产，临产后过多使用镇静药或麻醉药，产妇合并有急慢性的全身性疾病。局部因素如多胎妊娠、巨大胎儿、羊水过多等致子宫肌纤维过度伸展失去弹性；妊娠期高血压疾病或严重贫血致子宫肌水肿；子宫肌纤维本身发育不良；胎盘早剥致子宫胎盘卒中，以及前置胎盘等均可引起产后出血。

2.胎盘滞留

胎儿娩出后半小时，胎盘尚未娩出者，称胎盘滞留。其发生原因如下。

（1）胎盘剥离不全　胎盘仅部分与子宫壁剥离，影响子宫全面收缩与缩复，剥离部分的血窦开放而出血不止。多见于子宫收缩乏力、第三产程处理不当（过早、过度揉挤子宫或牵拉脐带）等。

（2）胎盘剥离后滞留　由于子宫收缩乏力或膀胱充盈，影响已全部剥离的胎盘及时排出，子宫收缩不良而出血。

① Ⅰ度：指会阴皮肤及阴道入口黏膜撕裂，未达到肌层，一般出血不多。

② Ⅱ度：指裂伤已达会阴体肌层，累及阴道后壁，甚至阴道后壁侧沟向上撕裂，裂伤可不规则，使原解剖不易识别，出血较多。

③ Ⅲ度：为肛门外括约肌甚至阴道直肠隔及部分直肠前壁有裂伤。此情况较严重，但出血量一般不多。

（3）胎盘嵌顿　由于使用子宫收缩药不当或粗暴按摩子宫，致使子宫收缩不协调，子宫内口附近形成痉挛性狭窄环，使已经全部剥离的胎盘嵌顿于子宫腔内而发生隐性出血或大量外出血。

（4）胎盘粘连　胎盘全部或部分粘连于子宫壁上，不能自行剥离，称为胎盘粘连。常见于多次人工流产、引产等子宫内膜受机械性损伤和发生子宫内膜炎者，而子宫内膜炎可引起胎盘全部粘连。全部粘连的胎盘不出血，部分粘连者由于剥离部分的血窦不能充分闭合，引起出血。

（5）胎盘植入　因子宫蜕膜发育不良，胎盘绒毛直接植入子宫肌层，称为胎盘植入。根据植入面积分为完全性和部分性胎盘植入两类。完全植入者不出血，部分植入者可发生严重出血。多见于反复多次刮宫，特别是搔刮子宫腔过度或发生子宫内膜炎等，使子宫内膜基底层受损或瘢痕形成，使胎盘绒毛种植肌层所致。

3.软产道裂伤

会阴侧切和产道裂伤造成的流血过多可占产后出血的20%，产道裂伤可累及子宫、宫颈、阴道及外阴，多因产程进展过快、未加控制或巨大儿手术产引起，也可发生于各种分娩以后。

（1）子宫破裂　子宫自发破裂极罕见，造成此并发症的危险因素包括多产、先露异常、曾经子宫手术史及使用缩宫素引产。隐性瘢痕破裂是造成产后出血增加的主要原因之一。

（2）宫颈裂伤　胎方位异常、胎先露部下降过程中宫颈扩张不充分以及手术助产等，均可导致宫颈裂伤。

（3）会阴、阴道裂伤　急产、阴道产钳助产、分娩保护不力等可导致会阴撕裂，轻者伤及皮下和肌肉致使会阴出血，重者可伤及肛门括约肌、直肠黏膜甚至阴道穹隆部。

（4）外阴阴蒂裂伤　阴道分娩时多注意保护会阴体，易忽略胎儿头伸仰，助其成俯屈状态，虽会阴未裂伤，但导致大小阴唇、阴蒂小动脉裂伤，出血为活动性出血，血压下降时流血停止，有时不易发现出血点。

（5）会阴侧切时如果切断动脉或曲张的大静脉、切口过大、切开过早或修复过迟，均可引起流血过多。

（6）血肿　有时阴道黏膜或外阴皮肤下方的血管撕裂并无可见的活动性出血，称为隐性出血，此时危险性极大，因为出血发生几小时后可能还未察觉，直到出现休克才被发现。严重者可形成腹膜后血肿，表现为臀部肿胀、淤血，并伴有腰部剧痛。多见于：①手术及分娩损伤；胎儿娩出过快或手术助产时损伤血管；②缝合时止血不彻底或缝合不当，如会阴切开伤口或撕裂伤口缝合止血不当或缝合不当；③宫颈裂伤、子宫侧壁不完全破裂累及子宫血管及其分支，血液蔓延流向阔韧带内；④妊娠高血压综合征凝血功能受损时，或当胎儿娩出后产妇有一过性血压下降，伤口出血不明显，若止血不彻底，当血压回升时伤口重新出血，即可形成血肿。

4.凝血功能障碍

比较少见，但后果严重。多为在孕前或妊娠期已有易于出血倾向，胎盘剥离或软产道有裂伤时，由于凝血功能障碍，表现为全身不同部位的出血，最多见为子宫大量出血或少量持续不断出血，血液不凝，不易止血。根据病史、出血特点及血小板计数、凝血酶原时间、纤维蛋白原等有关凝血功能的实验室检查可作出诊断。

二、临床表现

要注意查明出血原因，重视病史和临床表现的分析，找出流血的确切原因。

（1）宫缩乏力性出血　胎盘娩出前无出血或出血不多，胎盘娩出后突然大量出血，量多者产妇出现失血性休克表现，心慌、出冷汗、头晕、脉细弱、血压下降。检查腹部时往往摸不到子宫底，系子宫无收缩之故。应警惕有时胎盘已剥离，但子宫无力将其排出，血积聚于宫腔内，按摩、推压宫底部，可将胎盘及积血压出。

（2）软产道裂伤　出血特点是出血发生在胎儿娩出后，流出的血自凝，血色较鲜红。仔细检查宫颈、阴道及外阴有无裂伤及裂伤的程度。

（3）胎盘因素　胎盘剥离不全、滞留及粘连时，胎盘未娩出前出血量较多，胎盘部分残留，常在胎盘娩出后检查胎盘、胎膜时发现胎盘母体面有缺损或胎膜有缺损；胎盘嵌顿时子宫下段出现狭窄环。

（4）凝血功能障碍　在孕前或妊娠期已有易于出血倾向，胎盘剥离或产道有损伤时，出血不止，血不凝。

三、诊断

诊断标准如下。

1.子宫收缩乏力性出血

① 胎盘娩出后，突然发生大量阴道出血或持续性少量或中等量出血。

② 子宫松弛或轮廓不清。

2.胎盘滞留

① 胎儿娩出后半小时以上胎盘尚未娩出。

② 阴道出血（多因胎盘部分剥离引起，完全剥离者不出血）。

3.胎盘胎膜残留

① 胎盘娩出后，阴道持续流血。

② 胎盘母体面或胎膜有缺损。

③ 刮宫可得残留的胎盘组织或胎膜。

4.软产道裂伤

① 胎儿娩出后即见阴道出血，胎盘娩出后宫缩良好而阴道仍出血不止。

② 阴道检查，发现宫颈或阴道壁有裂伤出血。

四、鉴别诊断

产后出血应与急性子宫翻出、产后循环衰竭、子宫颈癌合并妊娠、妊娠合并阴道静脉曲张破裂等相鉴别。

五、治疗

产后出血，严重威胁产妇安全，必须全力以赴地进行抢救。治疗原则是：根据原因制止出血，补偿失血，抢救休克。

（一）西医治疗

1.防治休克

① 遇有产后出血患者，应严密观察血压、脉搏及一般情况，产后出血量。

② 给予吸氧、输液，必要时输血以补充血容量。在输液、输血过程中严密观察血压、脉搏、心率、尿量，以调整输液量。

③ 纠正酸中毒。轻度酸中毒除输入平衡液外，不需补充其他碱性溶液。重度休克应输入5%碳酸氢钠200mL。

④ 在补足血容量、纠酸后仍不能维持血压时，可选用血管活性药，一般选用多巴胺为宜，常用量20～40mg加入500mL液体中静脉滴注，20滴/分。

2.胎盘娩出前出血的处理

胎盘排出前发生大出血，首先考虑胎盘滞留或胎盘部分剥离所致，应尽快排出胎盘。如属已剥离而嵌顿于宫腔内者，可先导尿排空膀胱，再压迫宫底和牵拉脐带以助胎盘娩出。若胎盘与宫壁粘连，应徒手剥离胎盘并清查宫腔，这是拯救产妇生命的关键措施。用手难以取出的胎盘残留部分可用大号刮匙进行刮宫。对于用手及刮匙均难以剥离者，应考虑为植入性胎盘，需行子宫全切除，不宜手剥胎盘，以免引起严重出血及子宫穿孔。

3.胎盘娩出后出血的处理

（1）宫缩乏力　加强宫缩是治疗宫缩乏力引起出血的最迅速有效的止血方法。

① 按摩子宫

a.腹部按摩法：按摩子宫必须将宫腔内积血压出，一手从耻骨联合上方将子宫向上托起，另一手置于子宫底部，拇指在前，其余四指在后，有节律地进行按摩，有时不易握持，可于耻骨联合上方按压下腹中部，使子宫向上升高，另一手在腹部按摩子宫，按摩过程中要及时按压宫底使积血排出。

b.阴道按摩法：腹部按摩无效时及时改用此法。术者一手握拳置于阴道前穹窿，顶住子宫前壁，另一手自腹部按压子宫后壁使子宫前屈，两手相对紧紧压迫子宫并做按摩，此法能刺激子宫收缩，并能压迫子宫血窦，持续15min多能奏效。手术前需先挤出子宫腔内凝血块，注意无菌操作及阴道内的手压力不可过大。

② 宫缩药的应用：按摩同时加用子宫收缩药。临床常用药物如下。

a.缩宫素：选择性兴奋子宫平滑肌，加强收缩力和收缩频率，对宫颈作用弱。10 ～ 20U，静推，或加入5%葡萄糖500mL中静脉滴注。

b.麦角新碱：0.2mg肌内注射或子宫肌壁内注入及静脉推注均可。

c.前列腺素：前列腺素对妊娠各期子宫均有收缩作用，产后子宫收缩乏力性出血应用前列腺素E_2（PGE_2）和前列腺素$F_{2\alpha}$（$PGF_{2\alpha}$）效果好，但不良反应大，用药后可出现恶心、呕吐、腹泻、头痛、心悸等症状，注射部位出现红斑或静脉刺激反应。用法：一般用$PGF_{2\alpha}$ 0.5 ～ 1mL（500 ～ 1000μg）肌内注射或加入5%葡萄糖液500mL中（生理盐水亦可）静脉滴注。PGE_2阴道栓剂20mg置于后穹隆能有效地促进宫缩，而不良反应较轻。但药源靠进口，近年来国产前列腺素$F_{2\alpha}$衍生物卡前列甲酯栓问世，肛门给药1枚（1mg），就可收到防治产后出血的效果。

③ 纱布填塞止血：经过上述处理产后出血多可控制，如仍继续出血，可用纱布填塞止血。特制的长纱布条，可有不同型号，消毒后备用。填纱时助手固定宫底，术者在严格无菌操作下用长弯钳或卵圆钳将纱布顺序填入子宫腔，必须从子宫底部开始，坚实填紧，不能留有空隙。剩余的纱布应填满阴道。止血的原理是由于刺激子宫体感受器，通过大脑皮质刺激子宫收缩，以及纱布直接压迫止血。纱布填塞后，注意患者血压、脉搏，注意有无继续阴道出血，宫底是否升高，有无宫腔积血而未外流，填塞是否起作用，填塞同时进行抗休克治疗，并继续应用宫缩药及广谱抗生素预防感染。一般在1h内止血，24h后取出。取时慢慢抽出，抽出一段停几分钟，待子宫逐渐缩小收缩，然后再抽出部分，再等待，直至全部取出。取出纱条时，有可能再次出血，故需在输液及缩宫素静滴下进行，有条件者配血备用。剖宫产时遇有子宫收缩乏力性出血，有作者认为也可填塞纱布，但要确实有效时再缝合子宫切口，应尽力避免术后出血仍不能控制，再次开腹手术，给患者带来更大痛苦，甚至危及生命。

④ 结扎盆腔血管：如上述方法未见显效，出血不止，可开腹结扎子宫动脉上行支与卵巢动脉，或结扎髂内动脉，结扎后一般可见子宫收缩良好。此法可保留子宫，主要用于子宫收缩乏力、前置胎盘及DIC等所致的严重产后出血而又迫切希望保留生育功能的产妇。

⑤ 髂内动脉栓塞术：难以控制的产后出血可经股动脉穿刺，将介入导管直接导入髂内动脉或子宫动脉，有选择性地栓塞子宫的供血动脉。常选用明胶海绵颗粒作栓塞剂，在栓塞2～3周后明胶海绵颗粒可被吸收，血管复通。若患者处于休克状态应先积极抗休克，待一般情况改善后才行栓塞术，且应行双侧髂内动脉栓塞以确保疗效。

⑥ 子宫切除：应用于难以控制并危及产妇生命的产后出血。在积极补充血容量的同时施行子宫次全切除术，若合并中央性或部分性前置胎盘应施行子宫全切术。

（2）胎盘滞留

① 胎盘嵌顿：应先进行乙醚麻醉，松解子宫内口的痉挛狭窄环，尔后，以手进入宫腔取出已剥离的胎盘。若因膀胱充盈导致胎盘滞留时，先导尿排空膀胱，再用手挤压子宫底部，迫使胎盘娩出。

② 胎盘粘连或部分残留：徒手剥离胎盘，取出胎盘或残留的胎盘组织。必要时清宫。

③ 植入性前置胎盘：行子宫切除术，决不可用手强行挖取。

（3）软产道裂伤　迅速查清裂伤部位，如系阴道壁裂伤，迅速按解剖位缝合肌层及黏膜下层，最后缝合皮层。注意缝线不可穿透直肠壁。如系宫颈裂伤，可用两把卵圆钳钳夹宫颈，检查裂伤部位及深度，从裂伤最深部开始用肠线间断缝合，注意最后一针应距宫颈外口0.5cm，以防日后宫颈狭窄。

（4）凝血功能障碍性出血的处理　如患者所患的全身出血性疾病为妊娠禁忌证，在妊娠早期，应在内科医师协助下，尽早行人工流产术终止妊娠。于妊娠中晚期发现者，应积极治疗，争取去除病因，尽量减少产后出血的发生。对分娩期已有出血的产妇，除积极止血外，还应注意对病因治疗，如血小板减少症、再生障碍性贫血等患者应输新鲜血或成分输血等。如发生弥散性血管内凝血应尽力抢救，其处理见有关章节。

4.预防感染

产后出血直接导致失血性贫血，使产妇抵抗力降低；手取胎盘等宫腔内

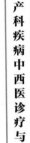

操作及产道裂伤增加了逆行感染的机会；此外，产褥期宫颈内口及胎盘、胎膜剥离创面开放，而恶露利于阴道细菌的生长，若恶露贮留阴道过久，同样增加逆行感染的机会。故产后在加强宫缩止血、纠正贫血的前提下，应鼓励产妇尽早活动，通过体位引流促恶露排出、净化阴道环境，减少逆行感染机会。一切产科操作应严格遵循无菌原则，必要时可预防性应用抗需氧菌与抗厌氧菌相配伍的广谱抗生素，尤其有宫腔内操作时。

（二）中医治疗

1.辨证论治

（1）血虚气脱　产时产后流血过多，突然晕眩，心悸烦闷。甚至昏不知人，面色苍白，冷汗淋漓，眼闭口开，手撒肢冷；舌淡无苔，脉微欲绝或浮大而虚。治宜益气固脱。方药：参附汤加减，或采用扶阳救脱汤加减，高丽参、熟附子、黄芪、浮小麦、海螵蛸。

（2）瘀阻气闭　产妇分娩后，恶露不下或量少，下腹阵痛，拒按，甚至心下急满，气粗喘促，面色青紫，神昏口噤，不省人事，两手握拳，牙关紧闭；唇舌紫暗，脉涩。治宜行血逐瘀。方药：夺命散加味，没药、血竭末、当归、川芎。或采用黑神散加琥珀，熟地黄、黑大豆、当归、肉桂、干姜、甘草、白芍、蒲黄。

2.针灸治疗

（1）取穴：关元、气海、三阴交、足三里。

刺法：针刺用补法并灸。

配穴：出血加隐白、大敦；心悸怔忡加神门、郄门。

（2）取穴：中极、阴交、三阴交、支沟、公孙。

配穴：昏厥加人中、百会、十二井穴；小腹疼痛拒按加归来；心下急满加幽门、巨阙；牙关紧闭加太冲、合谷、颊车。

第三节　羊水栓塞

羊水栓塞是一种发病率极低但死亡率极高的产科并发症。原指在分娩过程中，羊水进入母体血液循环后引起的肺栓塞、休克、弥散性血管内凝血（DIC）、肾功能衰竭或骤然死亡等一系列严重症状的综合征。不少临床和病理资料均证实，羊水栓塞的患者中，心肺功能衰竭和DIC所致的难以控制的出血是引起产妇死亡的主要原因。发生在孕足月分娩者死亡率可高达80%以上。属于中医"产后血晕""血证"等疾病范畴。

一、病因和发病机制

中医学认为，主要病因病机有虚、实二证。虚者，阴血暴亡，心神失养；实者，瘀血停滞，气逆攻心。

（1）血虚气脱　产时，新产元气虚脱，或分娩损伤胞宫，血失过多，气随血脱，心神失常，致血晕。

（2）血瘀气闭　产后胞脉空虚，寒邪乘虚侵入胞中，血为寒凝气滞，扰乱心神致昏厥。

西医学认为，羊水栓塞其病因可见于宫缩过强或为强直性收缩（包括缩宫素应用不当），子宫或宫颈内膜血管开放（如宫颈裂伤、子宫破裂、剖宫产、前置胎盘、胎盘早剥以及中期妊娠流产子宫有裂伤者）。死胎不下可使胎膜强度减弱而渗透性显著增加。滞产、过期妊娠、多产妇、巨大胎儿也较易诱发难产，这与产程过长、难产较多、羊水混浊刺激性强有一定关系。

二、临床表现

羊水栓塞多发生在分娩过程中，尤其在胎儿即将娩出前或产后短时间内，典型症状发病急剧、凶险，主要表现呼吸困难、发绀、循环衰竭、凝血不全及昏迷。临床表现分为3个阶段。

（1）第一阶段（休克期）　主要是在产程中或分娩后短时间内，尤其在刚刚破膜后不久，产妇突然发生寒战、呛咳、气急、烦躁不安、呕吐等前驱症状，继之出现咳嗽、呼吸困难、发绀、抽搐、昏迷、心率快、脉速而弱、血压下降、迅速至休克状态。发病急骤者，甚至惊叫一声后血压消失，于数分钟内迅速死亡。

（2）第二阶段（凝血障碍期）　主要表现为凝血功能障碍，有出血倾向，可表现为产后大出血、血不凝、伤口及针眼出血，身体其他部位如皮肤、黏膜、胃肠或肾出血，休克，休克深度与出血量不符。在休克、出血的同时，常伴有少尿或无尿现象。

（3）第三阶段（肾功能衰竭期）　主要表现为肾功能衰竭，出现尿少、无尿和尿毒症征象。有些患者休克与出血控制后，亦可因肾功能衰竭而死亡。

以上3个阶段基本上按顺序出现，但有时不会全部出现，胎儿娩出前发病主要以肺栓塞、肺动脉高压、心肺功能衰竭和中枢神经系统严重缺氧为主要特征。胎儿娩出后发病者以出血及血液凝固障碍为主要特征，很少有心肺功能障碍的表现。

三、实验室及其他检查

1.血液沉淀试验

在测定中心静脉压、插管后可抽近心脏的血液，放置后即沉淀为3层：底层为细胞，中层为棕黄色血块，上层为羊水碎屑。取上层物质作涂片、染色、镜检可见鳞状上皮细胞、胎毛、黏液等，诊断即可明确。

2.痰液涂片

可查到羊水内容物（用尼罗蓝硫酸盐染色）。

3.血凝障碍试验

（1）试管法凝血时间　取静脉血5mL置于15mL容量的试管内。在室温下，正常时则全血在6min内凝固，且稳定24h后又溶解。若在6min内仍不凝固、凝固后1h后即溶解或凝血块只占全血的1/2以下者，都属凝血功能异常。此法简单而迅速，所以凡属可疑有DIC者均在其他化验进行同时，先进行此项测定。

（2）凝血酶原时间　当凝血因子Ⅴ、Ⅶ、Ⅹ缺乏时或血浆纤维蛋白原少于1g/L时，凝血酶原时间延长。

（3）纤维蛋白原定量　孕产妇的纤维蛋白原比非孕期增长50%，故若病程缓慢，在发病初期并不明显低于正常值，但在弥散性血管内凝血进行到一定阶段时即明显降低，症状急骤者在早期即可下降至零。

（4）血小板减少或呈进行性减少　如血小板$<100\times10^9$/L，凝血酶原$>$15s，纤维蛋白原定量<200mg/L，则可诊断为DIC。如上述三项中有两项异常，则需一项纤溶试验异常者方可诊断。

（5）纤溶试验

① Fi试验：是一种免疫测定法，用FDP抗原制备抗体，附在一种合成乳胶颗粒表面，若患者血中有FDP存在，则乳胶颗粒凝聚。

② 凝血酶时间：用以测定血浆中有无FDP，亦可测定纤维蛋白原的浓度，FDP能抑制凝血酶对纤维蛋白的反应，若FDP显著增多时，凝血酶时间

明显延长。

③ 优球蛋白溶解时间：用以检查纤溶酶原的活性，正常情况下，用醋酸加入血浆后，优球蛋白即析出，其中含纤溶酶原。正常优球蛋白溶解时间为120min，若溶解时间缩短，则表示继发纤溶活性增强。

④ 鱼精蛋白副凝试验（plasma-protamine-paracoagulation test，3P）：用以检查血浆中有无纤维蛋白单体及FDP的增多，当血液内凝血活动强时，血液中的纤维蛋白单体即明显增多；并与较大的纤维蛋白降解物形成可溶性复合物。此复合体加入凝血酶后，并不发生凝固现象，但若加入硫酸鱼精蛋白时，复合体可再分离，纤维蛋白单体又可结合或纤维蛋白析出形成纤维蛋白束，在试管内呈凝丝状物即为阳性。这种不通过凝血酶的作用而形成的纤维蛋白称为副凝反应。但若纤溶活性处在非常活跃状况，FDP分裂过小，可不出现副凝反应，则3P试验呈阴性。故必须结合其他检查综合分析考虑其临床意义。

四、诊断和鉴别诊断

根据分娩及钳刮时出现的上述临床表现，可初步诊断，并立即进行抢救。在抢救同时应抽取下腔静脉血，镜检有无羊水成分。同时可做如下检查，以帮助诊断及观察病情的进展情况：①床边胸部X线平片见双肺有弥散性点片状浸润影，沿肺门周围分布，伴有右心扩大；②床边心电图提示右心房、右心室扩大；③与DIC有关的实验室检查。

本病需与子痫、血栓性肺栓塞、空气栓塞、脂肪栓塞、心脏合并心力衰竭等鉴别。

五、治疗

（一）西医治疗

羊水栓塞由于病情危重，需产科、内科、外科及麻醉科医师共同协作进行抢救。

1.正压供氧，迅速改善肺内氧的交换

发病后，因肺栓塞所致肺血管及支气管痉挛出现呼吸困难和发绀，应行气管内插管正压供氧。如插管困难，需气管切开给纯氧，可改善肺泡毛细血管缺氧及减少肺泡渗出液及肺水肿，从而改善肺呼吸功能，减轻心脏负担及

脑缺氧，有利于昏迷的复醒。正压供氧被认为是抢救羊水栓塞的一个重要措施。

2.解除肺血管及支气管痉挛

应用下述药物以解除肺高压。

（1）盐酸罂粟碱　可阻断迷走神经反射引起肺血管及支气管平滑肌痉挛，促进气体交换，解除迷走神经对心脏的抑制，对冠状动脉、肺、脑血管均有扩张作用。剂量为每次50～100mg稀释于高渗葡萄糖溶液中静脉慢注，可隔1～2h复用，每天总量为300mg，是解除肺高压的首选药物。

（2）氨茶碱　可解除肺血管痉挛，舒张支气管平滑肌，降低静脉压与右心负担，可兴奋心肌，增加心排血量，适用于急性肺水肿。剂量为每次250～500mg，稀释于高渗葡萄糖溶液中静脉注射。

（3）阿托品　可阻断迷走神经对心脏的抑制，使心率加快，改善微循环，增加回心血量，减轻肺血管及支气管痉挛，增加氧的交换。每次0.5～1mg，静脉注射。

此外，毛冬青、硝酸甘油酯亦可应用。

3.抗休克

尽快补充血容量，可输入新鲜血液、血浆，扩容液可用右旋糖酐40，也可用平衡液。监测中心静脉压指导补液量。在休克症状严重或血容量已补足但血压仍不稳定者，可用多巴胺20mg加入葡萄糖液中静脉滴入。

4.纠正酸中毒

首次可给5%碳酸氢钠200mL静脉滴注，2～4h后再酌情补充。应行血气分析和血清电解质检查。

5.抗过敏

在改善缺氧的同时，应迅速抗过敏。肾上腺皮质激素可改善、稳定溶酶体，保护细胞以对抗过敏反应。首选氢化可的松：剂量500～1000mg，先以200mg行静脉缓注，随后300～800mg加入5%葡萄糖液500mL静脉滴注。也可用地塞米松20mg加于25%葡萄糖液中静脉推注后，再将20mg加于5%～10%葡萄糖液中静脉滴注。

6.DIC的处理

采取适当措施，纠正凝血功能障碍、输新鲜血，早期可用肝素，酌情用抗纤溶药。

（1）肝素的临床使用　肝素有强大的抗凝作用，能阻断血小板和纤维蛋白原继续消耗，而羊水物质有高度的促凝活性，一旦进入血液循环，迅速触发外源性凝血系统，造成弥漫性血管内凝血，继发纤溶亢进。原则上，这是使用肝素的最强适应证，在肝素化的基础上补充凝血物质或使用抗纤溶药物，凝血功能很快得到改善。要用在DIC的高凝期及低凝期或有促凝物质继续进入母血时，症状发生1h内应用肝素效果最佳。试管法凝血时间测定常作为肝素用量的监测指标。按每千克体重1mg计算，首次剂量25～50mg置10%葡萄糖液100～250mL中，静脉滴注在30～60min内滴完，继以50mg溶于5%葡萄糖500mL中静脉滴注。用药量及滴注速度根据病情及化验结果而定。以控制试管法凝血时间在20～30min为宜。若肝素过量可予以和肝素等量的1%硫酸鱼精蛋白中和（即1mg鱼精蛋白可中和1mg肝素）。如临床情况好转，出血停止，血压稳定，发绀消失，即停用肝素。停用肝素后6～8h复查凝血时间，以后每日检查1次，连续3～5天。

（2）补充凝血因子　在应用肝素的同时，必须补充凝血因子。首先输入新鲜血或血浆，尔后按需输入纤维蛋白原（至少4～6g）、血小板、凝血酶原复合物（400～800U）。

（3）纤溶抑制剂的应用　妊娠晚期纤维蛋白原增多，血沉加快。DIC继发纤溶是机体的一种生理保护措施，目的是防止和去除微循环的纤维蛋白栓塞，改善微循环，保护脏器功能。但是纤溶亢进又是出血的重要原因。应在肝素化的基础上应用纤溶抑制剂。DIC高凝期禁忌抗纤溶治疗，当继发性纤溶亢进时可加用抗纤溶治疗。常用药物：氨基己酸（EACA）、抗血纤溶芳酸（PAMBA）、酚磺乙胺等。

（4）改善微循环障碍

① 右旋糖酐：右旋糖酐40可降低红细胞和血小板黏附性，降低血液黏稠性，疏通微循环，有利于受损血管内皮的修复，用量一般为500～1000mL/d。临床也可将肝素、双嘧达莫加入右旋糖酐40静脉滴注。

② 扩血管药物：促进毛细血管血流量，解除动脉痉挛，改善微循环，可用酚妥拉明20mg加葡萄糖液20mL静脉滴注。

7.防治肾衰竭

控制液体出入量，当出现肾功能衰竭时，在补充血容量之后，加用甘露醇，如仍尿少，可加用呋塞米20～60mg静脉注射。在抢救过程中注意尿量。

8.给予抗生素

以选用广谱抗生素大剂量为宜，因常有潜在感染，尤其是肺部和宫腔感

妇产科疾病中西医诊疗与处方

染。需重视的是应选择对肾功能影响最小的抗生素。

9.产科处理

① 产科处理原则上应在母体呼吸、循环功能得到明显改善并已纠正凝血功能障碍之后进行。若在第一产程发病，应行剖宫产术结束妊娠；若在第二产程发病，应尽快经阴道协助娩出胎儿。

② 除有产科指征或紧急终止妊娠外，经阴道分娩比剖宫产或子宫切除为好。

③ 子宫切除适用于无法控制的阴道流血者，即使处于休克状态也应切除子宫。手术应行子宫全切除术，术后放置引流管。

④ 产后尽早应用子宫收缩药以减少出血量。

（二）中医治疗

1.辨证论治

（1）血虚气脱 产时、产后阴道出血量多，突发晕仆，心悸烦闷，甚昏不知人；眼闭口开，冷汗淋漓，手撒肢冷；舌淡，脉微或浮大而虚。治宜补气固脱。方药：独参汤加减。

（2）血瘀气闭 产时、产后阴道出血量少，少腹阵痛拒按，气粗喘促，神昏口噤，不省人事；牙关紧闭，面色紫暗；唇舌紫暗，脉涩。治宜活血逐瘀。方药：夺命散加减，没药、血竭末、当归、川芎。

2.针灸治疗

（1）取穴 人中、内关、三阴交、中极。
（2）刺法 用较强刺激手法，留针5min。

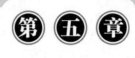

第五章

产 后 病

第一节 晚期产后出血

分娩24h后，在产褥期内发生的子宫大量出血，称晚期产后出血。以产后1～2周发病最常见。产妇多伴有寒战、低热，且常因失血过多导致严重贫血或失血性休克。此病属于中医"产后恶露不绝""产后血崩"范畴，为妇产科危重症。《三因极一病证方论》中陈无择评曰："血崩不是轻病，况产后有此，是谓重伤"。

一、病因和发病机制

中医学认为，本病的发生机制主要是冲任不固，气血运行失常。《妇人大全良方》谓："产卧伤耗经络，未得平复而劳役损动，致血暴崩，淋沥不止。"虚、热、瘀是本病基本的病理特征。

（1）气虚 素体虚弱，因产失血耗气，正气愈虚；或因产后操劳过早，损伤脾气，气虚冲任不固，血失统摄。

（2）血热 素体阴虚，复因分娩亡血伤津，阴液愈亏，虚热内生；或产后嗜食辛燥助阳之品；或情志不畅，肝郁化热；或感受热邪，热伏冲任，迫血下行。

（3）血瘀 产后胞脉空虚，若寒客胞宫，与血搏结，血为寒凝，冲任瘀阻；或因七情郁结，气滞血瘀；或因劳倦，气虚无力运血，败血滞留为瘀；或胞衣残留，阻滞冲任。以致瘀血内阻，新血不得归经。

西医学认为，晚期产后出血常见于以下几种因素。

（1）胎盘、胎膜残留　为引起晚期产后出血最常见的原因。由于胎盘或胎膜残留，影响子宫正常复旧，或由于残留的胎盘或胎膜组织在产后发生变性或机化，纤维蛋白析出沉着，形成胎盘息肉，在坏死脱落时暴露基底部血管而引起出血。

（2）胎盘附着面感染，复旧不全　胎盘附着面血管在分娩后血栓形成，一般于产后3周逐渐纤维化，管腔完全阻塞，但若胎盘附着面发生感染，则影响创面的修复和血栓纤维化，血栓脱落，血窦重新开放则发生出血。

（3）会阴切口缝合感染或愈合不良　可见于会阴切口缝合或会阴破裂缝合部位。因阴道壁伤口感染，局部坏死，肠线脱落后血管开放引起出血；也可因缝合时止血不严，基底部或切口顶端血管开放而引起出血，或先形成阴道血肿，然后血肿压力增高，通过缝合口出血。

（4）剖宫产术后子宫伤口裂开　多见于子宫下段剖宫产横切口两侧端。近年子宫下段横切口剖宫产广泛开展，有关横切口裂开引起大出血的报道屡见不鲜，应引起重视。引起切口愈合不良造成出血的原因主要有以下几个。

① 子宫下段横切口两端切断子宫动脉向下斜行分支，造成局部供血不足。术中止血不良，形成局部水肿。

② 横切口选择过低：宫颈侧以结缔组织为主，血供较差，组织愈合能力差，且靠近阴道，增加感染机会。

③ 缝合技术不当：组织对位不佳；手术操作粗暴；出血血管缝扎不紧；切口两侧角部未将回缩血管缝扎形成血肿；缝扎组织过多、过密，切口血液循环供应不良等，均影响切口愈合。

以上各种因素均可致肠线溶解脱落后，血窦重新开放。多发生在术后2～3周，出现大量阴道流血，甚至引起休克。

（5）其他　产后子宫滋养细胞肿瘤、子宫黏膜下肌瘤等均可引起晚期产后出血。

本病发病机制为分娩后，胎盘附着面缩小一半，导致开放的底蜕膜血管缩窄和血栓形成，流血因而减少。尔后创面表层坏死脱落，由其下方的基底内膜和周围的新生内膜缓慢修复。一般于3周后血栓逐渐纤维化而完全阻塞管腔，流血停止。如发生感染，局部不能如期复原，血栓脱落，血管重新开放，即发生大量出血。如有部分胎盘有胎膜残留在宫腔内，经一定时间发生坏死脱落，可使附着处的血管裸露而大出血。

二、临床表现

常有第三产程或产后2h内阴道流血量较多及胎盘残留病史。剖宫产术后产妇常有子宫切口缝扎异常情况，或有感染因素等。

1.症状

（1）阴道出血　反复发作，或阴道少量持续流血，亦可突然大量流血。胎盘组织残留引起的出血，多发生于产后10天左右，流血量常大，突然发生；子宫胎盘附着部位复旧不全者，多于产后2～3周突然出血，出血量一般较少；子宫切口裂开的阴道出血常发生于术后2～4周。

（2）发热及腹痛　反复出血并发感染者，可出现发热及下腹痛。

2.体征

出血多而急者，常可使患者呈贫血貌，血容量严重不足时可出现血压下降、冷汗淋漓、脉搏细弱不清甚至意识丧失等休克征；妇科检查见子宫口松弛，或夹有胎盘组织，双合诊时子宫大而软，可有触痛；剖宫产术后者，有时可触及子宫下段明显变软；滋养细胞肿瘤者有时可于产道内发现转移结节。

三、实验室及其他检查

（1）血常规检查　血红蛋白低于正常，继发感染时白细胞增多。

（2）血或尿HCG检查　可疑滋养细胞肿瘤时做此项检查，可协助诊断。

（3）肝、肾功能检查　有助于与肝、肾功能损伤引起的出血鉴别。

（4）诊断性刮宫　诊断性刮宫，为必须采取的辅助诊断措施，具有治疗作用。刮出物应全部送病理学检查。如剖宫产后子宫切口裂开，更需谨慎经宫颈进行探查，如触及裂口或取得肠线，可以确诊，否则应考虑剖腹探查以免贻误。

四、诊断

晚期产后出血诊断的关键是明确出血原因，以便及时正常处理。因此，应注意询问病史，了解出血时间、特征及出血量，结合必要的辅助检查以助诊断。

妇产科疾病中西医诊疗与处方

五、鉴别诊断

（1）绒毛膜癌　绒毛膜癌的患者除有阴道出血外，有时可出现转移症状，如咯血等。妇科检查时，子宫增大、柔软、形状多不规则，下腹两侧可扪及囊性肿块（黄素囊肿）。如有阴道转移，可见蓝紫色结节。HCG测定有助于鉴别。诊断性刮宫刮出物行病理学检查即可确诊。

（2）性交损伤　产后阴道黏膜菲薄，过早性交则易发生阴道裂伤引起出血。询问患者有性交史、妇科检查见阴道裂伤可诊断。

六、治疗

晚期产后出血属产科危重症，治疗应以急救为先，出血量多势急时，中医应以独参汤或参附汤益气固冲、回阳救逆，西医应立即使用宫缩药及抗生素，并积极纠正贫血，补充血容量，同时查明病因，短时间内控制出血。对于有胎物残留者，必要时行清宫术；子宫切口裂开者，当以手术抢救治疗。出血得到有效控制后，除继续促宫缩、抗感染、纠正贫血治疗外，也可通过中医辨证施治，以治其本，巩固疗效。

（一）西医治疗

（1）少量或中等量阴道出血　产后少量或中等量流血、持续不净者，经检查排除胎盘、胎膜残留或软产道损伤者，可用宫缩药治疗。缩宫素10～20U，每日3次肌内注射，或加入5%葡萄糖液中静脉滴注；麦角新碱0.2mg，每日1次肌内注射。同时加用抗生素抗感染。

（2）胎盘胎膜残留　一般应在抗生素控制感染后3～4天做清宫术。若有较大块的胎盘残留，可先用卵圆钳钳夹，再用大刮匙刮宫。但刮宫术中往往出血增多，术前应做好输血、输液准备，术中静脉滴注5%葡萄糖和缩宫素。术时应轻柔、慎重，以防止穿孔，刮出物送病理检查，以明确诊断。

（3）产道裂伤或血肿　对产道裂伤未缝合或缝合不佳者，应立即缝合止血。有阴道血肿时，应拆开缝线，清除血肿，最好能找到出血点，结扎止血后重新缝合。

（4）剖宫产术后切口感染愈合不良　对于出血量不多、一般状况尚好者，可嘱卧床休息，给予宫缩药、抗生素及止血药物。若切口裂开不大或非全层裂开，有可能通过保守治疗有效地控制感染，使切口重新愈合。在出血停止后一般应继续治疗观察4周。

第五章　产后病

对于出血量较多或已伴休克者，或在保守治疗过程中突然大出血者，应在积极抢救休克的同时立即剖腹探查，必要时切除子宫。切口宜在原切口下1.5～2.0cm处。手术后应加强抗感染。

（二）中医治疗

1.辨证论治

（1）气虚　产后血崩，色鲜红或淡红，头晕眼花，面色㿠白或虚浮，神疲乏力，心悸气短，时出冷汗，四肢不温。舌淡苔薄，脉细。治宜益气摄血。方药：固本止崩汤加减。熟地黄、白术、当归各12g，黄芪15g，黑姜6g，人参9g。血多减当归，加仙鹤草30g，炒山药、炒荆芥各12g，三七粉（吞服）2g；血崩致虚脱，急煎独参汤（高丽参或吉林参9g）；出现四肢厥逆、脉微欲绝者，先予参附汤（人参30g，炮附子15g）。

（2）血瘀　症见产后恶露淋漓，涩滞不爽，量时多时少，色紫暗，有块，小腹疼痛拒按。舌暗红或边尖有瘀点，脉沉涩或沉细数。治宜祛瘀止血。方药：加参生化汤加味。人参、川芎、炮姜各6g，当归、焦山楂炭、炒蒲黄（包）各12g，炙甘草3g，桃仁10粒，大枣5枚，三七末（吞）2g。

（3）血热　产后恶露过期不止，量较多，色红，质黏稠或有臭秽气，面色潮红，口燥咽干。舌红少苔，脉细数。治宜养阴清热，凉血止血。方药：两地汤合二至丸加减。生地黄15g，玄参、白芍、麦冬、地骨皮、女贞子、墨旱莲各12g，阿胶9g。出血多，加大小蓟、椿根皮各12g，仙鹤草30g；若感染，血色紫暗，臭秽，发热，下腹刺痛，减阿胶、麦冬，加银花藤、败酱草、蒲公英各15g，炒地榆12g。

2.中成药

① 益母草膏（冲剂）：用治妇女月经不调，经期腹痛，产后恶露不绝等病证。膏滋1次10g，每日2～3次，温开水送服；冲剂1次1袋，每日2次，温开水冲服。忌食生冷。

② 加味益母草膏：用治月经不调，产后瘀血腹痛或恶露不尽等病证。每次10～15g，每日2次。

③ 失笑散：用治血瘀内阻之月经不调，产后恶露不绝等病证。布包煎服，1次6～9g，每日1～2次，孕妇忌用，忌食生冷。

④ 生化汤丸：用治产后恶露不绝，少腹疼痛拒按等病证。1次1～2丸，每日2次，黄酒或温开水送服。血热而有瘀滞者不宜用，忌食生冷。

第二节 产褥感染

产褥感染是指分娩期及产褥期生殖道受病原体侵袭而引起的局部或全身的炎症变化。产褥病率是指分娩24h后的10日内，每日用口表测4次体温，每次间隔4h，有2次体温≥38℃。产褥病例多由产褥感染所引起，也可由泌尿系统、乳腺、呼吸系统等感染引起。产褥感染是常见的产褥期并发症，其发病率为6%左右。

一、病因和发病机制

中医学认为，"产后发热"为感染邪毒型发热。产褥期内，高热寒战或发热持续不退，并伴有其他症状者，称为"产后发热"。"产后发热"的记述最早见于《素问·通评虚实论》中"帝曰：乳子而病热，脉悬小者何如？岐伯曰：手足温则生，寒则死。"指出据脉象、手足寒温来判断产后发热的转归与预后。在《金匮要略·妇人产后病脉证并治》亦有"产后中风，发热，面正赤，喘而头痛，竹叶汤主之"的记载。

西医学认为下列情况将增加产褥感染的发生机会，多因素的存在更增加危险性。

1.自身感染

指感染来源于产妇身体内的病原菌。如平时存在于阴道或肠道内的细菌，亦可由生殖道的炎性病灶于产后扩散或其他部位感染灶经血行扩散至生殖道。

促成自体感染的因素有全身性及局部性两个方面。全身情况如产妇伴有贫血、营养不良或慢性消耗性疾病，产后出血或滞产等，身体虚弱，抵抗力减低易致感染。局部因素有胎膜早破、产程延长、反复内诊、产道损伤或血肿形成、胎盘滞留或胎盘胎膜残存、恶露引流不畅、子宫复旧不全等，均为细菌入侵和繁殖创造有利条件。

2.胎儿监护

近年来，子宫内胎儿监护装置的应用逐渐增加。通过宫颈置入胎儿监护装置，有可能使细菌进入宫内，造成产褥期子宫内膜炎的发生率上升。有报道，采用内监护技术超过8h，子宫内感染机会与时俱增，产褥感染率可达71%。

第五章 产后病

3.胎膜早破

胎膜可阻止细菌侵入。破膜后细菌可侵入羊膜腔导致感染。有人报道破膜12h以上在羊水内发现细菌污染。破膜后的多次肛查或阴道检查则增加感染机会，易发生子宫内膜炎或盆腔炎。

4.剖宫产

剖宫产产后感染率及其严重程度均较阴道分娩者高。剖宫产产后的子宫内膜炎发生率为38.5%，而阴道分娩仅为1.2%。菌血症的发生率前者为后者的10倍。说明剖宫产产后感染不仅发生率高，且感染严重。目前认为，临产后的剖宫产产后感染率较未临产者为高，胎膜早破或产程延长，更使剖宫产产后感染率显著上升。子宫上段剖宫产的产后感染较子宫下段剖宫产为高。

5.阴道手术

产钳等阴道助产手术使细菌侵入子宫的机会增多，产道损伤则为细菌开辟侵入机体的门户，感染坏死组织也有利于细菌滋长。

6.细菌种类

产褥感染多数为内源性细菌所致，且多为需氧菌和厌氧菌的混合感染。

（1）需氧菌

① 革兰氏阳性杆菌：以大肠埃希菌最多见，是产后感染的主要致病菌，产生内毒素，引起菌血症时易发生感染性休克。

② 革兰氏阳性菌：链球菌是常见的致病菌，包括A族、B族和D族链球菌，其中以β型溶血性链球菌的致病力最强，可产生多种外毒素和溶组织酶，使细菌侵袭力、致病力和毒力及播散能力增强，从而引起严重感染，需隔离治疗。近年来在我国，淋病双球菌感染也屡有发生。

（2）厌氧菌

① 厌氧性链球菌：是产褥感染常见的致病菌，这类细菌对青霉素、林可霉素、头孢菌素、氯霉素等多种抗生素均敏感。

② 类杆菌属：常与厌氧性链球菌、大肠埃希菌混合感染，是产褥感染的主要致病菌。当组织坏死缺氧时，细菌迅速繁殖并侵入周围组织导致感染，产生大量脓液，常形成局部脓肿。对青霉素、氯霉素、林可霉素、甲硝唑等敏感，但也容易产生耐药性。

在产后生殖道感染中，厌氧菌感染约占70%，需氧菌感染约占30%。

二、临床表现

诱因有产程过长、胎膜早破及手术等。感染症状一般在3～7天出现，栓塞性静脉炎症状则迟至1～2周出现。

（1）**急性外阴、阴道、宫颈炎**　分娩时会阴撕裂或会阴切开手术后受到感染，伤口局部红肿、发硬，拆线后伤口裂开，有稀稠不等的脓性液流出，若拆线不及时，可向深部蔓延。阴道感染表现为充血或溃疡。宫颈创伤感染除局部红肿、有脓性分泌物外，可扩散至宫旁组织，且合并子宫内膜感染。

（2）**急性子宫内膜炎、子宫肌炎**　细菌从胎盘剥脱处的创面入侵，延及蜕膜称子宫内膜炎，如感染深入肌层则形成子宫肌炎。有下腹痛和压痛。厌氧性链球菌和大肠埃希菌感染时，恶露恶臭。溶血性链球菌感染时恶露很少且不臭，但常快速经淋巴扩散。患者体温在38℃左右。

（3）**急性盆腔结缔组织炎**　多发生在子宫内膜炎之后，细菌经淋巴管向四周的疏松结缔组织扩散，也有的经严重宫颈裂伤或阴道穹隆裂伤感染所致，患者寒战，体温39℃左右，食欲缺乏，下腹痛，恶露有时多，子宫复旧不全，宫旁一侧或双侧有压痛，病变部位增厚或呈现包块，病灶化脓后包块变软，形成盆腔脓肿，如脓肿破入腹腔则引起弥漫性腹膜炎，脓肿也可向盆腔、直肠和后穹隆破溃。如治疗及时，炎症局限吸收；治疗不彻底则形成慢性病灶，以后反复发作。

（4）**腹膜炎**　感染可由宫腔和输卵管直接蔓延，多数经淋巴途径至盆腔腹膜，盆腔腹膜充血、肿胀，表面有炎性渗出液，大网膜、肠管与盆腔各脏器之间发生粘连，并形成局限性包块，渗出物积于子宫直肠窝形成盆腔脓肿，病情多较严重，表现寒战，高热，体温可达39～40℃，恶心，呕吐，下腹剧痛，腹部胀气，触诊有腹肌紧张、压痛及反跳痛等腹膜刺激症状。如不及时治疗，脓肿破入腹腔，成为弥漫性腹膜炎。

（5）**血栓性静脉炎**　常发生在产后1～2周，多见于子宫内膜炎之后；患者表现反复发热，体温波动在37.5～39℃之间，可有感染栓子转移，以肺部居多，如胸膜炎、肺炎、肺脓肿，个别病例有肺梗死。盆腔炎累及股静脉者，则患肢肿胀，皮肤发白，疼痛明显，称为"股白肿"，患侧皮温比健侧高。

（6）**败血症或脓毒血症**　炎症进一步扩散，细菌或毒素进入血液循环，病情更加严重。患者出现寒战，呈持续性高热，体温在40℃左右，重者昏迷，谵语，以全身中毒症状为主，如未及时治疗，可出现中毒性休克，危及生命。

三、实验室及其他检查

（1）血象　白细胞升高及核左移。

（2）细菌培养与药物敏感试验　抽取动脉血、子宫腔棉拭子标本及导尿进行细菌培养，准确性比较高，根据细菌种类及药敏试验结果选择抗生素治疗。

（3）其他　B型超声、彩色超声多普勒、CT、磁共振等检测手段对产褥感染形成的炎性包块、脓肿以及静脉血栓作出定位及定性诊断。

四、诊断和鉴别诊断

产褥感染最常见和最重要的临床表现是发热，但是引起产后发热的原因除产褥感染外，尚有泌尿道感染、呼吸道感染、乳腺炎、剖宫产腹部切口感染及其他一些非感染性疾病。因此，对于产后发热，应仔细询问病史和体格检查，根据临床表现和辅助检查结果，首先搞清楚是否感染，其次明确感染的部位和性质，最后确定病原体种类。

五、治疗

（一）西医治疗

（1）一般治疗　半卧位以利脓液流入陶氏腔，使脓局限化。进食高蛋白、易消化的食物，多饮水，补充维生素，纠正贫血、水电解质紊乱。

（2）抗生素的应用　首选广谱高效抗生素，如青霉素、氨苄西林、头孢菌素类或喹诺酮类抗生素等。必要时进行细菌培养及药物敏感试验，根据结果选择相应的有效抗生素。

（3）肝素　对于血栓性静脉炎，经大量抗生素治疗体温持续不降者，可加用肝素治疗。每6h静脉滴注肝素50mg（稀释于5%葡萄糖溶液中），24～48h后体温即可下降，肝素需继续应用10日。如肝素治疗无效，则需进一步检查有无脓肿存在。如不断有化脓性血栓播放，则可考虑结扎卵巢静脉或下腔静脉。

（4）严重病例可引起中毒性休克、肾衰竭，应积极抢救，治疗应分秒必争，否则可致死亡。

（5）局部病灶的处理　会阴、阴道伤口感染时，可局部理疗。如有化脓，应及早拆线，换药引流，产后12～14日，若无明显全身症状及体征且子宫缩复良好者，可用1：5000高锰酸钾坐浴，每日2次。有盆腔脓肿形成者，可根据脓肿部位选择经腹或经阴道后穹隆切开引流。

（二）中医治疗

1.辨证论治

（1）热毒壅盛　产后恶露量多，色紫暗，混浊如败酱，臭秽难闻，发热，下腹疼痛，拒按。舌红绛，苔光或苔黄焦黑而干，脉洪大而数。治宜清热解毒，凉血止血。方药：五味消毒饮加味。蒲公英、紫花地丁、败酱草、大血藤各30g，金银花、野菊花、紫背天葵子、侧柏叶各15g，连翘、地榆、失笑散（包）各12g。苔光少津、舌暗红，属阴亏液乏者，加玄参、生地黄、麦冬各12g；气喘、虚汗淋漓者，加太子参15g；高热、神昏、谵语者，加紫雪丹或至宝丹、安宫牛黄丸。

（2）湿热瘀结　产后恶露量多或淋漓不爽，夹有瘀块，色紫暗，味秽，小腹疼痛，拒按。舌红，苔黄厚腻，脉滑弦数。治宜清热利湿，化瘀止血。方药：银翘红藤解毒汤。金银花、大血藤、败酱草各15g，连翘、薏苡仁、牡丹皮、赤芍、延胡索、川楝子各12g，栀子、桃仁各9g，乳香、没药各3g。胞宫瘀滞，淋漓不净，加熟军炭、炮姜炭各6g；小便黄赤、尿道灼热者，加金钱草、海金沙各15g，木通9g。

2.中成药

① 益母草膏：10 ～ 15g，每日2 ～ 3次。

② 崩漏丸：每次6g，每日2次。

③ 四红丸：每次1丸，每日2次。

④ 荷叶丸：每次1丸，每日2次。

⑤ 清开灵注射液：用治感受邪毒之产褥感染。每日2 ～ 4mL，肌内注射；或稀释后静脉滴注，每日20 ～ 40mL。

⑥ 妇科千金片：由党参、当归、千金拔、金樱子根、鸡血藤、穿心莲、两面针、十大功劳组成。具有益气养血、清热解毒之功效。用治湿毒热盛之产褥感染。每次4片，每日2次。

⑦ 金鸡冲剂：由金樱子根、十大功劳、鸡血藤、两面针、千斤拔、穿心莲组成。用治感受邪毒型之产褥感染。每次口服6g，每日2次。

3.单方验方

① 党参30g，生石膏（先煎）25g，知母、连翘各10g，生甘草6g，败酱草15g，陈皮5g。用于产后发热。

② 金银花、蒲公英、野菊花、紫花地丁各30g，紫背天葵15g，熟地黄、当归、白芍各10g，川芎6g。气虚加黄芪、党参；热甚加黄芩、黄连、黄柏；血瘀加赤芍、桃仁、红花、丹参；阴虚加生地黄、麦冬。

③ 生石膏15g，苍术、连翘、当归各10g，薏苡仁、山楂各12g，知母、淡竹叶、川芎、桃仁、甘草各6g。

4. 食疗验方

① 金银花30g，薄荷10g，鲜芦根60g，白糖适量。先煎金银花、芦根15min，再加入薄荷煮5min，去渣取汁，加入白糖温服。每日3～4次。用治产后感染发热。

② 桃仁10g，大米50g，红糖适量。桃仁去皮尖，打碎，与大米放煲内加水适量，煮稀粥，加红糖适量食用，每日1次。用治产后血瘀发热。

③ 何首乌60g，大米100g，大枣3枚，冰糖适量。先将何首乌煎浓汁后去渣取汁，加入大米、大枣煮粥，待粥将成加入冰糖再煮至冰糖溶化后，分次食用。用治产后血虚发热。

④ 桃仁10g，白莲藕250g，红糖适量。先将桃仁去皮尖，莲藕洗净切片，放煲内加水500mL煮汤，加糖调味，食藕饮汤。每日1次。用治产后血瘀发热。

5. 针灸治疗

刺曲池、合谷、阳陵泉、腰骶部压痛点，起到止痛消炎作用。

第三节　产后缺乳

分娩后乳腺泌乳量少，不能满足新生儿需要，或无乳汁分泌称为产后缺乳。人乳是新生儿理想的食物，内含多种物质及抗体，对新生儿生长发育的作用是任何食物不能完全替代的，故应提倡母乳喂养，积极防治本病的发生。

产后缺乳中医称为"产后乳汁不行""无乳""乳难"等。

一、病因和发病机制

产后缺乳的病因及发病机制较为复杂。总的来说，其主要原因是乳汁化源不足和乳汁运行不畅两方面。中医学认为产后失血，或素体脾虚，脾失健运，或先天禀赋不足等，均可致乳汁生化乏源，无乳可下；或产后忧思过度，

妇产科疾病中西医诊疗与处方

肝失条达，或产后恣食膏粱厚味、辛辣刺激，损伤脾胃，痰湿内阻，或产后瘀血阻滞，或产后外邪侵袭留滞等，均可致乳络停滞不通，则乳不得下。

西医学认为正常情况下，乳腺自青春期开始加快发育，妊娠以后受多种激素的调节而高度发育，一般于分娩后2～3日乳腺开始泌乳。决定泌乳的因素主要有3个。

① 胎盘娩出后致使血中雌激素及孕激素水平下降，解除了对泌乳素（PRL）的抑制，使PRL与肾上腺皮质激素共同发生作用，促使乳腺泌乳。

② 吸吮及哭声的刺激通过神经-体液-内分泌系统，使垂体后叶释放PRL，直接作用于腺上皮，增加了乳腺管的内压，促使乳汁排出。

③ 腺管排空，可以作为一种刺激，通过下丘脑-垂体促使PRL分泌。

以上诸因素出现异常，皆可能使乳汁分泌过少或不泌乳。

此外乳汁开始分泌后，若发生营养不良、精神恐惧或抑郁、焦虑等，可直接影响丘脑下部，使垂体前叶PRL分泌减少，因而缺乳或乳汁过少。

二、诊断

高龄初产妇；产后精神紧张、焦虑、愤怒等心理因素；患有贫血等慢性疾病；营养不良；产程不顺利，某些难产手术等，使新生儿没能及时得到哺乳。

产后3～4日乳腺仍不充胀，无乳汁排出，或排出乳汁甚少，不能满足婴儿需要，无恶寒、发热等症状。

乳房柔软不充盈，加压后乳房排出乳汁很少或无，乳汁多清稀。

三、鉴别诊断

应与产后乳腺炎鉴别。产后乳腺炎多因乳汁淤积、细菌入侵所致。虽表现为乳汁量少或缺乳，但有恶寒发热、乳房局部红肿热痛，继而化脓溃破成痈等症状。缺乳则无局部皮肤改变。

四、治疗

（一）西医治疗

西医对本病无针对性治疗，疗效不理想。治疗主要有服用大量B族维生素，超声波、红外线乳房照射等。

（二）中医治疗

中医治疗产后缺乳主要以调治气血、通络下乳为治疗原则，并注意药物治疗与食疗、精神调护相结合，另外配合针灸、按摩等亦有明显疗效。

1.辨证论治

（1）气血虚弱型　症见身体虚弱，产后乳汁量少、清稀甚至全无，乳房柔软，无胀感，头晕眼花，面色无华，气短乏力，精神萎靡，纳呆便溏。舌质淡，少苔，脉虚弱。治宜补益气血，佐以通乳。方药：当归、党参、路路通各18g，川芎、王不留行各15g，黄芪、大枣各30g。水煎，黄酒1杯冲服，每日1剂。四肢不温、口淡泛涎者，加熟附子9g，干姜6g；手足麻痹、心悸头晕、失眠惊惕者，加熟地黄30g，龙眼肉12g。

（2）肝郁气滞型　症见产生乳汁量少，甚或全无，胸胁满闷，乳房胀痛，情绪抑郁不乐，夜寐不安，发热。舌质正常，脉弦细。治宜疏肝解郁，通络下乳。方药：香附、郁金、王不留行、白芍各15g，益母草30g，当归、木通各12g。水煎服，每日1剂。乳房焮热肿痛、伴发热者，宜去当归，加蒲公英30g，野菊花15g，瓜蒌仁18g；脘腹胀满、食欲缺乏、大便溏泄者，加白术18g，法半夏12g。

2.中成药

① 催乳丸：具有补气活血、通经下乳之功效。用治气血亏损、经络不通所致的缺乳症。口服，每次1丸，每日2次。

② 涌泉散：具有活血通经下乳之功效，用治产后气血壅滞型乳汁不行。每次6g，每日2次。

③ 生乳糖浆：具有通经活络下乳之功效。用治乳络不通、气血不调所致的缺乳症。每次40mL，每日3次。

④ 七厘散：文献报道医治产后乳汁不下，用豆油煎鸡蛋，使鸡蛋稍凝固即将成人一次量（1g）撒在蛋黄上，待药变色后起锅，连鸡蛋一起服下，每日1次，连服3～7天，可收到良好的通乳效果。

⑤ 通乳冲剂：具有补气养血、通络行乳之功效。用治产后气血亏损、气机不畅型缺乳症。每次1袋，每日3次。

3.验方

① 全当归、制香附、佛手片、王不留行各15g，梗通草10g，生黄芪18g。气虚较甚者加潞党参、小红参；肝气郁结较甚者加春柴胡、广郁金、青皮；

肝郁火旺者加牡丹皮、焦栀子；乳房灼热者加蒲公英、瓜蒌仁皮、夏枯草、赤芍；血虚甚者加熟地黄、杭白芍。

②潞党参、炒白术、当归身、炮穿山甲、王不留行各10g，炙黄芪12g，通草、陈皮、川芎各6g。肝郁气滞者加柴胡6g，青皮4.5g。水煎服，每日1剂，早晚分服。一般服用4～6剂，乳汁即可通畅。

③三棱30g。煎汁洗乳房，以乳汁出为度。

④王不留行18g。水煎服，每日1次。

⑤黄芪30g，白术24g，升麻、柴胡各9g。水煎分2次服，每日1剂。

⑥黑芝麻60g。炒焦研末，每次20g，如用猪蹄汤冲服更好。

⑦黑芝麻25g，粳米适量。将黑芝麻捣碎，粳米淘净，加水适量煮成粥，经常食用。

⑧猪蹄1只，通草10g。加水适量共炖，熟后食用，每日1剂。

⑨猪蹄2只，黄豆、花生米各60g。加水清炖，炖熟后食用，每日1剂。

⑩赤小豆、小米各30g。淘洗干净后加水适量煮粥食用，每日2次。

⑪鲫鱼1条。杀后去鳞及内脏并洗净，与绿豆芽250g共炖，每日食用1次。

⑫将芝麻250g炒熟研末备用。每次取芝麻5g，红糖25g，绿茶1g，以沸水冲泡片刻，搅匀后分3次温服。

⑬丹参10g，水煎，去渣取汁，打入鸡蛋2只，蛋熟后食用，1次吃下，每日1剂。

⑭猪肝100g，洗净切成小块，放入锅内，与洗净的粳米150g拌匀，加水1000mL，用文火熬粥，每日1剂，分次食用。吃时加细盐少许调味，7天为一疗程。

⑮生大麦芽60～120g。加水适量煎汤饮用，每日1剂。

⑯鸡血藤15g，红枣7枚，桑寄生24g。煎水代茶。

⑰当归30g，王不留行12g。水煎服，每日3次。

⑱赤小豆25g。加水煎煮成浓汤，去豆饮汤，每日1次，连用3～5天。

⑲白鳝鱼1条（500g左右），去内脏，切段，放油锅内炸香，取出，加水1500mL煎取500mL，加盐少许调味吃。每日1剂，连服2～3天。

⑳王不留行10g，通草5g，猪蹄1只。猪蹄砍成块，与药加水2000mL，煎取1000mL，加盐少许调味，饮汤食用。每日1剂，连服2～3天（哺乳期间忌食消食药物如麦芽、阳桃等）。

㉑取蜂窝1个（约10g，以枣树上的为佳），洗净后，加入豆腐250g，丝瓜络10g，兑水适量煎煮，煮后食豆腐喝汤，每日2次，3天为一疗程。

㉒ 红薯250g，新鲜狗脊髓骨500g（狗自死者切不可用），以黄狗为宜。使用时先将地瓜用清水洗，勿破皮，与鲜狗骨同煮至烂熟，盛盆内任意服饮。一般1料乳水即下。

㉓ 炒王不留行50g，与豆腐500g共煮，喝汤吃豆腐，1～2天用完。也可配合运用捏、摩、摇、揉等不同按摩手法，对双乳进行全面按摩。每日按摩4～5次，每次10min左右。有较好疗效。

㉔ 猪蹄2只，花生仁50g。炖煨，分2次服。

㉕ 生南瓜子18g。去壳捣泥，温开水冲服，每日2次。

㉖ 活虾60g。微炒，用黄酒适量煮熟食之，每日1次，连服3天。

㉗ 活鲫鱼150g，猪蹄1只。炖煨，分2次服。

㉘ 猪肝250g，黄花菜、花生仁各50g。炖煨食之，每日1次。

㉙ 豆腐120g，红糖30g。一并煮熟后加黄酒30mL，食之，每日3次。

㉚ 蒲公英、夏枯草各15g，白酒10mL。前两味共捣烂，用酒炒热，敷于乳房上，用纱布固定，每日1换。

4. 针灸治疗

① 针刺膻中、外关、少泽穴，用强刺激手法。②针刺涌泉穴效果更佳。方法：取卧位，针双侧涌泉穴，进针要迅速，得气后强刺激（鸡啄法）3min，留针10min，乳汁不通者，针刺后立即用双手挤乳乳汁即可涌出，并让婴儿吸吮，乳房红肿硬结可明显消退，一般2天内恢复正常。伴发热者可给予中药配合治疗。泌乳不足者，绝大部分在针刺得气后有针感，由股内侧直到胞宫，同时有子宫收缩感，半小时后乳房发胀，乳汁滴出，一般针1～3次显效。

第六章

外阴上皮内非瘤样病变

第一节 外阴鳞状上皮增生

鳞状上皮增生是以外阴瘙痒为主要症状但病因不明的外阴疾病，以往称为增生性营养不良。中医学根据其症状及体征归属于"阴痒""阴疮""阴痛"等范畴。

一、病因和发病机制

中医学认为本病的发生与肝、脾、肾三脏有关。因肝经绕阴器，肝为风木之脏，主藏血及疏泄；脾化生气血，主肌肉；肾藏精，开窍于二阴。若肝、脾、肾三脏功能紊乱，则生化乏源，精血不充，气血失和，外阴失于濡养，血虚生风，是以外阴瘙痒、干燥、灼热、疼痛，为病之本。一旦正虚邪侵，或湿毒内袭，或肝经郁热，湿热下注而外阴破溃，为病之标。不注意卫生、劳累过度、房事不节、外阴局部过度刺激等常为本病发生的诱因。

西医学认为，本病的确切病因尚不清楚，一般认为与下列因素有关。

① 外阴局部神经、血管功能失调，导致外阴局部组织生长和代谢功能障碍。

② 表皮局部代谢刺激物——抑素的平衡遭到破坏，表皮组织的自稳调节失去平衡，抑素分泌过多，表皮分化与生长受到抑制，引起表皮萎缩，而抑

素下降又可使表皮增厚。

③ 局部刺激如外阴分泌物多，衣着或经垫的刺激，在局部神经末梢变性的基础上，使毛细血管扩张，组织水肿，局部供血不足，表皮生长发生障碍。

④ 卵巢功能低下或消失，雌激素缺乏也是本病发生的原因之一。

二、临床表现

多见于50岁以前的中年妇女，也可见于绝经后老年妇女。主要症状为外阴瘙痒，其瘙痒程度远较硬化性苔藓严重，患者多难耐受而搔抓，搔抓又可加重皮损使瘙痒加剧，结果愈抓愈痒，愈痒愈抓，形成恶性循环。病损主要累及大阴唇、阴唇间沟、阴蒂包皮及阴唇后联合等处。

三、诊断和鉴别诊断

除临床症状及体征外，本病主要依靠病理检查方能确诊。特别是确定有无不典型增生和癌变，病理检查更是唯一的确诊手段。如出现溃疡长期不愈，特别是有结节隆起时，应警惕局部癌变的可能，应尽早活检确诊。

四、治疗

（一）西医治疗

治疗原则是控制瘙痒，恢复病变皮肤的正常形态。目前多主张非手术治疗，但治疗后仍应继续随访，对增生型营养不良而有溃破、硬结者应提高警惕，以防发生癌变。

1. 一般治疗

减少和治疗诱发因素，如阴道炎、过敏、维生素缺乏、糖尿病、慢性皮肤念珠菌感染等。褥裤以宽松的棉制品为好。保持外阴清洁，忌用肥皂或刺激性药物擦洗外阴，避免用手搔抓。

2. 药物治疗

（1）内服药物　主要调整机体功能，治疗有关疾病。如维生素B_1 10mg，每日3次；维生素A每日2.5万～20万U；维生素E每次100mg，每日3次。如精神紧张、瘙痒症状严重而影响睡眠者，给予镇静药和抗组胺药，如地西泮每次5～10mg，氯苯那敏每次4mg或异丙嗪每次25mg。

（2）外用药物　局部应用皮质激素控制瘙痒。可选用0.025%氟轻松软膏、1%氢化可的松软膏、1%达克罗宁软膏、5%苯唑卡因软膏或0.1%醋酸去炎松加10%尿素软膏，每日涂擦外阴2～3次。

3.激光治疗

CO_2激光或氦氖激光治疗可以收到止痒的效果，但仍有复发可能。

4.手术治疗

对病变明显、有恶变可能、药物治疗无效、局部反复出现溃疡或结节样增厚病灶者，可考虑手术治疗，做单纯外阴切除术，切除标本送病理，术后注意定期随访。

（二）中医治疗

1.辨证论治

根据肾藏精，开窍于二阴，用滋肾阴助肾阳药物往往能得到一定效果。方药：熟地黄10g，山药15g，牡丹皮15g，山茱萸9g，茯苓9g，菟丝子15g，淫羊藿9g，肉桂3g，仙茅9g，桑寄生15g，川续断9g。水煎服，每日1剂。

2.单方验方

① 生地黄10g，白芍10g，川芎3g，桑白皮10g，地骨皮10g，防风10g，浮萍10g，磁石30g，钩藤10g，牛膝5g。水煎服，每日1剂。

② 蛇床子15g，百部15g，川椒10g，明矾5g，苦参15g，黄柏15g，五倍子15g，白鲜皮15g。煎水熏洗，每日1～2次。

③ 蛇床子15g，紫石英9g，苍术12g，炒黄柏9g，白鲜皮9g，萆薢15g，蒲公英15g，吴茱萸9g，赤芍9g，地肤子9g，灶心土6g，肉桂1.5g，荆芥3g，茜草9g。水煎服，第一剂内服，第二剂熏洗。

④ 白斑软膏Ⅰ号：适用于白斑无燥裂者。冰片6g，儿茶6g，蟾酥0.3g，轻粉3g，硫黄3g，硼砂6g，乳香6g，血竭6g，枯矾3g。共研细末，用鸡蛋清或凡士林调匀，局部涂擦，每日2次。

⑤ 白斑软膏Ⅱ号：适用于有痒痛者。血竭15g，炉甘石15g，冰片3g，蟾酥1.5g，黄柏15g，硼砂30g，乳香15g，补骨脂15g。共研细末，用凡士林调匀，局部涂擦。每日2次。

⑥ 白斑软膏Ⅲ号：适用于燥裂而痒甚者。淫羊藿研细末，用鱼肝油调匀，局部涂搽，每日2次。

⑦ 枯矾30g，槟榔30g，雄黄9g，硼砂0.3g，冰片0.6g。共研细末，用香油调匀，局部涂搽，每日2次，适用于增生、过度角化的治疗。

第二节　外阴硬化性苔藓

外阴硬化性苔藓是一种外阴皮肤病，主要以外阴及肛周皮肤萎缩变薄为特征。该病好发于成年女性，患者血中二氢睾酮水平明显低于正常妇女，临床证实，患处局部进行睾酮治疗效果良好，因而提示患者血中睾酮水平低下可能为发病因素之一。

一、病因和发病机制

中医学认为本病的发生与肝、脾、肾有关。因肝经绕阴器，肝为风木之脏，主藏血及疏泄；脾生化气血，主肌肉；肾藏精，开窍于二阴。若肝、脾、肾三脏功能紊乱，则生化乏源，精血不充，气血失和，外阴失于濡养，血虚生风，是以外阴瘙痒、干燥。不注意卫生、劳累过度、房事不节、外阴局部过度刺激等常为本病发生的诱因。

西医学认为本病的确切病因尚不清楚，一般认为与下列因素有关。

① 本病有一定的家族史，现在研究发现与HLA-B$_{40}$抗原阳性有一定的关系。

② 与自身免疫有关，可合并斑秃、白癜风、甲状腺功能亢进或减退等自身免疫性疾病。

③ 与患者血液中二氢睾酮水平低下有关。

二、临床表现

可发生在任何年龄妇女甚至包括幼女，但以40岁左右患病率最高。主要症状是轻度皮肤痒感，病变常发生在大小阴唇、阴蒂、阴唇后联合及肛周，多呈对称性。早期皮肤红、肿、胀，出现白色、粉红色小丘疹，进一步发展为皮肤变白变薄、干裂、粘连，晚期皮肤菲薄皱缩、阴道狭窄，影响性生活。

三、诊断及鉴别诊断

根据临床表现作出初步诊断，活组织检查确诊。硬化性苔藓应与白癜风及白化病鉴别。白癜风是黑素细胞被破坏所引起的疾病，无自觉症状，局部皮肤白色区域与周围组织界限清楚，表面光滑润泽，弹性正常，身体其他部

妇产科疾病中西医诊疗与处方

位可伴发白癜风。白化病为全身性遗传性疾病，无自觉症状，身体其他部位也可发现相同病变。

四、治疗

（一）西医治疗

1.一般治疗

保持外阴清洁干燥，禁用刺激性大的药物或肥皂清洗外阴，忌穿不透气的化纤内裤，不食辛辣和过敏食物。对瘙痒症状明显以致失眠者，可加用镇静、安眠和抗过敏药物。

2.药物治疗

（1）内服药物　同外阴鳞状上皮细胞增生。

（2）外用药物　用1%～2%丙酸睾酮油膏（以丙酸睾酮100mg加20%鱼肝油软膏10g混匀），每日涂擦皮肤3～4次，直到硬化组织变软、粘连松解、痒消为止。

近年有人采用0.05%氯倍他索软膏局部治疗取得良好效果。其用法为最初1个月每日2次，继而每日1次，共用2个月，最后每周2次，共用3个月，总计治疗时间为半年。凡瘙痒顽固、表面用药无效者可用曲安奈德混悬液皮下注射。将5mg曲安奈德混悬液用2mL生理盐水稀释后，取脊髓麻醉穿刺针在耻骨联合下方注入皮下，经过大阴唇皮下直至会阴，然后在缓慢回抽针头时，将混悬液注入皮下组织。对侧同法治疗。注射后轻轻按摩以使混悬液弥散。

（二）中医治疗

本病治疗要根据辨病辨证相结合的原则，内服、外治并举，治法以益养肝肾、活血祛瘀、祛风止痒为主。

1.辨证论治

（1）血虚化燥　外阴干燥瘙痒、变薄、变白、脱屑、皲裂，头晕眼花、心悸怔忡，气短乏力，面色萎黄；舌淡，苔薄，脉细。治宜益气养血，润燥止痒。方药：人参养荣汤加减，人参、黄芪、煨白术、茯苓、远志、陈皮、五味子、当归、白芍、熟地黄、桂心、炙甘草。若外阴皮肤脱屑、皲裂者，加桃仁、红花、鳖甲以活血；如阴蒂、阴唇萎缩者，加仙茅、淫羊藿、菟丝子、肉苁蓉以温补肾阳。

（2）肝肾阴虚　外阴干燥瘙痒，夜间尤甚，外阴萎缩平坦、变白或粉红，病损处干燥、薄脆，阴道口缩小，伴头昏目眩，双目干涩，腰膝酸楚，耳鸣乏力；舌红，苔黄，脉细或出细数。治宜补益肝肾，养荣润燥。方药：归肾丸加减，熟地黄、山药、山茱萸、茯苓、当归、枸杞子、菟丝子、杜仲。若头昏目眩者，加当归、白芍、川芎、钩藤以养血平肝；如外阴皮肤黏膜弹性减退、性交困难者，加淫羊藿、仙茅、肉苁蓉以温补肾阳；如大便干结者，加玄参、麦冬、何首乌以滋阴养血润肠；如阴户烧灼疼痛者，加黄柏、知母以滋阴降火。

（3）脾肾阳虚　外阴瘙痒，皮肤、黏膜薄脆、变白、弹性减弱，腰背酸楚，尿频尿多，四肢欠温，形寒畏冷，面浮肢肿，纳差便溏；舌淡胖，苔薄白或薄润，脉沉细无力。治宜温补脾肾，祛风止痒。方药：右归丸加减，熟地黄、山药、山茱萸、枸杞子、鹿角胶、菟丝子、杜仲、当归、肉桂、制附子。若外阴瘙痒者，加荆芥、防风、地肤子祛风止痒；局部萎缩显著者，加炙黄芪、陈皮、补骨脂；局部增厚粗糙者，加三棱、莪术。

2. 外治

（1）外洗方　可用淫羊藿、蛇床子、苦参、野菊花、川椒、白芷、补骨脂等，水煎熏洗坐浴。

（2）外涂药　可用生马钱子60g，紫草、白芷、当归各10g，蜈蚣10条共研末，用麻油和凡士林制成膏，再加入研细的雄黄6g、麝香1.5g、冰片3g，拌匀即可。

3. 针灸治疗

（1）体针　主穴曲骨、横骨、阴阜、阿是穴，配穴三阴交、阴廉、五里，直刺，留针20～30min。

（2）耳针　主穴神门、外生殖器、肺，配穴肾、内分泌、皮质下、肝等，留针10～30min。

第三节　外阴瘙痒

外阴瘙痒是妇科患者常见的症状，多由外阴各种不同病变所引起，但也可发生于外阴完全正常者。当瘙痒严重时，患者多坐卧不安，以致影响生活和工作。

中医称"阴痒"，早在《肘后备急方》就有所记载。

一、病因和发病机制

中医学认为本病发生的病因病机主要是肝、肾、脾功能失常。肝脉绕阴器，肝主藏血，为风木之脏；肾藏精，主生殖，开窍于二阴；脾主运化水湿。若肝经郁热，脾虚生湿，湿热蕴郁外阴，或肝肾不足，血虚生风，阴部失于濡养，而致阴痒，前者为实证，后者为虚证。如感染湿毒之邪、虫蚀于阴部所致阴痒，为发病的外因，多为实证。临床上常见的有肝经湿热、肝肾阴虚和血虚生风。

西医学认为发病因素有以下几点。

（1）阴道分泌物刺激　念珠菌阴道炎和滴虫阴道炎的分泌物刺激是引起外阴瘙痒的最常见原因。

（2）不良卫生习惯　不注意外阴部清洁，汗液、经血、阴道分泌物甚至大小便浸渍的长期刺激可引起外阴瘙痒。

（3）原发于外阴的疾病　外阴营养不良、湿疹均可引起瘙痒。

（4）药物过敏或化学物品刺激　肥皂、避孕套、红汞、苯扎溴铵、不透气的化纤内裤等直接刺激或过敏而引起接触性或过敏性皮炎，出现瘙痒症状。

（5）精神因素　无明显病因，可能与精神或心理因素有关。

（6）全身性疾病的局部表现　糖尿病时尿糖的刺激，黄疸，维生素A、B族维生素缺乏，贫血、白血病等慢性病患者出现外阴瘙痒时，常为全身瘙痒的一部分。

二、临床表现

常有虫菌感染或局部药物过敏史；或原发外阴皮肤病如外阴营养不良、湿疹等；或存在糖尿病、黄疸、维生素A及B族维生素缺乏、贫血、白血病及妊娠期、围绝经期的内分泌改变等。

外阴瘙痒多发生于阴蒂、小阴唇，也可波及大阴唇、会阴甚至肛门周围。常系阵发性发作，也可为持续性。可因夜间床褥过暖或精神紧张、劳累或食用刺激性食品而加重。

如因白带浸渍而可见局部潮湿发红；若因长期搔抓或反复刺激，可使皮肤出现抓痕、增厚、粗糙或色素减退。

三、诊断

诊断时应详细询问发病经过，仔细进行局部和全身检查及必要的实验室检查，尽可能找出病因。

四、治疗

（一）西医治疗

1.一般治疗

注意经期卫生，保持外阴清洁、干燥，不要用肥皂和热水洗烫，有感染者可用1：5000高锰酸钾液坐浴。内裤要透气、宽松。忌食辛辣、过敏食物，忌酒。

2.病因治疗

积极治疗滴虫、念珠菌感染及糖尿病等。若找到阴虱，则应剃光阴毛，内裤和被褥均应煮、洗、晒，局部可涂擦5%氯化氨基汞软膏，配偶也应同时治疗。

3.对症治疗

（1）外用药物

① 锡类散：先用0.1%苯扎溴铵溶液擦洗外阴及阴道或用2%硼酸加适量温水坐浴，然后用锡类散1支（0.3g）涂外阴及阴道，每日2次，效佳。

② 洁尔阴：由蛇床子、黄柏、苦参、苍术等组成，使用时先将皮肤湿润，直接涂擦在皮肤上揉搓5min以上，洗净即可。每日2次，2周为一疗程，疗效满意。

③ 其他：急性炎症时，局部也可用1%间苯二酚加0.1%依沙吖啶溶液，或3%硼酸液湿敷，洗后局部涂擦40%氧化锌油膏；慢性瘙痒也可用皮质激素软膏或2%苯海拉明软膏涂擦。对滴虫、霉菌感染或其他原因引起的应进行病因治疗。

（2）内用药物　如氯苯那敏4mg，每日3次；苯海拉明50mg，每日3次；异丙嗪25mg，每日3次；或氯苯丁醇25mg，每日2次；或氯雷他定10mg，每日1次。老年患者可加用维生素A 5万U，每日1次；维生素E 50mg，每日2次。

4.注射疗法

（1）纯乙醇　对外阴皮肤完全正常，但瘙痒严重，其他治疗无效的患者亦可采用皮下注射纯乙醇治疗。

（2）醋酸确炎舒松-A　用75%酒精消毒皮损部，用灭菌的5mL注射器抽取醋酸确炎舒松-A注射液1mL，再抽取2%普鲁卡因注射4mL，用细长且软的封闭针头在大阴唇上侧进针，沿皮下直入使针尖达大阴唇后联合附近回抽针芯无血，边退针边缓慢注入药液。在皮损较肥厚的皮下处宜多注入些药液，如此再注射对侧皮损，每5天注射1次，3次为一疗程。若瘙痒未止，皮损仍肥厚者可继续治疗，不必间断。文献报道，治愈率91%，有效率100%。

（3）地塞米松　取生理盐水100mL，内加地塞米松5mg备用。患者仰卧，取曲骨穴（在横骨上中极下3cm，毛际陷中），常规消毒后，用5号针头直刺进针后略向阴部倾斜，得气后注入药物3～5mL，每日1次，疗效较佳。

（4）激光治疗　小功率激光有降低末梢神经兴奋性作用，故能镇静、止痛、止痒。可用CO_2激光或氦氖激光。

（二）中医治疗

1.辨证论治

（1）湿热蕴结型　症见阴部瘙痒，甚则疼痛，坐卧不安，带下量多，色黄如脓，或呈泡沫米泔样，味腥臭，心烦少寐，口苦而腻，胸闷不适；舌苔黄腻，脉弦数。治宜清热化湿，杀虫止痒。方药：白头翁、牡丹皮各18g，土茯苓30g，苦参、玄参、白鲜皮、防风、地肤子各15g，黄柏12g。小便黄赤、尿痛灼热者加木通12g，萆薢30g；有化脓性感染者加金银花、白花蛇舌草各18g。水煎服，每日1剂。

（2）血燥风盛型　症见阴部干涩，灼热瘙痒，遇热痒甚，带下量少色黄，心烦失眠，口燥咽干，时有潮热汗出；舌质红、少苔，脉细数。治宜清热凉血，祛风止痒。方药：当归、川芎各12g，生地黄30g，赤芍、牡丹皮、白鲜皮、防风、荆芥各15g，白花蛇舌草10g，玄参18g。水煎服，每日1剂。

2.中成药

① 乌蛇止痒丸：具有清热燥湿、养血祛风之功效。用治湿热下注兼有血虚之外阴瘙痒。每次0.5袋，每日2次。

② 洁尔阴洗液：使用时先将皮肤湿润，直接涂擦在皮肤上揉搓5min以上，洗净即可，每日2次，2周为一疗程，疗效满意。

③ 二妙丸：具有燥湿清热之功效。用治湿热下注之阴痒。每次6～9g，每日2次。

④ 三妙丸：具有燥湿清热之功效。用治湿热下注之阴痒。每次6～9g，每日2次。

⑤ 龙胆泻肝丸：具有清肝胆、利湿热之功效。用治肝胆湿热之外阴瘙痒。水丸每次3～6g，每日2次；蜜丸每次1丸，每日2～3次。

⑥ 妇科止带片：具有清热燥湿之功效。用治湿热之阴痒。每次5片，每日3次。

3.验方

① 蛇床子、地肤子、苦参各20～30g，花椒、黄柏各12g，苍术、防风各12～15g。以纱布包扎后加水2000mL，煎至约1500mL，待温热适度时，先熏后洗，每日2次。适用于霉菌性阴道炎、滴虫性阴道炎等阴痒患者。

② 芒硝、苦参、蛇床子、黄柏、川椒各15g。加水1500mL，煎至约1000mL，去渣，倒入盆内，至温热适度时坐浴并浸洗15～20min，每日1～2次，一般3～6次即愈。

③ 蛇床子60g，苦参30g，当归尾、赤芍各15g，明矾10g。煎水半盆，热时熏蒸患处，半温时坐浴并反复洗患处。冷时再温，每日2～3次。

④ 蛇床子、紫草、苦参各30g，黄柏12g，明矾、枳壳各10g，椒目20粒。水煎，外洗患处。

⑤ 椿根皮200g。煎汤坐浴，对妇女滴虫性阴道炎或霉菌性阴道炎、外阴瘙痒等症有效。

⑥ 大蒜4头，切片，鲜小蓟120g，水煎温热外洗，每日2～3次。

⑦ 大蒜2头，去皮捣碎，加水煎汤，局部浸洗，每日2～3次。

4.针灸治疗

取太冲、阴陵泉、百虫窝及局部阿是穴，可用提插手法。也可在无名指掌侧中节横纹血管处放血，能止痒数小时，可连续针刺10次。

第七章

女性生殖系统炎症

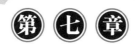

第一节　外阴及前庭大腺炎

一、非特异性外阴炎

外阴皮肤或黏膜发生炎症，局部出现肿胀、充血、糜烂或灼热、瘙痒、疼痛等表现者称外阴炎。中医学根据其外阴局部特征，归入"阴痒""阴痛""阴疮""阴蚀"等病证范畴。

（一）病因和发病机制

中医学认为本病的发生多为经期、产后不注意阴部卫生，或性交不洁等致湿毒之邪内侵；或内因肝经郁热，脾虚生湿，蕴而化热，湿热下注外阴所致。

西医学认为外阴与尿道、肛门邻近，常受到经血、阴道分泌物、尿液及粪便的刺激，若不注意皮肤清洁易引起外阴炎；糖尿病患者糖尿的刺激、粪瘘患者粪便的刺激以及尿瘘患者尿液的长期浸渍等，以及穿紧身化纤内裤致局部通透性差、局部潮湿和经期卫生巾的刺激，均可引起非特异性外阴炎。非特异性外阴炎多为混合感染，病原体常见葡萄球菌、链球菌、大肠埃希菌和变形杆菌等。

（二）临床表现

炎症多发生于小阴唇内侧、外侧或大阴唇，多诉外阴皮肤瘙痒、疼痛、烧灼感，活动、性交、排尿及排便时加重。检查见局部充血、肿胀、糜烂，常有抓痕，严重者形成溃疡或湿疹。慢性炎症可使皮肤增厚、粗糙、皲裂。

（三）诊断

① 外阴红肿、糜烂或有溃疡，局部瘙痒、灼热或疼痛，分泌物增多。

② 分泌物涂片或培养可发现致病菌。

（四）治疗

1.西医治疗

（1）病因治疗　积极寻找病因，若发现糖尿病应及时治疗，若有尿瘘、粪瘘应及时行修补术。

（2）局部治疗　可用0.1%碘伏液或1：5000高锰酸钾溶液坐浴，每日2次，每次15～30min。坐浴后涂抗生素软膏或紫草油。此外，可选用中药苦参、蛇床子、白鲜皮、土茯苓、黄柏各15g，川椒6g，水煎熏洗外阴部，每日1～2次。急性期还可选用微波或红外线局部物理治疗。

2.中医治疗

（1）辨证论治

① 湿热下注：阴户肿痛，带下量多、色黄、秽臭，两胁胀痛，或有寒热，口苦口干，大便干结，小便赤痛。舌质红，苔薄黄腻，脉弦数。治宜清热利湿，消肿止痛。方药：龙胆泻肝汤加减，龙胆、栀子、黄芩、车前子、木通、泽泻、生地黄、当归、甘草、柴胡，水煎服。或大剂导赤散加减，生地黄、木通、淡竹叶、甘草，稍加黄连，水煎服。疾病后期宜养阴清热，方用六味地黄丸改汤剂，生地黄、山药、山茱萸、茯苓、泽泻、牡丹皮，加淡竹叶、栀子等清热利湿。

② 气虚下陷：阴户坠痛，小腹闷胀，神倦乏力，纳少便溏、带下量多，色白质稀，或绵绵不断，或产后恶露不尽。舌质淡苔白，脉细弱。治宜益气养血，升阳举陷。方药：补中益气汤加减，人参、黄芪、甘草、当归、陈皮、升麻、柴胡、白术，水煎服。兼有热象者症见口干喜饮，阴部焮红肿痛，方用清化饮加减，芍药、麦冬、牡丹皮、茯苓、黄芩、生地黄、石斛，加柴胡、防风以助升清气。

③ 湿热蕴结：阴户肿痛，甚或糜烂，牵引两侧大腿根部作痛，经量多或产后恶露不尽，小腹作痛，时常寒热。舌质红嫩，苔薄黄而腻，脉滑数或浮数。治宜清热解毒，活血消肿。方药：四物汤加味，当归、地黄、川芎、白芍、柴胡、栀子、牡丹皮、龙胆，水煎服。单肿痛者，四物汤加柴胡、栀子、牡丹皮、龙胆，水煎服；如时常阴痛者，四物汤加藁本、防风，水煎服。

（五）预防

注意个人卫生，经常洗换内裤，保持外阴清洁、干燥。积极寻找病因，以消除刺激的来源。

二、前庭大腺炎

因病原体侵入前庭大腺而引起的炎症病变，称前庭大腺炎。通常以单侧发病为多见，且好发于生育年龄妇女。中医根据本病阴户肿胀、结块疼痛、溃烂等特点，归属"阴肿""阴疮""阴痛"等病范畴。

（一）病因和发病机制

中医认为本病多为热毒之邪侵袭，或内伤七情，劳伤房欲，至阴亏而发病。主要病机为湿热蕴结。热盛则肉腐，肉腐则为脓，而形成外阴脓肿。若为寒邪所伤，或久病不愈，痰湿凝结不化而成阴茧。

西医学认为前庭大腺位于两侧大阴唇后1/3深部，腺管开口于处女膜与小阴唇之间。因解剖部位的特点，在性交、分娩等其他情况污染外阴部时，病原体容易侵入而引起前庭大腺炎。主要病原体为葡萄球菌、大肠埃希菌、链球菌、肠球菌。随着性传播疾病发病率的增加，淋病奈瑟菌及沙眼衣原体也已成为常见病原体。急性炎症发作时，病原体首先侵犯腺管，腺管呈急性化脓性炎症，腺管开口往往因肿胀或渗出物凝聚而阻塞，脓液不能外流、积存而形成脓肿，称前庭大腺脓肿。

（二）临床表现

炎症多发生于一侧。初起时局部肿胀、疼痛、灼热感，行走不便，有时会致大小便困难。检查见局部皮肤红肿、发热、压痛明显。当脓肿形成时，疼痛加剧，可触及波动感，严重者脓肿直径可达5～6cm，患者出现发热等全身症状，腹股沟淋巴结可呈不同程度增大。当脓肿内压力增大时，表面皮肤变薄，脓肿自行破溃，若破孔大，可自行引流，炎症较快消退而痊愈；若破孔小，引流不畅，则炎症持续不消退，并可反复急性发作。

（三）治疗

1.西医治疗

急性期需要卧床休息，局部可冷敷。可予抗生素治疗。可自前庭大腺开口处挤出分泌物做病原微生物检查及药敏试验。抗生素可选择青霉素80万U，肌内注射2次/日；头孢氨苄500mg，3次/日。喹诺酮类药物如环丙沙星胶囊0.5g，2次/日；诺氟沙星（氟哌酸）200mg，3次/日。若炎症较严重，可给予抗生素静脉滴注。如尚未化脓则服药促其症状逐渐好转、吸收，如已形成脓肿则可将脓肿切开引流，并用1：5000高锰酸钾液坐浴，2次/日。

2.中医治疗

（1）辨证论治　中医对于前庭大腺炎的治疗主要采用清利湿热、和营解毒的方法。方药：柴胡、龙胆、黄芩、当归各9g，黄连3g，赤芍、皂角刺、桃仁各12g，大黄、生甘草各6g，金银花、连翘各30g。急性发作，形寒发热，加荆芥、防风各6g，蒲公英30g，牛蒡子12g；脓肿已破，上方去角刺，加党参、黄芪、薏苡仁各12g，当归9g。

（2）中成药

① 黄连膏：用于前庭大腺红肿，痛似火炙。将药膏擦于患处。

② 八宝生肌散：用于前庭大腺炎脓肿，创口久不收时。

③ 玉红膏：用于脓肿已破溃者。

④ 黑退消：敷于患处，可治小型前庭大腺囊肿。

（3）单方验方

① 野菊花、蒲公英、鸭跖草、紫花地丁各30g。煎汤洗外阴。适用于急性期。

② 芦荟、黄柏、苦参、蛇床子、荆芥穗、防风、花椒、明矾各20g。煎水熏洗。

③ 甘菊苗60g。捣烂，煎汤，先熏后洗。

第二节　阴道炎

阴道炎是指阴道的自然防御功能破坏时，病原体侵入导致的阴道炎症。

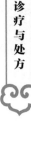

中医妇科无阴道炎这一病名，因临床以带下增多、阴部瘙痒为主症，故属"带下病""阴痒"之范畴。

一、滴虫阴道炎

滴虫阴道炎是由阴道毛滴虫引起的阴道炎。其主要传染途径有：经性交直接传播；经公共浴池、浴盆、浴巾、游泳池、坐式便器、衣物等间接传播；通过污染的器械及敷料传播。

（一）病因和发病机制

中医认为本病的发生多因湿热内蕴、虫毒侵蚀所致。

西医学认为滴虫呈梨形，体积为多核白细胞的 $2 \sim 3$ 倍，其顶端有 4 根鞭毛，体侧有波动膜，后端尖并有轴柱凸出，无色透明如水滴。温度 $25 \sim 40℃$、pH $5.2 \sim 6.6$ 的潮湿环境适宜滴虫生长，在 pH 为 5.0 以下或 7.5 以上的环境中则不生长。滴虫阴道炎患者的阴道 pH 值一般在 $5.0 \sim 6.6$，多数大于 6.0。滴虫能消耗或吞噬阴道上皮细胞内的糖原，阻碍乳酸生成，以降低阴道酸度而有利于繁殖。月经前后阴道 pH 值发生变化，经后接近中性，妊娠期、产后等阴道环境改变，均适于滴虫生长繁殖而发生滴虫阴道炎。滴虫不仅寄生于阴道，还常侵入尿道或尿道旁腺甚至膀胱、肾盂以及男性的包皮皱褶、尿道或前列腺中，导致感染反复且难痊愈。

（二）临床表现

常有不洁性交史，或有滴虫污染源，如公共浴池、浴盆、浴巾、游泳池、厕所、衣物、器械及敷料接触史。

白带增多、外阴瘙痒为主要临床症状。白带多呈灰黄色泡沫状，如有混合感染时则呈黄绿色脓性，有腥臭，严重者可混有血液；瘙痒部位主要为阴道口及外阴；伴灼热、疼痛、性交痛等。如炎症波及泌尿道时，可有尿频、尿痛等刺激症状。由于滴虫能吞噬精子，阻碍乳酸生成，加之大量分泌物的存在，常可引起不孕。

检查可见阴道、宫颈黏膜充血红肿，常有散在的出血点及草莓状小红疹，后穹隆有多量白带。

（三）实验室及检查

以悬滴法检查阴道分泌物，可发现活动的阴道毛滴虫。阴道 pH

5.1～5.4。

（四）诊断

典型病例容易诊断，若在阴道分泌物中找到滴虫即可确诊。检查滴虫最简便的方法是悬滴法。

（五）治疗

1.中医治疗

（1）辨证论治

① 湿热下注：白带增多，色白或黄，呈泡沫状或脓性，甚或杂有赤带，外阴瘙痒，心烦失眠；舌苔薄腻，脉弦。治宜清热利湿，杀虫止痒。方药：龙胆泻肝汤加减，龙胆、栀子、黄芩、柴胡、车前子、生地黄、泽泻、当归、甘草、黄柏。痒甚者，加苦参、百部、蛇床子以燥湿杀虫止痒；大便干结者，加大黄以泄热通腑。

② 肾虚湿盛：带下增多，色白，呈泡沫状，外阴瘙痒，腰脊酸楚，神疲乏力；舌苔薄腻，脉细软。治宜补肾利腰，清热利湿。方药：肾气丸合萆薢渗湿汤加减，熟地黄、山药、山茱萸、茯苓、牡丹皮、泽泻、桂枝、附子、萆薢、薏苡仁、黄柏、通草、滑石。

（2）局部治疗

① 蛇床子洗方（《疡医大全》）：蛇床子、花椒、白矾。加秦皮、乌梅、贯众，水煎外洗。

② 生百部50g，野菊花50g，川黄柏12g，土槿皮12g，韭菜20根，加水1000mL，水煎熏洗外阴。

③ 龙胆、雄黄、苦参、蛇床子、明矾各12g，煎水熏洗外阴部，每日1次。

④ 五倍子、石榴皮、白鲜皮各20g，蛇床子、黄柏、龙胆各30g，枯矾10g，冰片1g，煎水熏洗外阴部，每日1次。

（3）单验方

① 用食醋加冷开水配成1%溶液，用棉签涂擦阴道。

② 艾叶、川椒、青盐各少许，水煎外洗，治阴道滴虫、外阴瘙痒、白带量多。

③ 取仙鹤草嫩茎叶干品，制成200%的浓缩液备用，先用0.1%苯扎溴铵溶液冲洗阴道，擦净分泌物后，用带尾大棉球蘸满药液放置阴道后穹隆内，

24h自行取出，隔日或每日上药1次，7天为1疗程。

二、阴道假丝酵母菌病

由假丝酵母菌感染所致的阴道炎称阴道假丝酵母菌病，也有称为阴道念珠菌病。约75%的妇女一生中至少患过1次外阴阴道假丝酵母菌病。

（一）病因和发病机制

中医认为引起本病的原因有外因及内因两种，外因由寒湿外侵、湿久蕴热、湿热阻滞带脉所致，内因为脾肾两虚、运化失职、湿浊内生、蕴而生虫所致。

西医学认为本病是由白色念珠菌感染所引起，亦为妇科常见病。白色念珠菌有两种生存状态：环境条件不利时，以厚膜孢子形式存在；而当环境有利时，则以芽生孢子形式存在。芽生孢子与细胞发芽伸长形成假菌丝；假菌丝与孢子相连而成为链状或分枝状。假菌丝是白色念珠菌致病的特征性表现。白色念珠菌适宜生长于湿润酸性环境中，最适宜其繁殖的pH为5.5。此菌对热抵抗力差；加热至60℃，1h即死亡；而对干燥、日光、紫外线及化学药物的抵抗力较强。生长于口腔、咽、肠道和阴道内的念珠菌可以互相传染，但与手足癣感染的浅霉菌无关。

念珠菌可存在于人的口腔、肠道与阴道黏膜上，这三个部位的念珠菌又可互相传染。此外，亦可通过性生活等接触传播。

（二）临床表现

主要症状为外阴瘙痒、灼痛。从轻微痒感到难以忍受的奇痒。大多数患者瘙痒均较严重，坐卧不安，影响工作与生活，且伴烧灼痛，尤在性生活、排尿时更甚。有的可有尿频、尿急及性交痛。另一症状为白带增多，典型白带质黏稠，呈白色豆渣样或凝乳状。无混合感染时，一般无臭味。

检查可见小阴唇内侧、阴道黏膜上紧紧黏附有白色片状薄膜，如鹅口疮样假膜，不易擦去，若揭去假膜可见其下黏膜红肿，可有小的浅表溃疡与渗血。

（三）诊断

根据上述症状、体征，白带中找到真菌菌丝及芽孢，即可诊断。一般涂片即可发现。

（四）治疗

1.西医治疗

（1）消除诱因 若有糖尿病，给予积极治疗；及时停用广谱抗生素、雌激素。

（2）抗念珠菌药物

① 局部用药

a.制霉菌素阴道栓：100mg，每日早、晚各1次，置于阴道深部，10天一个疗程。

b.硝酸咪康唑栓剂（达克宁）：200mg，每晚1次，置于阴道深部，2周一个疗程。

c.克霉唑栓剂（或霜剂、软膏）：阴道内用药。

d.3%碳酸氢钠溶液：冲洗阴道，连用10天。以使阴道转为碱性环境，从而不利于念珠菌生长繁殖，然后局部上药，将制霉菌素片塞入阴道内，每日1片，10天为一疗程。或用3%～5%克霉唑软膏涂于阴道、外阴部，每日1次，5次为一疗程。

e.妇宁栓：每次1粒，每日1次，阴道纳入。

f.妇炎栓：阴道纳药，每次1粒，每日1次。

g.妇炎平胶囊：阴道纳药，每次1～2粒，每日1次。

② 全身用药

a.酮康唑：是近来发现的一种咪唑二噁烷衍生物，对皮肤真菌等双相真菌和真菌纲具有抑菌和杀菌活性，对皮肤黏膜念珠菌感染特别是霉菌性外阴炎、阴道炎疗效好，疗程短。方法：成人每日1次2片（400mg），7天为一疗程，餐中或饭后服用，无肝、肾、胃疾病者服药不能中断，夫妻同服。

b.氟康唑：新型三唑类抗真菌药，选择抑制真菌麦角甾醇合成。具有广谱抗菌活性，不良反应少，既可口服又可静脉注射。较酮康唑作用强20～100倍。对阴道念珠菌感染有效率为97%。方法：不论口服或静脉滴注（30min内滴完），第1天400mg，每日1次，以后200mg，每日1次，根据病情决定疗程。孕妇、哺乳期妇女、16岁以下儿童慎用。

c.伊曲康唑：为三唑类抗真菌药，作用比酮康唑强，口服吸收良好。对阴道念珠菌真菌转阴率达80%，方法：200mg，每日1次。如疗效不佳可增至400mg，每日1次。治疗时间根据病情决定。常见不良反应有恶心、呕吐、皮疹、头晕、足肿、一过性转氨酶升高。

d.制霉菌素片：口服50万～100万U，每日3次，7～10天为一疗程。

妊娠期念珠菌病发病率高，症状较重，并可能引起胎儿宫内感染，应进行局部用药治疗。

2.中医治疗

（1）辨证论治

① 脾虚湿盛：白带增多，色白如乳块状或豆渣样，外阴瘙痒；舌苔薄白，脉细濡。治宜健脾燥湿，杀虫止痒。方药：完带汤加减，白术、山药、人参、白芍、苍术、车前子、甘草、陈皮、柴胡、荆芥穗。

② 肾虚湿阻：带下增多，色白如豆渣样，腰脊酸楚，面色㿠白，神疲乏力，外阴瘙痒；舌淡，苔薄白，脉细数。治宜温肾燥湿，固涩止带。方药：内补丸加减，鹿茸、肉桂、菟丝子、黄芪、白蒺藜、沙苑蒺藜、肉苁蓉、桑螵蛸、熟附子、紫菀。若痒甚者，加苦参、黄柏、蛇床子、白鲜皮以杀虫止痒。

（2）其他治疗

① 虎杖根洗剂：虎杖根煎汤，熏洗外阴。

② 紫马洗剂：紫花地丁、马鞭草煎汤，熏洗外阴。

（五）预防

消除发病诱因：讲究卫生，保持外阴清洁、干燥；医疗用品严格消毒；治疗期间禁止房事，且夫妻同时治疗。

三、细菌性阴道病

细菌性阴道病为阴道内正常菌群失调所致的一种混合感染。称细菌性是因阴道内有大量不同的细菌，称阴道病是因临床及病理特征无炎症改变。

（一）病因和发病机制

中医认为妇女由于摄生不慎，或阴部手术消毒不严，或值经期、产后胞脉空虚等，致湿热、湿毒之邪直犯阴器、胞宫，湿热蕴结，湿毒损伤任带二脉而发为带下病。

西医学认为本病实际是正常寄生在阴道内的细菌生态平衡（菌群）失调。引起本病的病因是多方面的，如手术阴道损伤，异物（子宫托、避孕膜等）、腐蚀性药物的刺激，盆腔炎、流产及产后分泌物增多，长期子宫出血以及肿瘤坏死等，均使阴道的正常防御机制遭到破坏，为病菌的生长繁殖创造了条件。生理情况下，阴道内有各种厌氧菌及需氧菌，其中以产生过氧化氢的乳酸杆菌占优势。细菌性阴道病时，阴道内乳酸杆菌减少而其他细菌大量繁殖，主要有加德纳尔菌、动弯杆菌及其他厌氧菌，部分患者合并支原体感染，其中以厌氧菌居多，厌氧菌的浓度可以是正常妇女的 100 ～ 1000 倍。厌氧菌繁殖的同时可产生胺类物质，碱化阴道，使阴道分泌物增多并有臭味。

（二）临床表现

阴道分泌物增多，色灰黄或灰白，有腥臭味，稀薄，有时可见泡沫（系厌氧菌产生的气体所致）。可伴有外阴轻度烧灼及瘙痒感。月经过后或性交后腥臭气味加重。

（三）实验室检查

无真菌、淋菌和滴虫。涂片革兰氏染色见混合细菌群，即大量革兰氏阴性或革兰氏染色不定的小杆菌。

（四）诊断

下列 4 条具有 3 条阳性者即可诊断为细菌性阴道病。

① 阴道分泌物为匀质稀薄的白带。

② 阴道 pH ＞ 4.5（正常阴道 pH ≤ 4.5），这是由于厌氧菌产氨所致。

③ 氨臭味试验阳性，取阴道分泌物少许放玻片上，加入 10% 氢氧化钾液 1 ～ 2 滴，产生一种鱼腥臭气味即为阳性。

④ 线索细胞阳性，取少许白带放在玻片上并染色，或直接加一滴生理盐水混合，置于高倍显微镜下见到 20% 以上的线索细胞。线索细胞即阴道脱落的表层细胞，于细胞边缘贴附大量颗粒状物即加德纳尔菌，细胞边缘不清。

（五）治疗

1.西医治疗

（1）全身用药

① 甲硝唑：为首选药物。一般 500mg/次，2 次/日。7 天为一疗程。连续 3 个疗程效果最好。也有人采用 400mg/次，2 ～ 3 次/日，共 7 天，或单次给予 2g 口服，必要时 24 ～ 48h 重复给药。甲硝唑近期有效率达 82% ～ 92%。

② 克林霉素：这是目前公认的另一有效药物，可适用于孕妇。用法：口服 300mg/次，2 次/日，连服 7 天，有效率达 94%；另有分析，近期治愈率为

93.5%，远期为89.7%，不良反应有腹泻、皮疹及阴道刺激症状，但均不严重，不必停药。

③ 匹氨西林：700mg / 次，2次 / 日，6～7天为一个疗程。有报道指出，本药可用作甲硝唑的替代治疗。有人曾对289例患者分别用本药及甲硝唑治疗，有效率本药为54%，甲硝唑为69%。

④ 氨苄西林：500mg / 次，1次 /6h，5～7天为一个疗程。有人对几种治疗方案进行比较，结果发现，氨苄西林治愈率为58%，甲硝唑为97%。大多数学者认为患者的配偶不必治疗，对无病状的携带者亦不治疗。妊娠期可选用氨苄西林，不要服甲硝唑。

（2）阴道用药

① 甲硝唑400mg或甲硝唑栓1枚置阴道内，1次 / 日，共7天。

② 2%克林霉素软膏外涂，每晚1次，连用7天。

③ 氧氟沙星阴道泡腾片，每晚1次，1片 / 次，置阴道深部，连用7天。偶有灼烧感、瘙痒感，对本品及喹诺酮类药物过敏者禁用。治愈率96%。

④ 聚维酮碘栓200mg，置阴道穹隆部，每晚1粒，5～7天为一疗程，报道有效率为94.4%。但碘过敏者慎用。

⑤ 洁尔阴阴道泡腾片300mg，置阴道，每晚1次，共7天。

⑥ 1%过氧化氢液，洁尔阴洗液，1%乳酸液，0.5%醋酸液，肤阴泰洗液，肤阴洁洗液，冲洗阴道，可改善阴道内环境，提高疗效。

（3）性伴侣的治疗　本病虽与多个性伴侣有关，但对性伴侣给予治疗并未改善治疗效果及降低其复发，因此，性伴侣不需常规治疗。

（4）妊娠期细菌性阴道病的治疗　由于本病与不良妊娠结局有关，应在妊娠中期进行细菌性阴道病的筛查，任何有症状的细菌性阴道病孕妇及无症状的高危孕妇（有胎膜早破、早产史）均需治疗。由于本病在妊娠期有合并上生殖道感染的可能，多选择口服用药，甲硝唑200mg，每日3～4次，连服7日。也可选用甲硝唑2g，单次口服；或克林霉素300mg，每日2次，连服7日。

2.中医治疗

（1）辨证论治

① 湿热：带下量多，色黄呈脓性或浆液性，有臭气，阴部坠胀，灼热疼痛，或瘙痒，或少腹疼痛，胸胁、乳房胀闷，口苦咽干，尿黄，大便不实；舌红，苔黄腻，脉弦滑。治宜清热利湿止带。方药：止带方加减，猪苓、茯苓、车前子、泽泻、茵陈、赤芍、栀子、牡丹皮、牛膝、黄柏。若口苦咽干、

阴部灼热、溲黄者，加龙胆、败酱草、车前草以清肝胆湿热；阴部瘙痒者，加白鲜皮、苦参以利湿止痒。

② 湿毒：带下量多，色黄，质稠如脓，气味臭秽，阴部坠胀灼痛，或小腹疼痛坠胀，或发热，心烦口渴，小便短赤或黄少，大便干结；舌红，苔黄干，脉滑数。治宜清热解毒除湿。方药：五味消毒饮加味，金银花、野菊花、蒲公英、紫花地丁、紫背天葵子、薏苡仁、土茯苓、白花蛇舌草、败酱草。

（2）其他治疗　五味消毒饮加红藤、半枝莲、蛇床子、苦参各30g，煎汤，熏洗外阴，每日1～2次。

四、老年性阴道炎

老年性阴道炎常见于绝经前后的妇女。主要表现为阴道分泌物增多及外阴瘙痒、灼热感。

（一）病因和发病机制

中医认为年过七七或损伤冲任，导致肝肾亏损、冲任虚衰、阴虚内热、任脉不固、带脉失约所致。

西医学认为绝经前后的妇女因卵巢功能衰退，雌激素水平降低，阴道壁萎缩，黏膜变薄，阴道上皮细胞内糖原含量减少，阴道内pH值增高，局部抵抗力降低，致病菌容易入侵繁殖引起炎症。此外，手术切除双侧卵巢、卵巢功能早衰、盆腔放疗后、长期闭经、长期哺乳等均可引起本病发生。

（二）临床表现

阴道分泌物增多呈黄水样，严重者可伴有血样脓性白带。伴有外阴瘙痒或灼热或盆腔坠胀不适。炎症波及前庭及尿道口黏膜时可伴有尿频、尿急及尿痛。检查见阴道呈老年性改变，阴道黏膜充血，有小出血点，有时有溃疡，甚至阴道壁炎性粘连导致阴道不同程度的闭锁，炎症分泌物引流不畅可形成阴道或宫腔积脓。

（三）实验室检查

阴道分泌物滴虫和霉菌阴性。阴道细胞学检查除外宫颈及子宫的恶性肿瘤。

（四）诊断

根据年龄及临床表现，诊断一般不难，但应排除其他疾病才能诊断。应取阴道分泌物检查滴虫及念珠菌。对有血性白带者，应与子宫恶性肿瘤鉴别，

妇产科疾病中西医诊疗与处方

需常规做宫颈刮片，必要时行分段诊刮术。对阴道壁肉芽组织及溃疡需与阴道癌相鉴别，可行局部组织活检。

（五）治疗

1.西医治疗

（1）一般治疗　注意卫生，保持外阴部清洁。避免进食葱、姜、蒜、辣椒等刺激性食物。

（2）药物治疗

① 1%乳酸、0.5%醋酸溶液：冲洗阴道，继后擦干阴道，喷撒抗生素粉或用栓剂。也可用1∶5000高锰酸钾液冲洗阴道。有溃疡者也可用紫草油涂搽局部。

② 己烯雌酚：0.25～0.5mg，每晚塞入阴道，7～10天为一疗程。病情顽固者用0.125～0.25mg，每晚1次口服，10次为一疗程。

③ 雌三醇：1～2mg，口服，每晚1次，7天为一疗程。

④ 尼尔雌醇：为雌三醇的衍生物，是目前雌激素药物中雌激素活性最强的药物，可选择性地作用于阴道。每日2.5～5mg，口服。

⑤ 妊马雌酮：本品是从妊娠马尿中提取的一种水溶性天然结合型雌激素。每次0.5～2.5mg，每日1～3次。肝功能不全者慎用。

⑥ 炔雌醇：绝经后妇女体内雌激素减少，阴道壁上皮萎缩变薄，角化程度较低，易导致损伤和感染，发生老年性阴道炎。如无禁忌证，可用炔雌醇治疗，效果可靠。剂量每日0.025～0.05mg。

⑦ 复方氯霉素甘油：取氯霉素25g，己烯雌酚0.1g，加入热甘油（甘油用水浴加热到80℃左右）中，不断搅拌溶解，最后加甘油至1000mL，用多层消毒纱布过滤即得，使用时先用1∶1000苯扎溴铵液棉球擦洗外阴，以扩阴器扩张阴道，用1∶1000苯扎溴铵液棉球擦净阴道分泌物，再以消毒干棉球擦干，以带尾的消毒棉球浸润复方氯霉素甘油液后涂布阴道，然后将棉球放置于阴道后穹隆处，使棉球尾端留于阴道口，嘱患者于24h后自行取出，一般用药1～3次即可痊愈。

⑧ 紫金锭：用5片（15g）研为细末，以窥阴器扩开阴道上药，每日1次，5次为一疗程。

⑨ 洁尔阴洗液：冲洗阴道，有一定疗效。

2. 中医治疗

（1）辨证论治

① 气血不足型：症见带下色红而淡，阴部瘙痒或干涩疼痛。头晕乏力，面色苍白，四肢倦怠，苔薄白，舌质淡，脉细无力。治宜补气养血。方药：当归补血汤和四君子汤加减，黄芪15g，当归12g，党参12g，白术12g，茯苓10g，甘草10g，何首乌12g，生地黄12g，黄柏10g，玄参12g。

② 肾阴亏虚型：症见带下色黄或如血样，阴部瘙痒或干涩灼痛，头晕目眩，口干咽燥，耳鸣，心烦，心悸不寐，五心烦热，腰膝酸软，舌红少苔，脉细数。治宜滋阴清热。方药：知柏地黄丸加减，知母15g，黄柏12g，生地黄12g，熟地黄15g，山药12g，山茱萸12g，车前子12g，泽泻10g，牡丹皮12g，茯苓12g，地骨皮12g，鱼腥草30g。

③ 下焦湿热型：症见带下色黄量多，有时呈血性，阴部瘙痒，口苦而腻，舌苔黄腻，脉数。治宜清利下焦湿热。方药：四妙丸加减，黄柏15g，苍术12g，生薏苡仁20g，白茅根30g，川牛膝12g，白鲜皮15g，鱼腥草20g，生地黄12g，牡丹皮12g，赤芍12g。

（2）验方

① 蛇床子、地肤子各30g，五味子、黄柏各15g。煎汤，熏洗，坐浴，每日1～2次。

② 苦参、半枝莲、野菊花、蛇床子、紫花地丁各30g，川椒15g。煎汤熏洗外用，每日1～2次，均有效。

③ 蛇床子30g，百部15g，鹤虱、苦参、雄黄各12g。煎2次，药液混合，分2次，外洗阴部，每日1剂。

五、婴幼儿阴道炎

（一）病因和发病机制

婴幼儿阴道炎常见于5岁以下幼女，多与外阴炎并存。因幼女外阴发育差，缺乏雌激素，阴道上皮菲薄，抵抗力低，易受感染。常见病原体有大肠埃希菌及葡萄球菌、链球菌等。

（二）临床表现

幼女阴道炎常与外阴炎并存。由于炎性分泌物刺激引起外阴痛痒，患儿哭闹不安或手抓外阴部。检查时可见外阴红肿，或有破溃、小阴唇粘连；尿道口及阴道口黏膜红肿；阴道有脓性分泌物流出。

（三）实验室检查

阴道分泌物涂片检查或进行培养可查出病原体。注意阴道有无异物。

（四）治疗

治疗原则为保持外阴清洁、干燥、减少摩擦，应用敏感抗生素。抗生素可口服或肌内注射，也可外用，用1：5000高锰酸钾坐浴后，外阴涂敷金霉素或红霉素软膏，或涂雌激素软膏。必要时阴道内放置己烯雌酚片0.1～0.2mg，每日1次，持续2～3周，以增强阴道黏膜的抵抗力，改善阴道环境。但应注意，己烯雌酚的用量不能过多，以免引起子宫内膜增生，停药后脱落而发生阴道流血。

小阴唇粘连如呈膜样，用拇指将左、右大阴唇各向外方轻推以分离之，尔后，局部涂以金霉素油膏，每日3～4次，直至组织恢复正常。如粘连紧密，需在麻醉下手术切开，阴唇创面用肠线间断缝合。

（五）预防

保持外阴清洁、干燥、减少摩擦，但应尽早穿封裆裤。便后应注意自前向后揩拭。如有异物，必须取出。

第三节　盆腔炎

女性内生殖器官（子宫、输卵管和卵巢）及其周围结缔组织、盆腔腹膜发生炎症，称盆腔炎。本病是妇科常见病之一，多见于已婚生育年龄之妇女。按其发病部位，有子宫内膜炎、子宫肌炎、输卵管炎、卵巢炎、盆腔结缔组织炎、盆腔腹膜炎等。

中医学根据急性期以发热、腹痛、带下多为临床特征，与"带下病""热入血室""产后发热"等病证相似；慢性期以腹痛包块、带下多、月经失调、痛经、不孕为临床表现，故又属于"癥瘕""带下""痛经""腹痛""月经不调""不孕"等病证范畴。

一、急性盆腔炎

（一）病因和发病机制

中医学认为，引起盆腔炎的主要病因有以下几种。

（1）邪毒内扰 经期产后，胞脉空虚，或手术消毒不严格，房事不洁，温热邪毒乘虚而入，客于胞宫而致病。

（2）湿热内蕴 经期产后及手术后湿毒入侵或湿热蕴毒，影响任、带二脉，遂致带下；湿毒瘀血互结，积于胞脉而致癥瘕。

（3）气营同病 邪热壅盛，气阴损伤，湿热之邪乘虚而入，扰乱心神，致神昏谵语。

西医学认为，引起盆腔炎的主要病因有以下几种。

（1）产后或流产后感染 分娩后或流产后产道损伤、组织残留于宫腔内；或手术无菌操作不严格，均可发生急性盆腔炎。

（2）宫腔内手术操作后感染 如刮宫术、输卵管通液术、子宫输卵管造影术、子宫镜检查等，由于手术消毒不严格引起感染或术前适应证选择不当引起炎症发作并扩散。

（3）经期卫生不良 使用不洁的月经垫、经期性交等，均可引起病原体侵入而导致炎症。

（4）感染性传播疾病 不洁性生活史、早年性交、多个性伴侣、性交过频者可致性传播疾病的病原体入侵，引起炎症。

（5）邻近器官炎症蔓延 阑尾炎、腹膜炎等导致炎症蔓延。

（6）慢性盆腔炎急性发作。

（7）宫内节育器 一是放置10天内可引起急性盆腔炎，二是在长期放置宫内节育器后继发感染形成慢性炎症的急性发作。

（二）临床表现

常有经期不注意卫生，产褥期感染，宫腔、宫颈、盆腔手术创伤史，或盆腔炎症反复发作病史。

由于炎症累及的范围及程度不同，临床表现亦不同。起病时下腹疼痛，伴发热，病情严重者可有高热，寒战，头痛，食欲缺乏，阴道分泌物增多，常呈脓性，有秽臭；有腹膜炎时，可见恶心呕吐，腹胀腹泻；如有脓肿形成，下腹可有包块或局部刺激症状。包块位于前方，膀胱受到刺激，则有尿频、尿痛或排尿困难。包块位于后方，直肠受压则可见排便困难、腹泻或有里急后重感。

患者呈急性病容，体温高，心率快，下腹部有肌紧张、压痛及反跳痛，肠鸣音减弱或消失。盆腔妇科检查见阴道充血，并有大量脓性分泌物，若见脓液从宫颈口外流，说明宫颈黏膜或宫腔有急性炎症。穹隆部触痛，当肿块有波动感时，应进行三合诊进一步了解盆腔是否积脓。子宫稍大、压痛并活动受限。子宫两侧压痛明显，当触及输卵管增粗，有明显压痛为单纯输卵管炎；当触及包块并压痛明显时为输卵管积脓或输卵管卵巢脓肿；当触到宫旁一侧或两侧片状增厚，或两侧宫骶韧带高度水肿、增粗并压痛明显时为宫旁结缔组织炎。

（三）实验室及其他检查

（1）血液　白细胞计数及中性粒细胞均增高，红细胞沉降率增速。

（2）尿常规　尿呈葡萄酒色，并出现急性肾功能衰竭。病情恶化，应高度怀疑产气荚膜杆菌感染。

（3）宫颈排出液　培养致病菌（包括淋病球菌）及药物敏感试验。

（4）后穹隆穿刺　抽出液中含有白细胞和细菌。可送培养病原体（包括淋病球菌）及药物敏感试验，比子宫颈排出液更为可靠。

（四）诊断

急性盆腔炎的临床诊断，需同时具备下列三项：①下腹压痛伴或不伴反跳痛；②宫颈或宫体举痛或摇摆痛；③附件区压痛。下列标准可增加诊断的特异性：宫颈分泌物培养或革兰氏染色涂片淋病奈瑟菌阳性或沙眼衣原体阳性；体温超过38℃；血白细胞总数 $> 10 \times 10^9/L$；后穹隆穿刺抽出脓性液体；双合诊或B超检查发现盆腔脓肿或炎性包块。

（五）治疗

1.西医治疗

联合、足量应用敏感抗生素彻底治疗，避免转为慢性。急性盆腔炎可配合中药治疗。

（1）一般治疗　卧床休息，并取半卧位以利炎症及脓液局限于盆腔低位。给予充分营养，纠正水及电解质紊乱。体质虚弱者可多次少量输血，高热时采用物理降温。避免不必要的妇科检查以免炎症扩散。

（2）药物治疗　根据药敏试验选用抗生素较为合理，但通常需在获得实验室结果之前即给予抗生素治疗，因此，初始治疗往往根据经验选择抗生素。由于急性盆腔炎的病原体多为需氧菌、厌氧菌及衣原体的混合感染，需氧菌及厌氧菌又有革兰氏阴性及革兰氏阳性之分，故在抗生素的选择上多采用联合用药。

（3）手术治疗　下列情况应行手术解决。

① 若有盆腔脓肿或腹膜后脓肿形成，经药物治疗48～72h，高热不降，中毒症状加重或肿块增大，根据脓肿位置高低，及时经腹或经阴道切开引流。

② 若有盆腔脓肿破裂症候，如突然腹痛加剧、高热、寒战、恶心、呕吐、腹胀、拒按或中毒性休克表现，需立即剖腹探查。

③ 确诊为输卵管积脓或输卵管卵巢脓肿，经药物治疗炎症控制、病情稳定后，应适时手术，切除病灶。

2.中医治疗

（1）辨证论治

① 热毒壅盛：高热，寒战，头痛，下腹剧痛拒按，有坠胀感或有恶心呕吐，带下增多、色黄、质黏稠，或有脓性带腥臭，大便秘结或溏薄，口干欲饮，小溲黄赤。苔黄腻，舌红，脉滑数有力。治宜清热解毒，行气活血。方药：红藤煎加减。红藤、紫花地丁、败酱草各30g，金银花、连翘各20g，延胡索、牡丹皮各10g，制乳香、没药各9g。腹胀、腹痛，加木香（后入）、川楝子各30g，茯苓20g；毒热盛，加安宫牛黄丸1丸，分2次服。

② 热毒内陷：面色灰暗，四肢厥冷，汗出而喘。舌质红绛，苔灰黄，脉微弱或细数。治宜清热解毒，回阳救逆，在热毒壅盛治疗的基础上加用参附汤。西洋参、熟附子（先煎2h）各15g。

③ 寒凝气滞：少腹胀痛冷感，腰骶酸痛，畏寒肢冷，经血量少色暗，带下清稀量多。舌质淡或有瘀点。苔白腻，脉沉迟。治宜温经散寒，行气化瘀。方药：少腹逐瘀汤加减。当归、赤芍、生蒲黄、五灵脂、延胡索、丹参、川芎、木香各10g，小茴香、肉桂粉（冲服）、柴胡各6g。

（2）中成药

① 大黄藤素注射液：每次2～4mL，每日2次，肌内注射。

② 徐长卿注射液：每次2～4mL，每日2次，肌内注射。

③ 清开灵注射液：具有清热解毒、镇静安神之功效。用治感染邪毒之盆腔炎。每日2～4mL，肌内注射；或稀释后静脉滴注，每日20～40mL。

④ 妇科千金片：由党参、当归、千金拔、金樱子根、鸡血藤、穿心莲、

两面针、十大功劳组成。具有益气养血、清热解毒之功效。用治湿毒热盛之盆腔炎。每次4片，每日2次。

⑤ 金鸡冲剂：由金樱根、功劳木、鸡血藤、两面针、千金拔、穿心莲组成。具有清热解毒、健脾除湿、通络活血之功效。用治急慢性附件炎、盆腔炎、子宫内膜炎等。每次口服6g，每日2次。

⑥ 妇宝冲剂：由川续断、生地黄、忍冬藤、延胡索、麦冬、白芍等组成。具有益肾和血、理气止痛之功效。用治妇女急慢性盆腔炎、附件炎、子宫内膜炎等。每次1袋，每日2次。

（3）单方验方

① 黄连30g，黄柏、黄芩、大黄各90g。共研细末，蜜调或水煮，热敷下腹部。适于急性盆腔炎、炎症浸润期。

② 大黄、黄柏、姜黄、白芷各150g，制天南星、陈皮、苍术、厚朴、甘草各60g，天花粉300g。共研细末。用法同上。

③ 金银花30g，土茯苓15g，牡丹皮9g，木通6g，大黄4.5g，白鸡冠花12g。水煎2次，分服，每日1剂。适于急性盆腔炎。

（4）针灸治疗　急性盆腔炎可用针灸治疗，取三阴交（双）、足三里（双）、关元、中极、归来、中脘、大肠俞（双）、肾俞（双）等穴位，每次选2～3穴，以中刺激手法。

二、慢性盆腔炎

慢性盆腔炎多由急性盆腔炎治疗不彻底，或因患者体质较差，病程迁延所致。部分患者可无急性炎症病史。病情顽固者，当机体抵抗力下降时，可急性发作。

（一）病因和发病机制

中医学认为，本病的发病机制如下。

（1）湿热蕴结　急性盆腔炎未经彻底治疗，湿热邪毒留于下焦，影响任、带二脉；或经期产后胞脉空虚，房事不节，湿热之邪内侵，损伤任、带二脉，致脏腑功能失调，阻遏气机，经络受阻而致病。

（2）寒凝气滞　久病及肾，肾阳虚衰，命火不足，寒湿内盛；或经期、产后冒雨涉水，感受寒邪，或过食生冷，伤及脾阳，寒邪客于胞中，损及任、带二脉，发为带下。

（3）血瘀痰阻　久病伤正，脾气虚弱，或劳倦过度，损伤脾气，或素体抑郁，肝郁脾虚，运化失职，湿热内蕴，气机阻遏，气血运行不畅，致血瘀痰阻，湿痰瘀血结于胞中，发为本病。

西医学认为，慢性盆腔炎有下列几种表现形式。

（1）慢性子宫内膜炎　产后、流产后、剖宫术后，或绝经后老年妇女，易受细菌感染，子宫内膜充血、水肿。

（2）慢性输卵管炎与输卵管积水　炎症大都为双侧性。输卵管管腔因黏膜粘连而阻塞，管壁增厚变硬，常与周围组织粘连。如伞部及峡部粘连闭塞，则渗出液或脓肿被吸收后浆液性液体积聚于管腔内，从而形成输卵管积水。

（3）输卵管卵巢炎与输卵管囊肿　输卵管炎常可累及卵巢并发生粘连形成炎性肿块，若输卵管积液穿通卵巢，则可形成输卵管卵巢囊肿。

（4）慢性盆腔结缔组织炎　炎症蔓延至子宫骶骨韧带处，使纤维组织增生、变硬，使子宫固定，宫颈旁组织也增厚变硬，向外呈扇形扩散，直达盆壁，形成所谓的冰冻骨盆。

（二）临床表现

1.病史

有盆腔炎反复发作史，有生产、流产、妇科手术、经期不洁等病史，或邻近器官的炎症病变。

2.症状

（1）全身症状　多不明显，有时可有低热，易感疲乏。如病程较长，部分患者可有神经衰弱症状，如精神不振、失眠等。当抵抗力差时，易有急性或亚急性发作。

（2）下腹痛及腰痛　由于慢性炎症形成的瘢痕粘连以及盆腔充血，可引起下腹部坠胀、疼痛及腰骶部酸痛，有时伴肛门坠感。常在劳累、性交后、排便时及月经前后加剧。

（3）其他　由于盆腔瘀血，患者可有月经过多或紊乱，痛经，带下增多。输卵管粘连阻塞时可致不孕。

3.体征

若为子宫内膜炎，子宫增大、有压痛；如为输卵管炎，则在子宫一侧或双侧触及增粗的输卵管，呈条索状，有轻压痛；如有输卵管积水或输卵管卵巢囊肿，则可在盆腔的一侧或双侧扪及囊性肿块；盆腔有结缔组织炎时，子

妇产科疾病中西医诊疗与处方

宫常呈后位，活动受限或粘连固定，子宫一侧或双侧有片状增厚、压痛，子宫骶骨韧带增粗、变硬、有压痛。

（三）诊断与鉴别诊断

有急性盆腔炎史以及症状和体征明显者，诊断多无困难。但有时患者自觉症状较多，而无明显盆腔炎病史及阳性体征，此时对慢性盆腔炎的诊断需慎重，以免轻率作出诊断造成患者思想负担。有时盆腔充血或阔韧带内静脉曲张也可产生类似慢性盆腔炎的症状。慢性盆腔炎诊断困难时，可行腹腔镜检查。

慢性盆腔炎有时需与子宫内膜异位症鉴别；输卵管积水或输卵管卵巢囊肿需与卵巢囊肿相鉴别；输卵管卵巢炎性包块有时需与卵巢癌相鉴别。

（四）治疗

治疗原则：采取综合措施，积极合理治疗，尽量保留卵巢功能，为不孕患者争取受孕机会，取得根治效果。

1.中医治疗

（1）辨证论治

① 热毒蕴盛：高热寒战，腹痛拒按，带下黄浊，秽臭，口干舌燥，恶心呕吐。舌质红，苔黄腻，脉滑数。治宜清热解毒，行气活血。方药：红藤煎加减。红藤、紫花地丁、败酱草各30g，金银花、连翘各20g，延胡索、牡丹皮各10g，制乳香、没药各9g。腹胀、腹痛，加木香（后入）、川楝子各30g，茯苓20g；毒热盛，加安宫牛黄丸1丸，分2次服。

② 热毒内陷：面色灰暗，四肢厥冷，汗出而喘。舌质红绛，苔灰黄，脉微弱或细数。治宜清热解毒，回阳救逆，在热毒蕴盛治疗的基础上加用参附汤。西洋参、熟附子（先煎2h）各15g。

③ 下焦湿热：低热起伏，腰酸腹痛，经前或经期及劳累后加重，经行不调，量多，带下黄稠，味臭，尿黄便干。舌质红，苔黄腻，脉滑数。治宜清热利湿，活血化瘀。方药：薏苡附子败酱散加减。败酱草30g，薏苡仁、鱼腥草、蒲公英各15g，柴胡、赤芍、川楝子、陈皮各10g，延胡索1.5～3.0g。

④ 寒凝气滞：少腹胀痛冷感，腰骶酸痛，畏寒肢冷，经血量少色暗，带下清稀量多。舌质淡或有瘀点。苔白腻，脉沉迟。治宜温经散寒，行气化瘀。方药：少腹逐瘀汤加减。当归、赤芍、生蒲黄、五灵脂、延胡索、丹参、川芎、木香各10g，小茴香、肉桂粉（冲服）、柴胡各6g。

⑤ 气滞血瘀：少腹痛如针刺或长期隐痛，痛处不移，月经不调，经色紫黑有块，白带增多，头晕倦怠。舌质暗紫有瘀斑，苔白，脉涩或沉。治宜理气止痛，活血化瘀。方药：膈下逐瘀汤加减。当归、赤芍、丹参、延胡索、五灵脂、苍术各10g，制香附、乌药、川芎各6g。

（2）中成药

① 妇科千金片：具有益气养血、清热解毒之功效。用治湿毒热盛之盆腔炎。每次4片，日2次。

② 妇科止带片：具有清湿热、止带下之功效。用治湿热之盆腔炎。每次1丸，日2次。

③ 白带丸：具有清湿热、止带下之功效，用治湿热之盆腔炎，每次1丸，日2次。

④ 黛蛤散：具有清利肺肝郁热之功效。用治肝经湿热下注之盆腔炎。每次9～15g，日2次。

⑤ 康妇消炎栓：具有清热解毒、杀虫利湿、软坚散结、化瘀止痛之功效。用治附件炎、盆腔炎性包块等。肛门给药，每次1～2粒，日1次。

⑥ 野菊花栓：具有清热利湿止痛之功。用治慢性盆腔炎。肛门给药，每次1～2粒，日1次。

⑦ 活血止痛散：具有活血散瘀、消肿止痛之功效。用治瘀血阻滞之慢性盆腔炎。每次1.5～3g，日2次。

⑧ 六神丸：适用于慢性盆腔炎。每次10粒，每日3次。

⑨ 调经益母丸：具有清热散瘀之功效。用治瘀热之盆腔炎性包块。每次20～30粒，日3次。

⑩ 止带丸：具有补虚止带之功效。用治脾肾阳虚之慢性盆腔炎。每次3～6g，日2～3次。

⑪ 十香丸：具有理气散结之功效。用治气滞寒凝之慢性盆腔炎。每次1丸，日1～2次。

⑫ 妇女痛经丸：具有理气活血、化瘀止痛之功效。用治气滞之盆腔炎。每次30粒，日2次。

⑬ 百宝丹：具有止血消肿、散瘀镇痛、活血解毒、驱寒通络之功效。用治瘀血阻络之盆腔炎。每次0.4g，日3～4次。

2.西医治疗

（1）一般治疗　解除患者心理负担，树立战胜疾病信心，加强营养，锻

炼身体，提高机体抵抗力。

（2）**药物治疗**　如低热、下腹痛等症状有所加重，应酌情给予抗生素治疗以防亚急性或急性发作。可同时采用透明质酸酶1500U或α-糜蛋白酶5mg肌内注射，隔日1次，5～10次为一疗程，以利粘连和炎症的吸收。

（3）**物理疗法**　选用短波、超短波、微波、离子透入等物理疗法以促进盆腔血液循环，改善组织营养状态，提高新陈代谢而有利于消炎散肿。

（4）**手术治疗**　经药物治疗无效的盆腔炎性肿块、输卵管积水或输卵管卵巢囊肿可行手术治疗，存在小的感染灶，反复引起炎症发作者亦宜手术治疗。手术以彻底治愈为原则。

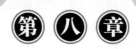

第八章

月 经 病

第一节 功能失调性子宫出血

　　功能失调性子宫出血简称功血，是指月经的调节功能失常而非生殖器官本身的器质性疾病或全身性疾病所引起的异常子宫出血，分为排卵性和无排卵性，可表现为出血量过多、出血时间过长和间隔时间过短。它可引起患者贫血、继发感染、精神负担，甚至导致子宫切除。

　　功血属中医学"崩漏"的范畴，部分患者与"月经先期""月经过多""经期延长"等病有关。排卵性功血和无排卵性功血均可伴见"不孕"。

一、无排卵性功能失调性子宫出血

（一）病因和发病机制

　　中医学认为本病的发病机制主要是冲任损伤，不能约制经血，故经血从胞宫非时妄行。常见病因有血热、肾虚、脾虚、血瘀等。

　　西医学认为，功血原因是促性腺激素或卵巢激素在释出或调节方面的暂时性变化，机体内部和外界许多因素诸如精神过度紧张、恐惧、忧伤、环境和气候骤变以及全身性疾病，均可通过大脑皮质和中枢神经系统影响下丘脑-垂体-卵巢轴的相互调节，营养不良、贫血及代谢紊乱也可影响激素的合成、转运和对靶器官的效应而导致月经失调。

（二）临床表现

多发于青春期及围绝经期妇女，不规则子宫出血为其主要表现，特点是月经周期紊乱，经期长短不一，出血量时多时少，甚至大量出血。有时先有数周或数月停经，然后发生阴道不规则流血，血量往往较多，持续2～3周或更长时间，不易自己停止；有时则一开始即为阴道不规则流血，也可表现为类似正常月经的周期性出血。出血期无下腹痛或其他不适，出血多或时间长者常伴贫血。妇科检查子宫大小在正常范围，出血时子宫变软。

（三）实验室及其他检查

（1）血液检查　如红细胞、白细胞、血红蛋白、血小板、出凝血时间，以了解贫血程度及有无血液病。

（2）基础体温测定　无排卵性功血为单相型。

（3）宫颈黏液结晶检查　经前出现羊齿状结晶提示无排卵。

（4）阴道脱落细胞检查　出血停止期间连续涂片检查反映有雌激素作用但无周期性变化，为无排卵性功血。如缺乏典型的细胞堆集和皱褶则提示孕激素不足。

（5）激素测定　如需确定排卵功能和黄体是否健全，可测孕二醇。如疑卵巢功能失调者，可测雌激素、睾酮、孕二醇、17-羟皮质类固醇、17-酮类固醇或HCG等水平。

（6）诊断性刮宫　为确定子宫内膜病变和达到止血目的，必须进行全面刮宫，搔刮整个宫腔。诊刮时应注意宫腔大小、形态，宫壁是否平滑，刮出物的性质和量。为了确定排卵或黄体功能，应在经前期或月经来潮6h内刮宫；不规则流血者可随时进行刮宫。子宫内膜病理检查可见增生期变化或增生过长，无分泌期出现。

（7）子宫镜检查　子宫镜下可见子宫内膜增厚，也可不增厚，表面平滑无组织突起，但有充血。在子宫镜直视下选择病变区进行活检，较盲取内膜的诊断价值高，尤其可提高早期宫腔病变如子宫内膜息肉、子宫黏膜下肌瘤、子宫内膜癌的诊断率。

（四）诊断

① 根据患者年龄、子宫出血情况以及妇科检查，排除器质性病变后可初步确定诊断。

② 依据子宫内膜的病理组织检查、B超检查、基础体温测定、激素水平测定、宫颈黏液涂片、阴道细胞涂片等了解卵巢的排卵功能。

（五）治疗

1.西医治疗

（1）一般治疗　补充铁剂、维生素和蛋白质以改善全身状况。贫血严重者需输血纠正。出血期间避免过度疲劳和剧烈运动，保证充分休息和睡眠。流血时间长者，给予消炎药物以控制感染。适当应用促凝或抗纤溶药物以减少出血量。

（2）药物治疗　确诊后应首先行药物治疗。包括止血、调整周期和诱发排卵三个阶段。采用性激素止血和控制月经周期；出血期可辅以抗纤溶和促凝药物促进止血。青春期及生育年龄无排卵者应以促进排卵功能的建立和恢复为治愈目标；绝经过渡期患者的治疗则以调整周期、控制出血量和防止子宫内膜病变为目标。已发生子宫内膜增生过长病变者，应根据病变程度制定孕激素转化内膜方案及随访计划。

① 性激素疗法：性激素对止血和调整周期极有效。

a.止血：对大量出血者，要求在8h内止血显效，24～48h内出血基本停止。选用药物种类和首剂量视体内雌激素水平和流血量而定。

ⓐ 雌激素止血：适用于青春期和生育期患者。出血多时采用苯甲酸雌二醇2mg肌内注射，每6～8h 1次，血止后维持2～3日后逐渐减量，剂量减至每日2mg时，可改用口服制剂，如己烯雌酚、结合雌激素和天然雌激素等；当剂量减至每日1mg时维持用药至血止后20日左右。减量的原则是按每3日减少原剂量的1/3计算。在应用雌激素的后5～10日，需加用孕激素以促使子宫内膜转化，如黄体酮10mg肌内注射，每日1次，或甲羟孕酮6～10mg，每日1次，共7～10日停药。雌激素、孕激素同时停药。一般在停药3～7日撤药性出血。

ⓑ 孕激素止血：适用于育龄期或绝经过渡期患者，也适用于血液病患者。

● 炔诺酮（妇康片）：止血效果好，但用药期间对肝功能影响较大。用法：5mg，1次/8h，流血应在3天内停止。随后减量，每3天减少1/3药量，直至维持在2.5～5mg/d，到止血后20天左右停药。同时可加用少量雌激素。如果出血量非常多，开始可用5～10mg，1次/3h，共2～3次，然后改用1次/8h。

● 甲羟孕酮：对内膜作用略逊于炔诺酮，不良反应亦较轻，对肝功能影响小。用法：6～10mg，1次/8h，出血较多可用10mg，1次/3h，共2～3次后改用1次/8h。递减法同炔诺酮，维持量4～6mg/d。若出现突破性出血或加服炔雌醇0.005mg或己烯雌酚0.125mg，1次/日。

● Ⅰ号避孕针：1支，同时加复方黄体酮1支，肌内注射，10天后再注射Ⅰ号避孕针1支。

ⓒ 三合激素止血：每支含苯甲酸雌二醇2mg，黄体酮12.5mg，丙酸睾酮25mg。每次肌内注射1支，可在6～8h后重复注射，一般在24h可望血止，血止后停药，等待撤药性出血。雄激素有拮抗雌激素、增强子宫肌肉及子宫血管张力作用，可改善盆腔充血，减少出血量，常用于围绝经期妇女。

ⓓ 其他药物

● 前列腺素合成酶抑制药

甲芬那酸：0.25g，3次/日，口服，首次可用0.5g，月经期开始服用，用药不宜超过1周，肾功能不正常者慎用。

氯芬那酸0.28～0.4g，3次/日，口服，月经期第1天开始，服5～7天。

氟芬那酸：0.2g，3次/日，口服，月经期服用，5～7天。

● 抗纤溶制剂

氨甲苯酸：针剂0.1g（10mL）/支，0.1～0.2g/次，与葡萄糖、生理盐水混合后缓慢静脉注射。

氨基己酸：初用量4.0～6.0g加入5%～10%葡萄糖或生理盐水100mL中静脉滴注，15～30min滴完，维持量1.0g/h。

氨甲环酸：0.25～0.5g加入25%葡萄糖液20mL内静脉注射，或口服0.25g，3次/日。

ⓔ 其他止血药

● 酚磺乙胺：0.25～0.75g静脉注射或肌内注射。不可与氨基己酸混合注射，以免引起中毒。

● 卡巴克络：2.5～5mg口服，3次/日；或5～10mg肌内注射，1次/日。

● 维生素K_1：10mg肌内注射或静脉滴注。

● 维生素K_4：4～8mg，3次/日，口服。

● 维生素C：0.1～0.2g静脉注射，或0.1g口服，3次/日。

● 巴曲酶：1U肌内注射，1次/日，连续3天。

b.调整周期：使用性激素人为控制流血的周期及减少出血量是治疗月经失调的一项过渡措施。其目的在于：使患者本身的下丘脑-腺垂体-卵巢轴暂时抑制一段时期，停药后可能出现反跳，恢复正常月经的内分泌调节；性激素直接作用于生殖器官，使子宫内膜发生周期性变化，按期剥脱，并且出血量也不致太多。常用方法有以下几种。

ⓐ 雌孕激素序贯法：即人工周期，适用于青春期功血患者。己烯雌酚1mg，每晚1次，于月经第6日开始，连服20日，于用药的第11日开始加用黄体酮10mg，肌内注射，每日1次，共10日，即两药同时用完，停药后3～7日出现撤药性出血。连用3个周期。

ⓑ 雌孕激素合并法：己烯雌酚0.5mg、甲羟孕酮4mg，每晚1次，于月经第6日开始，连服20日。停药后出现撤药性出血，血量较少。连用3个周期。也可选用口服避孕药Ⅰ号或Ⅱ号。此法适用于围绝经期功血或育龄期有避孕要求的功血患者。

ⓒ 孕雄激素合并法：常用于围绝经期功血以减少撤药性出血量。自预计下1次出血前8日开始，每日肌内注射黄体酮10mg和丙酸睾酮10～25mg，共5日。

ⓓ 全周期孕激素：适用于雌激素水平较高（血中E_2＞370pmol/L）者，于月经周期或撤药性出血第5～25日，选择炔诺酮2.5mg、甲地孕酮4mg或甲羟孕酮5mg，每日1次，连服22日。治疗时间长短，可根据子宫内膜病理报告而确定，一般不得短于3个周期。内膜增生过长，疗效不得少于6～9周期，然后再根据治疗后内膜检查结果，制订治疗方案。

② 促进排卵：是治愈无排卵性功血的关键。青春期、育龄期妇女在月经周期已基本控制后，即应选用下列药物促排卵，期间测基础体温观察疗效。

a.雌激素：己烯雌酚每日0.125～0.25mg，共20日，连用3～6个周期。

b.HCG：当卵泡发育至近成熟时肌内注射，逐日加大剂量，可引起排卵。

c.氯米芬：有较高的促排卵作用，每日50～100mg，共5日，自经期第5日开始口服，连用3个周期。

d.促性腺激素释放激素：于月经周期的中期，仿效生理分泌形式，连续脉冲式给药，肌内注射或静脉注射，每日5μg，共3日，可能促使排卵。亦有在月经第5日开始给50μg肌内注射，每日1次，连用7～10日，或在月经周期第14～15日皮下注射100μg。

e.绝经期促性腺激素与HCG合用：适用于合并不育症患者。于月经周期或撤药性出血第5日予绝经期促性腺激素，每日75U，治疗7日后卵泡仍不大，可加大到每日150U，当卵泡发育达20mm、卵巢增大不超过5～10cm时，可加肌内注射HCG 5000U，每日1次，连注1～3日，起促排卵作用。

f.氯米芬与HCG合用：停用氯米芬7～8日再用HCG 3000～5000U肌内

注射，一般均可达到有效的诱导排卵。

③ 其他：对顽固性功血或年龄较大且子宫内膜呈腺瘤型增生过长或不典型增生者，可选择子宫切除术或通过电凝切除子宫内膜。

（3）手术治疗

① 刮宫术：最常用，既能迅速止血又有诊断价值。围绝经期功血患者激素治疗前宜常规刮宫，以排除子宫器质性病变。对青春期功血刮宫应持慎重态度。

② 子宫切除术：适用于年龄超过40岁、不能坚持用药物控制的功血及子宫内膜病理诊断为复杂性增生过长或已发生不典型增生患者。

③ 电凝或激光行子宫内膜去除术：仅用于年龄超过40岁的顽固性功血或对施行子宫切除术有禁忌证者。

2.中医治疗

（1）辨证论治

① 肾虚

a.肾阳虚证：经来无期，出血量多或淋漓不尽，色淡质稀；精神不振，面色晦暗，畏寒肢冷，腰膝酸软，小便清长。舌质淡，苔薄白，脉沉细。治宜温肾固冲，止血调经。方药：右归丸加减。若患者年少肾气不足，可于上方加紫河车、仙茅、淫羊藿；兼有水肿、纳差、四肢不温者，加茯苓、砂仁、炮姜；出血量多，可加艾叶炭、党参；若血色暗红有块、小腹疼痛、寒凝致瘀者，可酌加乳香、没药、三七。

b.肾阴虚证：经乱无期，出血淋漓不尽或量多，色鲜红；头晕耳鸣，腰膝酸软，或五心烦热。舌质红或有裂纹，苔少，脉细数。治宜滋水益肾，止血调经。方药：左归丸加减，熟地黄、山药、山茱萸、枸杞子、菟丝子、鹿角胶、龟甲胶、川牛膝。症见咽干、头晕者，酌加玄参、夏枯草、白芍、牡蛎；症见心烦眠差者，加五味子、首乌藤。

② 脾虚：经血非时而至，崩中漏下，或先期量多，色淡质稀；神疲气短，面色㿠白，或面浮肢肿，或手足不温，或纳呆便溏。舌质淡胖或边有齿印，舌苔薄润，脉弱或沉弱。治宜补气摄血，养血调经。方药：固本止崩汤加减，熟地黄、人参、白术、黄芪、当归、炮姜，去当归加升麻、山药、海螵蛸、大枣。症兼血虚者，加何首乌、白芍、桑寄生。久漏不止或少腹胀痛者，加黑荆芥、益母草、木香。脾虚心血不足者亦可用归脾汤加减。出血较多者可用固冲汤加减，白术、黄芪、山茱萸、煅龙骨、煅牡蛎、白芍、海螵

蛸、茜草、棕榈炭、五倍子。

③ 血瘀：经血骤然暴下或经漏淋漓不绝，或时下时止，或仅经期延长或伴量多，色暗或黑，夹有瘀块；小腹疼痛或胀痛。舌质紫暗或边有瘀斑，苔薄白，脉涩或弦紧。治宜活血化瘀，止血调经。方药：四物汤合失笑散加减，当归、川芎、白芍、地黄、蒲黄、五灵脂，加三七粉、海螵蛸、花蕊石。兼气滞者，症见胁腹胀痛，加炒川楝子、香附；崩下不止，去当归、川芎，加党参、仙鹤草、炒蒲黄、益母草；久漏不净，加桃仁、大黄炭、益母草、贯众；瘀而化热，症见口干苦、血色红而量多者，加地榆、重楼、茜草根、夏枯草。亦可选用逐瘀止崩汤加减，当归、川芎、三七、没药、五灵脂、牡丹皮炭、炒丹参、炒艾叶、阿胶、炒蒲黄、海螵蛸、龙骨、牡蛎。

④ 血热

a.虚热证：经血非时骤下，量多势急或量少淋漓，或先期而至，或经期延长，色红而质稠；心烦潮热，或小便黄少，或大便干结。舌红苔薄黄，脉细数。治宜滋阴清热，止血调经。方药：保阴煎加减，生地黄、熟地黄、芍药、山药、川续断、黄芩、黄柏、甘草，加沙参、麦冬、五味子、阿胶。若出血量多者，加仙鹤草、海螵蛸；阴虚肝旺，症见眩晕、烘热、易怒者，可加龟甲、龙骨、白芍。或用两地汤合生脉散、二至丸加牡蛎治疗。

b.实热证：经血非时骤下，量多或淋漓日久不净，或经行先期而至，血色鲜红或深红，质稠或夹有血块；面赤头晕，口渴烦热，尿赤便秘。舌质红，苔黄，脉弦数或滑数。治宜泻热凉血，止血调经。方药：清热固经汤加减，地骨皮、生地黄、龟甲、牡蛎、阿胶、栀子、地榆、黄芩、藕节、棕榈炭、甘草，加大黄炭。症见少腹两胁作痛、心烦易怒者，加柴胡、夏枯草、益母草；湿蕴冲任、少腹疼、苔腻者，加蚕沙、黄柏；症见少气懒言者，加党参。

（2）单验方

① 仙鹤草、血见愁、墨旱莲各30g，水煎服，每日服3次，适用于血热崩漏。

② 断血流，每日3次，每次用生药10g。

③ 补骨脂、赤石脂各等量研细末，每次服3g，每日3次，适用于肾气虚寒出血者。

（3）针灸

① 出血过多，昏厥者急刺人中、合谷，灸百会。

② 断红穴（手背第2、3指掌关节间向前1寸处），先针后灸，留针20min有止血作用。

③ 神厥、隐白，艾灸 10 ～ 20min，可减少出血，或艾灸双侧大敦（或隐白）20min。

④ 耳针：取子宫、卵巢、内分泌、肾上腺、皮质下、肝、肾、神门，每次2 ～ 3穴，每日或隔日1次，留针30 ～ 120min，亦可进行穴位埋针。

二、排卵性功血

排卵性功血较无排卵性功血少见，多发生于生育年龄妇女。主要为黄体功能异常。常见有黄体功能不全和子宫内膜不规则脱落两种类型。

（一）病因和发病机制

中医学认为，无排卵性功血可参照"崩漏"范畴辨证论治，有排卵性功血归于"月经失调"范畴。故本节无排卵性功血参照"崩漏"的发病机制，主要是冲任损伤，不能制约经血，子宫蓄溢失常，经血非时而下。常见的病因有血热、肾虚、脾虚、血瘀等。

西医学认为本病的发病原因有以下几个。

（1）黄体功能不全　指月经周期中有卵泡发育及排卵，但黄体期孕激素分泌不足或黄体过早衰退，导致子宫内膜分泌反应不良，引起异常子宫出血。

黄体的发育健全有赖于垂体分泌足够水平的卵泡刺激素（FSH）和黄体生成素（LH），卵巢对LH也必须具有良好的反应并分泌足量甾体激素。卵泡发育不良、LH排卵峰分泌不足、LH排卵峰后LH低脉冲缺陷均可导致黄体功能不足。此外，生理性因素如流产后、分娩后及绝经前，也可能出现性腺轴功能紊乱，导致黄体功能不全。

黄体功能不全使孕激素分泌降低，使分泌期子宫内膜腺体呈分泌不良状况。也可观察到腺体与间质发育的不同步现象，或在内膜各个部位显示分泌反应不均。

（2）子宫内膜不规则脱落　黄体持续过久，未能及时萎缩，又称黄体萎缩不全。其特征是患者有排卵，黄体发育良好，但萎缩过程延长，导致子宫内膜不规则脱落，经期延长。

黄体一般寿命多为2周，然后退化萎缩，通常在3 ～ 5日内完全退化，此时，内膜因缺乏雌激素、孕激素的支持而行经。当下丘脑-垂体-卵巢轴调节功能紊乱引起黄体退化萎缩时间延长，内膜持续受孕激素影响，以致不能如期完整脱落。

正常月经期第3～4日时，分泌期内膜已全部脱落，代之以再生的增生期内膜。但在子宫内膜不规则脱落时，于月经期第5～6日仍能见到呈分泌反应的内膜或混杂出血坏死组织及新增生的内膜。

（二）临床表现与诊断

（1）黄体功能不全　月经周期缩短，因此月经频发。有时月经周期虽在正常范围内，但卵泡期延长，黄体期缩短，以致患者不易受孕或孕早期流产。根据病史和妇科检查生殖器官无异常发现。基础体温双相型，但排卵后体温上升缓慢，上升幅度偏低，升高时间仅维持9～10日即下降，诊刮显示子宫内膜分泌反应不良，可诊断无排卵性功血。

（2）子宫内膜不规则脱落　表现为月经间隔时间正常，但经期延长，长达9～10日，且出血量多，严重者可出现贫血。诊断依据除典型的临床表现外，基础体温双相型，但下降缓慢。诊断性刮宫在月经期第5～6日进行，内膜切片检查仍能见到呈分泌反应的内膜，且与出血期及增生期内膜并存。

（三）治疗

1.西医治疗

（1）黄体功能不全

① 促进卵泡发育：黄体功能不全的治疗方法较多，首先应针对其发生原因，调整性腺轴功能，促使卵泡发育和排卵，以利于正常黄体的形成。首选药物是氯米芬，适用于黄体功能不全卵泡期过长者。氯米芬疗效不佳尤其不孕者考虑用HMG-HCG疗法，以加强卵泡发育和诱发排卵，促使正常黄体形成。黄体功能不全、催乳激素水平升高者，宜用溴隐亭治疗。随着催乳激素水平下降，可调节垂体分泌促性腺激素及卵巢分泌雌激素、孕激素增加，从而改善黄体功能。

② 黄体功能替代法：是治疗黄体功能不全普遍采用的方法。在经前第8日起，每日肌内注射黄体酮10～20mg或口服甲羟孕酮8～12mg，共5日；也可在基础体温显示排卵后，肌内注射长效黄体酮250mg 1次。

③ 绒毛膜促性腺激素：于基础体温开始上升后第3日起，每日或隔日肌内注射1000～2000IU，共5次，可起刺激及维持黄体功能的作用。

（2）子宫内膜不规则脱落

① 孕激素：可调节下丘脑-垂体-卵巢轴的反馈功能，使黄体及时萎缩。药物与用法同前。

妇产科疾病中西医诊疗与处方

② 绒毛膜促性腺激素：可促进黄体功能，用法同前。

③ 雌孕激素序贯疗法：目的在于抑制下丘脑-垂体-卵巢轴活动，以期停药后产生功能的反跳反应而恢复正常。用法同前。

2. 中医治疗

参照"无排卵性功能失调性子宫出血"内容。

第二节 闭经

女子年逾18周岁，月经尚未来潮，或月经来潮后又中断6个月以上者，称为"闭经"，前者称原发性闭经，后者称继发性闭经。闭经古称"女子不月""月事不来""经水不通""经闭"等。妊娠期、哺乳期或围绝经期的月经停闭属生理现象，不作闭经论，有的少女初潮2年内偶尔出现月经停闭现象，可不予治疗。

一、病因和发病机制

中医学认为，病因病机主要是冲任气血失调，可分虚、实两种。虚者多因冲任亏败，源断其流；实者常由邪气阻隔冲任，经血不通。导致闭经的病因复杂，有先天因素，也有后天获得；也可由月经不调发展而来，也有因他病致闭经者。常见的分型有肾虚、脾虚、血虚、气滞血瘀、寒凝血瘀和痰湿阻滞。

西医学认为，月经是指子宫内膜周期性变化随之出现的周期性子宫出血。正常月经的建立和维持有赖于下丘脑-垂体-卵巢轴的神经内分泌调节，以及靶器官子宫内膜对性激素的周期性反应，其中任何一个环节发生障碍就会出现月经失调，甚至导致闭经。

1. 子宫性闭经

闭经的原因在于子宫，月经调节功能正常，卵巢有功能，但子宫内膜对卵巢不能产生正常的反应，称子宫性闭经。引起子宫性闭经的常见疾病如下。

（1）先天性无子宫或子宫发育不良　如始基子宫、实体子宫，由于副中肾管不发育或发育不全所致，均表现为原发性闭经。

（2）子宫内膜损伤或粘连综合征　常发生在人工流产后、产后出血或流产后出血刮宫以后，多是由于刮宫过度，损伤了子宫内膜，造成宫腔粘连，出现闭经。

（3）子宫内膜结核　青春期前，体内任何脏器的结核感染可经血液循环扩散到生殖器，也可由腹腔结核直接蔓延到生殖器，子宫内膜因结核感染而被破坏，最后形成瘢痕组织，失去功能，而表现为原发性闭经。如月经来潮后患病则表现为继发性闭经。

（4）子宫内膜反应不良　子宫内膜对卵巢分泌的性激素不起反应，无周期性改变，故无月经。

（5）子宫切除后或子宫腔内放射治疗后　因生殖道疾病切除子宫后或因某些子宫恶性肿瘤经腔内放射治疗破坏子宫内膜后而出现闭经。

（6）神经反射性刺激　如哺乳时间过长可使子宫内膜过度萎缩。

2.卵巢性闭经

闭经的原因在于卵巢，卵巢性激素水平低下，子宫内膜不发生周期性变化而致闭经，常见的疾病如下。

（1）先天性无卵巢或卵巢发育不良　如性染色体异常引起特纳综合征、真性卵巢发育不全。

（2）卵巢损坏或切除　卵巢组织因物理性创伤（如放射治疗、手术切除）、炎症或肿瘤全部被破坏。

（3）卵巢功能性肿瘤　如睾丸母细胞瘤、肾上腺皮质瘤、卵巢门细胞瘤等，产生雄激素，抑制下丘脑-垂体-卵巢轴的功能而致闭经。卵巢颗粒细胞瘤、卵泡膜细胞瘤等产生雌激素，可抑制排卵，并使子宫内膜过度增生以致短暂闭经。

（4）无反应性卵巢综合征　此征可能由于细胞膜受体缺陷，使卵巢对垂体促性腺激素不敏感，而起对抗作用。

（5）卵巢功能早衰　妇女绝经期提早，40岁前绝经者为卵巢功能早衰。具有高促性腺激素及低雌激素特征，卵巢组织学呈围绝经期或老年妇女绝经后的变化。

3.垂体性闭经

主要病变在垂体。垂体前叶的器质性疾病或功能失调可影响促性腺激素的分泌，从而影响卵巢，出现闭经。

4.下丘脑性闭经

最常见的一类闭经，由于下丘脑功能失调而影响垂体，进而影响卵巢而引起闭经，其病因复杂，可由于中枢神经器质性病变、精神因素、全身性疾病、药物和其他内分泌功能紊乱而引起。

二、诊断

闭经只是一个症状，诊断时首先必须寻找引起闭经的原因，即下丘脑-垂体-卵巢轴的调节失常发生在哪一环节，然后再确定由何种疾病所引起。

（一）询问病史

了解自幼生长发育过程，有无先天性缺陷或其他疾病以及家族史。详细询问月经史（初潮年龄、第二性征发育情况、月经周期、经期、经量等）。已婚妇女则需注意其生育史及产后并发症。还应询问闭经期限及伴随症状，发病前有无任何导致闭经的诱因如精神因素、环境因素、体重增加、剧烈运动、各种疾病及用药影响等。

（二）体格检查

检查全身发育状况，有无畸形；测量体重、身高，四肢与躯干比例，五官生长特征；观察精神状态、智力发育、营养和健康情况。妇科检查应注意内、外生殖器的发育，有无先天性缺陷、畸形，腹股沟区有无肿块，第二性征如毛发分布、乳房发育是否正常、乳房有无乳汁分泌等。

（三）辅助诊断方法

1.子宫功能检查

（1）诊断性刮宫　刮宫可以了解子宫腔的大小、宫颈或宫腔有无粘连以及子宫内膜情况。刮出物送病检，有助于子宫内膜结核的诊断与了解性激素的水平。

（2）子宫输卵管碘油造影　有助于诊断生殖系统的发育不良、宫腔粘连及生殖道结核等。

（3）宫腔镜检　对疑有宫腔粘连者可在宫腔镜直视下明确有无粘连、粘连部位与范围，还可分离粘连进行治疗。

（4）腹腔镜检查　可直接观察子宫、输卵管和卵巢等，需要时做活组织检查。

（5）药物试验、孕激素试验、雌激素试验　观察子宫内膜有无反应。

2.卵巢功能检查

（1）基础体温测定　如呈双相型，提示虽无月经来潮，但卵巢功能正常，有排卵和黄体形成。

（2）阴道脱落细胞检查 观察表层、中层、底层细胞的百分比，表层细胞百分率越高反映雌激素水平越高。

（3）宫颈黏液检查 涂片如见羊齿状结晶，羊齿状结晶越明显、越粗，反映雌激素作用越强；如见成排的椭圆体，提示在雌激素作用基础上有孕激素影响。

（4）血雌激素、孕激素含量测定 如血中雌激素、孕激素含量低，提示卵巢功能异常或衰竭。

3.垂体功能检查

（1）测定血中FSH、LH的含量 正常值FSH为5～40IU/L，LH为5～25IU/L，排卵时最高值为正常时的3倍。如FSH、LH均低于正常值，表示垂体功能低下。如FSH、LH高于正常水平，提示卵巢功能低下。

（2）垂体兴奋试验 静脉推注LH-RH后，测定血中LH含量变化。如LH值高于推注LH-RH前的2～4倍，提示垂体功能良好。如不升高或升高很少，说明病变可能在垂体。

（3）蝶鞍摄片 疑有垂体肿瘤时，可做蝶鞍摄片。肿瘤较大而影响蝶鞍骨质及鞍腔者，X线平片即可辨认。如肿瘤微小，需做蝶鞍多相断层摄片或电子计算机断层检查。

（4）其他 做CT、MRI等检查，以除外垂体肿瘤。

（四）闭经检查步骤

1.子宫性闭经

① 基础体温双相型，连续阴道涂片或宫颈黏液检查结果均表示有排卵。
② 用黄体酮试验和雌激素试验均不能导致子宫内膜发生撤退性出血。
③ 诊刮时取不出子宫内膜或发现宫腔有粘连。

2.卵巢性闭经

① 基础体温单相型，阴道涂片或宫颈黏液提示无排卵及雌激素水平低落。
② 孕激素试验阴性，雌激素试验阳性。
③ 24h尿FSH＞52.8小白鼠子宫单位，血清FSH放射免疫测定＞40min/mL，LH也高于正常。
④ 血雌二醇降低。

3.垂体性闭经

① 有产后大出血或感染史，有头痛、视力减退或偏盲、肥胖、多毛、紫纹及泌乳等症状。

② 基础体温单相型，阴道涂片及宫颈黏液提示激素水平低落。

③ 血E_2水平低，溢乳时查血催乳素（PRI）＞20ng/mL。

④ 人工周期后有撤药性出血。

⑤ 血、尿FSH及LH水平低下，肌内注射LH-RH 100μg后不增加。

⑥ 颅骨蝶鞍区X线摄片可见异常。

4.下丘脑性闭经

① 有精神紧张、消耗性疾病、特殊药物抑制（如避孕药、镇静药）及其他内分泌腺功能异常等。

② 血、尿FSH及LH水平低下，在肌内注射LH-RH 100μg后能升高。

③ 阴道涂片、宫颈黏液示雌激素水平低。

④ 人工周期后有撤药性出血。

5.其他内分泌功能异常闭经

① 肥胖且伴有紫纹、多毛提示可能为库欣综合征。肥胖而无紫纹、多毛可能是肥胖生殖无能综合征（颅底创伤、肿瘤、蝶鞍范围内的血管瘤、颈内动脉的动脉瘤和颅咽痛等大都侵犯蝶鞍上区，是引起本病的主要病因）。

② 了解肾上腺皮质功能可做24h尿液17-羟及17-酮含量测定。怀疑甲状腺功能病变可做T_3、T_4及甲状腺吸碘检查。

三、鉴别诊断

（1）早孕　除月经停闭外，常有晨起呕恶、倦怠、嗜睡、厌食、择食等妊娠反应。妇科检查子宫增大与停经月份相符合。尿妊娠试验阳性。亦可通过超声波检查以资鉴别。

（2）闭经泌乳综合征　除闭经外，还有溢乳，并伴生殖器官萎缩。

四、治疗

（一）西医治疗

闭经的治疗原则为早期诊断，早期治疗；一旦诊断明确则采取改善全身健康情况和心理状态及针对病因的治疗；相应的性激素替代治疗，调节下丘脑-垂体-卵巢轴的周期关系，恢复月经周期；对于继发性闭经要以预防为主；对一时性闭经如服避孕药后引起的闭经可短期观察。

1.一般治疗

合理安排患者的工作、生活，避免精神紧张及过度劳累，加强营养，积极预防继发性闭经。对月经迟发、月经后期、月经量少采取中医治疗。

2.病因治疗

治疗引起闭经的器质性病变。Asherman综合征在子宫镜下分离粘连，可放宫内节育器防止重新粘连或插入小儿导尿管持续7天，并用大剂量雌激素和孕激素序贯治疗，以重建子宫内膜周期；结核性子宫内膜炎者，应积极抗结核治疗；生殖道畸形可行手术治疗或成形术；卵巢或垂体肿瘤患者可行手术或放射治疗。

3.雌孕激素替代治疗

因某种疾病或某些因素使卵巢破坏造成卵巢功能早衰或无功能即不能产生激素时，采用激素替代治疗，以促进或维持患者适宜的生理与心理状态，一般采取人工周期疗法。

（1）小剂量雌激素周期疗法　己烯雌酚每日0.5～1mg，连用20天，口服，停用8～10天，重复如上2～3周期。可促进垂体功能，分泌黄体生成素，从而增加卵巢分泌雌激素，并促进排卵。

（2）雌孕激素序贯疗法　作用在于抑制下丘脑-垂体轴，停药后月经可能恢复并排卵。己烯雌酚每日1mg，连用20～22天，在后10天加服甲羟孕酮每日8～20mg，或在后5～7天加黄体酮每日10～20mg，肌内注射。

（3）雌孕激素合并疗法　其作用是抑制垂体促性腺激素，停药后可有反跳现象而使月经恢复并排卵。用口服避孕药每晚1片，连服22天停药。自撤药性出血第5天起，开始第二疗程，共用3～6个周期。

4.诱发排卵

要求生育而卵巢功能未衰竭者，可根据不同病因采用不同激素或其类似物诱发排卵。氯米芬每日50～150mg，共5天。首先1～2周期应以小剂量每日50mg开始。用于卵巢和垂体有正常反应、丘脑下部功能不全或不协调者，以纠正其功能而诱发排卵。对于垂体功能不全可用人绝经期促性腺激素（HMG）及人绒毛膜促性腺激素（HCG）以促进卵泡发育成熟以致排卵而有黄体形成。每日肌内注射HMG 1～2支（75～150IU），连续7～14天。当尿中雌激素24h达60～100μg，B超检查显示发育卵泡直径达16～25mm时，肌内注射HCG 1000～3000IU。对丘脑下部功能不足以致LHRM分泌不足，可采用脉冲式微量LHRH注射法，诱发排卵。

5.溴隐亭

用以治疗溢乳-闭经综合征患者，其作用是抑制促催乳激素以减少催乳素，开始时用小剂量1.25mg，每日2～3次，如无明显反应即逐渐加量，最大剂量每日不超过10mg。

6.其他激素制剂

对甲状腺功能低下可给甲状腺素片0.03g，每日2次口服，连续20天。

（二）中医治疗

1.辨证论治

（1）肝肾阴虚　症见口干欲饮，五心烦热，胸闷腹胀，或有烘热，腰膝酸软，尿赤，便干。舌红有刺，脉细数。治宜养阴清热。方药：知柏地黄丸加减。生地黄15g，牛膝9g，鳖甲、龟甲各18g，鹿角胶3g，当归、茺蔚子、知母、白芍、女贞子、枸杞子各12g。

（2）脾肾阳虚　症见肢冷形寒，腰酸乏力，大便溏泻，纳少，懒言。舌淡胖，苔薄白，脉沉迟而无力。治宜温补脾肾。方药：金匮肾气丸加减或右归丸。熟附子、山茱萸各9g，巴戟天肉、党参、熟地黄、山药、补骨脂、淫羊藿各12g，肉桂、炙甘草各3g。

（3）气滞血瘀　症见月经数月不行，精神抑郁，烦躁易怒，胸胁胀满，少腹胀痛拒按。舌边紫暗，或有瘀点，脉沉弦或沉涩。治宜理气活血，祛瘀通经。方药：桃红四物汤加味。生山楂30g，刘寄奴、桃仁各12g，炙鸡内金、红花各6g，当归、赤芍、川芎、生地黄各9g。

（4）痰湿阻滞　症见月经停闭，形体肥胖，胸胁满闷，呕恶痰多，神疲倦怠，或面浮足肿，或带下量多色白。苔腻，脉滑。治宜化湿祛痰，活血调经。方药：苍附导痰丸加减。茯苓、制半夏、苍术、枳壳、炙鸡内金各9g，陈皮5g，甘草3g，制香附、刘寄奴各12g，胆南星6g，生山楂30g。痰湿化热、带下色黄，苔黄腻者，加黄连3g，黄芩、竹茹各9g，竹沥油1支；呕恶、满闷者，加厚朴、菖蒲各9g，薏苡仁12g。

2. 中成药

① 女宝：每次4粒，每日3次。用治肾阳虚衰、冲任不足所致闭经。

② 紫河车粉：用治精血不足所致的闭经。每次1袋，每日2次。

③ 当归红枣冲剂：由当归、红枣、蔗糖组成。每次1袋，每日2～3次。用治脾虚血亏所致闭经。

④ 补血宁神片：每次5片，每日3次。用治血虚所致闭经。

⑤ 活血调经丸：每次1丸，每日3次。用治气滞血瘀所致月经闭经。

⑥ 少腹逐瘀丸：每次1丸，每日2次。用治血瘀少腹所致月经闭止。

3. 体针

取三阴交、关元穴为主穴。虚证配足三里、血海、肾俞；实证配太冲、中极。腹痛拒按者，加归来穴（泻法）；肾虚腰痛者，加肾俞穴（补法）。

4. 耳针

取子宫、内分泌、卵巢、皮质下、神门、交感等穴，交替使用。进针1～2分，留针15～30min，留针时捻转2次。

五、预防

① 积极治疗月经后期、月经量少等疾病，防止病情进一步发展，导致闭经的发生。

② 保持心情舒畅，避免精神过度紧张，减少精神刺激。治疗中亦应注意精神调理，解除顾虑，可促进痊愈。

③ 调节饮食，避免过分节食。经行之际，忌食过于寒凉酸冷之物，以免阴寒内盛、凝滞气血。

④ 积极治疗慢性消耗性疾病及寄生虫病，避免继发闭经。

第三节 痛 经

经期及行经前后出现明显下腹部痉挛性疼痛、坠胀或腰酸痛等不适，影响生活和工作者，称为痛经。据文献报道全球女性中80%有不同程度痛经，其中约3/4影响工作。

一、病因和发病机制

中医学认为引起痛经的原因有以下几点。

① 情志不遂，忧思悲怒，肝郁气滞，瘀血阻滞，不通则痛。

② 起居不慎，六淫为害。经期感受风寒湿冷，或恣食生冷，冲任之脉气血运行不畅，发为痛经。

③ 素体阳虚，不能温运胞宫，阳虚寒生，冲任虚寒，冲任维系胞宫，虚则无以行血，寒则不能温脉，故经行时气血凝涩，发为痛经。

由以上病因导致冲任瘀阻，或寒凝经脉，使冲任胞宫气血运行不畅，则不通而痛。或由冲任胞宫失于濡养，则不荣而痛。总之经水为血所化，而血又随气运行，若气血顺和则经行通畅，若气虚血少或气滞血瘀则经行涩滞，不通则痛。

西医学认为引起痛经的原因有以下几点。

（1）精神、神经因素　痛经常发生于严重精神抑郁、焦虑、恐惧及精神过度紧张的患者，由于对月经产生恐惧心理，使痛阈降低，无法忍受月经期的不适，而致痛经。

（2）内分泌因素　痛经常发生于有排卵周期，无排卵周期一般不发生疼痛，因此认为痛经与体内孕激素水平增高有关。分泌期子宫内膜可产生大量的前列腺素，尤其是前列腺素$F_{2\alpha}$增高明显。前列腺素$F_{2\alpha}$过多，作用于子宫及其血管，引起痉挛性收缩，造成子宫血运不足，组织缺氧，产生疼痛。部分前列腺素$F_{2\alpha}$还可进入血液循环，引起胃肠道平滑肌收缩，产生恶心、呕吐及腹泻等症状。

二、临床表现

（1）症状　月经期下腹痛是原发性痛经的主要症状，疼痛多数位于下腹中线或放射至腰骶部。以坠胀痛为主，重者呈痉挛性。疼痛时月经未来潮或仅见少量经血，行经第1天疼痛最剧烈，持续2～3天月经通畅，疼痛缓解。可伴随恶心、呕吐、腹泻、头晕、乏力等症状，严重时面色发白、四肢厥冷、出冷汗。

（2）体征　妇科检查无异常发现，偶有触及子宫过度前倾前屈或过度后倾后屈。

三、诊断和鉴别诊断

原发性痛经的诊断主要在于排除继发性痛经的可能。应详细询问病史，注意疼痛开始的时间、类型及特征。根据以下几点可得到原发性痛经的诊断：①初潮后1～2年内发病；②在出现经血或在此之前几小时开始疼痛，疼痛持续时间不超过48～72h；③疼痛性质属痉挛性或类似分娩产痛；④妇科双合诊或肛诊阴性。病史不典型、盆腔检查不满意者，宜做B超扫描。盆腔检查无阳性体征，应用避孕药物或前列腺素合成酶抑制药，有疗效者可诊断原发性痛经。如用药5～6个周期无效，则应进一步做腹腔镜或宫腔镜检查，以排除子宫内膜异位症、黏膜下肌瘤等器质性病变。

四、治疗

（一）西医治疗

1.一般治疗

加强锻炼，增强体质，注意经期保健，重视精神心理治疗，必要时适当应用镇痛、镇静、解痉药。

2.药物治疗

（1）镇痛解痉药　季铵类抗M胆碱受体药可以解除平滑肌痉挛，起到解痉镇痛作用。阿托品0.3～0.6mg/次，口服，针剂0.5mg/支，皮下注射。山莨菪碱片剂5mg/片，1～2片/次，口服；针剂5mg/支，皮下注射。注意：青光眼、麻痹性肠梗阻患者禁用。颠茄片也有解痉镇痛作用，每次8mg，3次/天，口服。

（2）前列腺素合成酶抑制药　前列腺素可诱发子宫平滑肌收缩，产生分娩样下腹痉挛性绞痛。前列腺素合成酶抑制药可抑制环氧合酶系统而减少前列腺素合成。常用的药有以下几种。

①阿司匹林：0.3～0.6g/次，3次/天；不良反应为胃肠道反应、过敏反应。

②吲哚美辛：每次25mg，2～4次/日，口服。本品的抗炎镇痛效果较阿司匹林强20～30倍。长期服用有头痛、眩晕、胃肠道反应、白细胞下降、肝炎、与阿司匹林有交叉过敏等。吲哚美辛还有两种剂型。一是栓剂，如吲哚美辛栓，为直肠给药。药物50%以上不通过肝脏而直接进入血液作用于全身。这就避免了口服时引起的胃、肠、肝不良反应，一般1枚/日。另一种为

吲哚美辛缓释片，药物作用持续时间长，不良反应相对较低。

③布洛芬：0.2～0.4g/次，4次/日。长期服用有恶心、皮疹、眩晕，与阿司匹林有交叉过敏，胃肠道反应较吲哚美辛与阿司匹林少。芬必得为其缓释胶囊，0.3～0.6g/次，3次/日。

前列腺素合成酶抑制药还有甲氯芬那酸、氟芬那酸、萘普生等。

（3）激素治疗　痛经严重者可用激素治疗，雌激素、孕激素可抑制排卵，一般用3～6个周期。

①雌激素：适用于子宫发育不良者，可促进子宫发育，使肌层变厚及血运增多。给予己烯雌酚0.25mg，自月经周期第5日开始服用，每日1次，连服22日。连续3～6个周期。

②孕激素：可抑制子宫收缩。常用炔诺酮2.5～5mg，每日1次，从月经周期第5日开始，连服22日，3～6个周期；或甲羟孕酮4～8mg，每日1次，从经前10日开始，连服7天，或黄体酮10～20mg，肌内注射，每日1次，从经前7天开始，连续5日。

③雌孕激素混合物：用于抑制排卵，使周期不再出现分泌期而减少子宫内膜前列腺素的合成，又降低子宫肌壁对前列腺素的敏感性，从而使疼痛缓解。并可限制螺旋动脉的发育而减少经血量。对痛经要求避孕或痛经合并经量多者尤适宜。用法：国产口服避孕药Ⅰ号、Ⅱ号或炔诺孕酮每日1片，月经第5日开始，服22日为一周期，连服3～6个周期，有效率达80%以上。

④雄激素：适用于月经量多、痛经、中年以上的妇女。甲睾酮5mg，每日1次，于经期第10～14天开始，连服10日，可用2～3个周期，丙酸睾酮25mg，肌内注射，每日1次，于经前5～7天开始用。

（4）镇静药　苯巴比妥0.03g或地西泮2.5～5mg，每日1～3次，以经前3～4天开始与止痛药联合使用，效果较好。适用于精神因素造成的痛经。

（5）维生素类　维生素E除具有抗氧化作用外，还能抑制前列腺素的形成，调节内分泌激素。Ziaei等对100例原发性痛经患者进行维生素E与安慰剂实验，发现两者均有一定效果，但维生素E较对照组效果明显。维生素E 10～100mg/次，1～3次/日。维生素B_6可促进镁离子进入子宫肌细胞，可产生解痉止痛的功效，月经来潮前3～5天每次20mg，3次/日，持续1周，3次为一疗程。

（6）碳酸锂　能改变神经兴奋性及神经突触传递功能，增加脑内去甲肾上腺素脱氨代谢的量，抑制腺苷酸环化酶活性，减少cAMP的产生，对痛经、经前紧张征和月经过多有效。经前10日开始，每日0.9g，分3次口服，到月经来潮时停药。

（7）硝酸甘油 硝酸甘油能扩张血管，增加外源性氧化氮，降低子宫收缩强度，达到止痛目的。

（8）硝苯地平 近年发现本品可松弛子宫平滑肌，有效地抑制月经头两天的子宫收缩而被用于治疗痛经。每次月经前3～5日开始服药10mg，每日3次，7～10日为一疗程，连用3个疗程，月经已来潮时亦可服药，10～30min后疼痛减轻。

（9）可乐定 原为抗高血压药物。它是中枢性交感神经抑制药，能使外周交感张力降低，血管扩张。在月经前或行经期，每次服用0.3mg，2次/日，连服4天。

（10）丹参酮胶囊及复方丹参注射液 丹参酮是中药丹参根的乙醇提取物，可以抑制黄体酮过多分泌，使前列腺素含量下降，从而抑制子宫肌肉强烈收缩，达到止痛目的。2粒/次，2次/日，连服20天，3个月为一个疗程。复方丹参注射液可以改善子宫内壁血流循环。痛经开始时20mL复方丹参注射液加入500mL葡萄糖溶液中静脉滴注，3天为一个疗程。

（11）小茴香提取油 Ostad于小鼠上行小茴香提取油药理与毒性试验，发现小茴香提取油可以降低子宫收缩强度与频率，可用于治疗痛经，而且毒性反应小。

（12）白三烯受体拮抗药 白三烯为炎症介质，目前发现，前列腺素拮抗药治疗无效的原发性痛经患者子宫内膜上白三烯数量相当多，白三烯受体拮抗药可以对抗白三烯，从而治疗痛经，特别是对前列腺素合成酶抑制药无效者。

（13）环氧化酶-2抑制药 Morrison等人发现环氧化酶-2参与原发性痛经的发病，环氧化酶-2抑制药可以治疗原发性痛经。

（二）中医治疗

1.辨证论治

（1）气滞血瘀 症见经前或经期，小腹剧烈胀痛，经色紫暗夹血块，量少排出不畅，胸胁或乳房胀痛。舌质正常或有紫点，脉沉弦。治宜调气活血，行瘀止痛。方药：土鳖虫9g，当归18g，三棱、莪术、两头尖、川芎、延胡索、乌药、香附各12g。水煎服，每日1剂。也可用血府逐瘀汤加减。

（2）寒凝胞宫 症见经前或经期小腹冷痛，甚则牵引至腰脊疼痛，得热则舒，月经量少，经色暗有瘀块，时觉泛涎，口淡，畏寒，四肢不温，大便

妇产科疾病中西医诊疗与处方

溏薄，纳呆。舌苔白腻，脉沉紧。治宜温经散寒，活络止痛。方药：附子、制川乌、川芎、法半夏、炙甘草各12g，当归、艾叶、泽兰各18g。水煎服，每日1剂。也可用少腹逐瘀汤加减。

（3）气血虚弱　症见经期或经净时呈持续性绵绵作痛，伴有小腹拘急，热熨则缓解，月经量少，色淡，质清稀，身体虚弱，面色无华，头晕乏力。舌质淡，脉沉细弱。治宜补气养血，调经止痛。方药：当归、川芎、熟地黄、党参、益母草、香附各18g，白芍12g，大枣、黄芪各30g。水煎服，每日1剂。

2.中成药

① 元胡止痛片：具有行气活血止痛之功效。用治气滞或气滞血瘀之痛经。每次4～6片，每日3次。

② 复方延胡止痛片：具有疏肝行气，活血止痛之功效。用治气滞血瘀之子宫内膜异位症，痛经等。每次3g，每日2～3次。

③ 血府逐瘀丸：具有活血逐瘀、行气止痛之功效。用治血瘀气滞之痛经。每次1～2丸，每日2次。

④ 妇女痛经丸：具有理气活血、化瘀止痛之功效。用治气滞血瘀之痛经。每次30粒，每日2次。

⑤ 调经活血片：具有疏肝解郁、利气行血、调经止痛之功效。用治肝郁气滞之痛经。每次5片，每日3次。

⑥ 痛经丸：具有行气活血、散寒止痛之功效。用治气滞寒凝之痛经。每次6～9g，每日2次。

⑦ 按摩乳：具有温通血脉、散寒止痛之功效。用治经脉瘀滞之痛经。适量外用。每日1～2次。

⑧ 乌鸡白凤丸：具有补气养血调经之功效。用治体弱血虚之痛经。每次1丸，每日2次。

⑨ 女宝：具有温宫散寒、调经止带之功效。用治肾阳亏虚之痛经。每次3粒，每日3次。

⑩ 当归调经丸：用治气血两虚、冲任虚寒之痛经。每次1丸，每日2次。

3.单方验方

① 益母草30g，艾叶18g，红糖适量。水煎服。

② 当归、熟地黄、香附、延胡索各12g，川芎6g，白芍、桃仁、红花、五灵脂各10g，肉桂3g。用法：于行经前4日起，每日服1剂。一般连服4日，

经至药停。

③ 小茴香、干姜、肉桂、吴茱萸、细辛各6g，延胡索、五灵脂、当归、蒲黄、赤芍、乌药各12g，乳香、没药、半夏各9g。水煎服。经前7日开始服用，共7剂。连服3个月经周期为一疗程。

④ 丹参30g，乌药、枳壳、桃仁、红花各10g，香附12g。水煎服，每日1剂，每次月经前服。有热者方中丹参改为牡丹皮10g，效果甚验。

⑤ 炒茴香7粒，炒干姜0.6g，延胡索、肉桂各3g，赤芍、炒五灵脂各6g，蒲黄、当归各10g。水煎服，每日1剂。

⑥ 鲜姜3片（切碎），红糖适量，用滚开水沏，顿饮，或煮沸后饮之，热服。

第四节　经前期综合征

经前期综合征是指妇女反复发生在黄体期周期性出现，影响妇女日常生活和工作，涉及身体、精神和行为的症候群。90%有周期性月经的妇女有经前生理学改变，只对妇女日常生活有明显影响的称为经前期综合征。

中医学无此专门病名，散在记载于"经行头痛""经行乳房胀痛""经行发热""经行身痛""经行泄泻""经行浮肿"等范畴。

一、病因和发病机制

中医学认为行经期间由于阴血下注冲任，血海充盈而全身阴血相对不足，气分相对有余，因此导致脏腑气血运行不平衡而引起一系列症状。中医认为经前期综合征源于肝、肾，是由肝肾不足或肝郁化火或肝郁伤脾所致。

西医学认为，经前期综合征至目前尚无确切的病因，可能和卵巢激素、中枢神经和自主神经系统失调的综合作用有关。

二、临床表现

多见于25～45岁妇女，伴随月经周期性发作，症状常出现在月经前7～14日，经前2～3日症状明显加重，月经来潮后症状明显减轻或消失。多因家庭不和睦或工作紧张诱发。

（1）精神症状　主要是情绪、意识及行为方面的改变。如经前乏力，易疲劳，困倦，嗜睡，情绪淡漠，孤独，抑郁不乐，焦虑，忧伤，注意力不集中，判断力差，甚至偏执妄想，个别产生自杀意念，有的则精神紧张，烦躁，遇事挑剔，易怒，乃至争吵、哭闹，不能自控。

（2）液体潴留症状 由于代谢紊乱导致水盐潴留，常见颜面、眼睑、手指、足背等体表水肿。若盆腔器官、腹壁、内脏水肿，可有盆腔坠胀、腰骶疼痛、腹胀腹泻、恶心呕吐、尿频等症状；若颅内水肿，可见持续性头痛，常呈双侧性，个别为偏头痛；若发生在其他部位可致关节痛，或鼻塞、咳嗽，甚至哮喘。

（3）乳房胀痛 经前乳房、乳头胀硬痒痛，或有硬结，甚则疼痛可放射至腋窝及肩部，甚至不能触碰，经后痛减渐至消失。

（4）月经失调 表现经行不畅，经量或多或少，经期延长。

（5）其他

① 神经系统症状：如潮热、汗出、头昏、眩晕、心悸等。

② 黏膜、皮肤病变：如舌淡、颊部黏膜溃疡，或阴道黏膜溃疡；皮肤病变可见湿疹、荨麻疹、痤疮。

③ 食欲改变：食欲增加或有特殊嗜好，或厌食等。

三、实验室及其他检查

（1）雌激素、孕激素测定 月经后半期黄体酮水平低下或正常，雌二醇浓度偏高。雌二醇/黄体酮比值增高。

（2）催乳素测定 水平较高。测定时宜在醒后 3 ～ 4h 抽血。

（3）阴道细胞学检查 角化细胞异常持久，提示雌激素水平增高，孕激素不足。

（4）宫颈黏液检查 黄体期涂片仍见宫颈黏液稀薄透明、延展性强，并见羊齿状结晶者，提示雌激素水平高。

（5）基础体温测定 大多为双相，但排卵后体温曲线上升缓慢，且不规则，或上升日数短，说明黄体功能不全（亦有呈单相型）。

（6）其他 血常规、血沉、B超声均无异常。

四、诊断和鉴别诊断

对于经前期综合征，既没有能供诊断的特定症状，也无明确的实验室指标。主要根据临床表现，诊断并不困难。需与轻度精神病及心、肝、肾等疾病引起的水肿作鉴别。

五、治疗

（一）西医治疗

由于本病临床表现多样，不可能一种治疗方法解决所有症状，应根据患者的临床特点个体化制定治疗方案。

1.精神治疗

予心理安慰与疏导，使患者精神松弛。

2.药物治疗

适用于上述治疗无效的患者。

（1）镇静药　对情绪激动的患者可给少量镇静药，以解除忧虑，减轻精神紧张。如苯巴比妥30mg，每日3次；氯氮䓬10mg，每日2～3次。

（2）利尿药　水肿者可用少量利尿药，如口服氢氯噻嗪25～50mg或氨苯蝶啶100～200mg。

（3）性激素治疗

① 孕激素：能促进雌二醇的排泄，以消除体内过量的雌激素，补充黄体功能不全，为醛固酮拮抗药，排钠留钾。

a.炔诺酮：该病可能与黄体功能障碍、孕激素分泌不足、雌激素相对升高有关。炔诺酮除可补充黄体功能外，尚有抗雌激素及利钠作用，可以缓解症状，用法：从月经前14日开始，每日2.5～5mg，持续10日，连续用药3～6个周期。

b.黄体酮：肌内注射20～100mg，每日1次。有报道，用黄体酮栓（200～400mg）放入阴道或直肠内，从黄体中期至月经前每日1次，此法简单有效，无不良反应。

c.醋酸甲地孕酮：甲地孕酮用以调节体内雌/孕激素水平，从而缓解症状，但疗效不及黄体酮。方法：每日5mg，1次服用，连续10日，用药3～6个周期。不良反应：少数人服药后有恶心、呕吐、纳差、头晕、乏力等轻度类早孕反应。肝功能异常或高脂血症患者慎用。

d.乙酸孕酮：125mg，经前12日，肌内注射1次。

② 雄激素：甲基睾酮5～10mg，每日1次，从经前第15日开始，连服10～14日，连续服用3～6个周期，可能有直接对抗雌激素作用，或抑制促

性腺激素分泌降低雌激素的产生。

③ 孕激素与雄激素合并应用：黄体酮20mg，丙酸睾酮25mg，于月经周期第22、24、26天，隔日1次，肌内注射，共3次。

④ 口服避孕药：避孕药Ⅰ号、Ⅱ号或炔诺孕酮，按避孕方法服用，连续3～6个周期。

⑤ 绒毛膜促性腺激素：可刺激卵巢，促进黄体发育产生孕激素。1000～2000 IU，肌内注射，每日1次，从经前10日开始，连续5次，连续3～6个周期。

（4）中枢兴奋药　哌甲酯2.5～5mg，每日1～2次口服；或安非他明5～10mg，每日2次口服。用于精神紧张、抑郁、迟钝、倦怠者，以提高情绪、战胜疲劳、减轻紧张及忧虑。

（5）溴隐亭　乳房胀痛样高催乳素血症者，可于月经后半期口服本品1.25～2.5mg，每日2次，症状可明显改善。

（6）维生素

① 维生素B_6：国外对434位经前期综合征患者分两组双盲试验证明，服用维生素B_6 25～100mg、每日2次的患者组，有82%病情好转，与对照组差异显著。维生素B_6在治疗抑郁、烦躁、紧张、乳房胀痛、水肿、头痛和痤疮方面比安慰剂好。

② 维生素A　5万～10万U，每日3次，从经前第14天开始，服至月经来潮，连服3～6个周期。本品可增加肝脏对雌激素的排泄，减低卵泡刺激素/黄体生成素的比值，有利于排卵及黄体形成，对改善神经系统症状有帮助。

③ 复合维生素B：注射粗制肝浸膏，增加肝脏对雌激素的灭活作用。

（7）抗前列腺素药物　可用甲芬那酸250mg或萘普生275mg或布洛芬400mg，每4～6h口服1次。其他药物有阿司匹林、可待因等，对缓解头痛和关节痛、肌肉痛等有效。

（二）中医治疗

1.辨证论治

（1）肝郁气滞　经前两胁、乳房、乳头胀痛或刺痛，烦躁易怒，失眠，口干苦。舌质暗红，苔薄白，脉弦或弦滑。治宜疏肝理气，活血通络。方药：柴胡疏肝散加当归、川楝子、郁金、路路通等。乳房胀痛有块者，加夏枯草、橘核、荔枝核、丹参、王不留行等，以加强活血通络散结之功效。肝郁化火出现头痛、发热、口干苦、烦躁者，可用柴胡疏肝散去川芎，加牡丹皮、栀子或黄芩、石决明、夏枯草等，也可选用丹栀逍遥散加减，当归、白芍、柴胡、茯苓、牡丹皮、栀子、甘草、煨姜、薄荷、白术。如肝火盛可用龙胆泻肝汤。如肝旺侮脾可加入山药、白术等健脾药。

（2）肝肾阴虚　经前头痛，眩晕，失眠健忘，手足心热，腰膝酸软，足后跟痛，口干渴，耳鸣，大便干，小便黄。舌质红，少苔，脉细弦。治宜滋肾平肝。方药：杞菊地黄丸加减，枸杞子、菊花、熟地黄、山茱萸、山药、泽泻、牡丹皮、茯苓，加白芍、白蒺藜、石决明、夏枯草等，或用一贯煎加蒺藜、石决明、菊花，或选用当归、白芍、川芎、生地黄、女贞子、墨旱莲、白蒺藜、茺蔚子、苦丁茶、罗布麻、桑叶等。若阴虚阳亢，经前头痛、头晕明显者，可用龙胆泻肝汤或天麻钩藤饮加减，天麻、钩藤、栀子、黄芩、杜仲、石决明、川牛膝、益母草、桑寄生、首乌藤、茯神，加白蒺藜、菊花。血虚肝旺之头痛、眼眶痛者，宜加川芎、当归。若阴虚火旺，宜滋阴降火，用知柏地黄汤合玉女煎加减，石膏、熟地黄、麦冬、知母、牛膝。

（3）脾肾阳虚　经前颜面、四肢水肿，头晕，体倦，嗜睡，腹胀纳呆，腰膝酸软，肢冷便溏，小便短少。舌苔白润、边有齿痕，脉细软。治宜健脾温肾利水。方药：苓桂术甘汤加减，茯苓、桂枝、白术、甘草，加补骨脂、川芎、巴戟天。或用济生肾气丸加减，附子、桂枝、干地黄、山药、山茱萸、泽泻、茯苓、牡丹皮；或用全生白术散加减，白术、茯苓皮、大腹皮、生姜皮、陈皮，加桂枝以温阳化气行水。经行泻泄者宜用香砂六君子汤合四神丸加减，木香、砂仁、党参、山药、白术、白扁豆、补骨脂、吴茱萸、肉豆蔻、五味子。

2.中成药

① 逍遥丸：口服，每次8粒，每日3次。适用于肝郁气滞型患者，经前1周开始服用。

② 知柏地黄丸：口服，每次8粒，每日3次。适用于肝肾阴虚型患者，经后1～2日后开始服用，连服20日，连续服用3个月。

③ 杞菊地黄丸：服法同知柏地黄丸，对肝肾阴虚、肝阳上亢之经行眩晕、经行头痛有持久疗效。

④ 济生肾气丸：口服，每次6粒，每日3次，适用于脾肾阳虚型以水肿为主者。

⑤ 八珍丸、补中益气丸、归脾丸等：遵医嘱服用，适用于气血虚弱型患者。

3.单验方

① 治疗经前乳房胀痛方：陈皮15g，鹿角霜15g，水、黄酒各半，煎服。

② 橘叶15g，川芎9g，水1碗，煎半碗，1次服。

③ 杏仁、川贝母、鲜皂角根皮各15g，生麦芽12g，水煎服。

第五节　围绝经期综合征

曾称为更年期综合征，是妇女在绝经前后由于雌激素水平波动下降所致的以自主神经系统功能紊乱为主、伴有神经心理症状的一组症候群。此阶段多发生于45～55岁，90%的妇女可出现轻重不等的症状，有人在绝经过渡期已开始出现症状，持续到绝经后2～3年，少数人可持续到绝经后5～10年症状才有所减轻或消失。人工绝经者往往在手术后2周即可出现围绝经期综合征，术后2个月达高峰，持续约2年之久。围绝经期综合征出现的早晚和严重程度有明显个体差异，受社会环境及个性特征等因素影响，绝大多数妇女能顺利渡过，但也有10%～15%的妇女症状较严重以致影响正常的生活和工作。

一、病因和发病机制

中医学认为，妇女进入围绝经期，肾气渐衰，天癸将竭，冲任二脉虚损，精血不足，气血失调，脏腑功能紊乱，肾阴阳失和而致。临床常见的为肾阴虚、肾阳虚或肾阴阳两虚，故肾虚为致病之本，可以涉及他脏而发病。

西医学目前多认为卵巢功能衰退、雌激素分泌减少是导致围绝经期综合征的主要原因。由于卵巢功能衰退，雌激素分泌减少，对垂体和下丘脑的反馈作用减弱，出现促性腺激素水平升高、内分泌功能失调、代谢障碍以及自主神经功能紊乱等一系列围绝经期综合征症状。

二、临床表现

（1）生殖系统症状

① 月经紊乱：多数由月经稀发而逐渐绝经，少数人由月经不规律而渐绝经。

② 生殖器官萎缩：阴道、子宫逐渐萎缩，阴道干燥疼痛，外阴瘙痒。盆

底肌肉松弛，易出现子宫脱垂和阴道壁膨出。

③ 泌尿系症状：由于尿道括约肌松弛，可出现尿失禁，容易发生感染。

④ 第二性征逐渐退化，乳房逐渐萎缩。

（2）心血管系统症状　突然面部潮红，头颈部胀、热，烦躁不安，然后出冷汗，此症状可持续几秒或几分钟。有时可有心慌气短、血压升高，可导致冠心病发作。也有人有头痛、眩晕、耳鸣等症状。

（3）精神神经症状　表现神经过敏、易怒、精神不集中、记忆力减退、失眠、焦虑等，严重者可患围绝经期精神病。

（4）代谢障碍　由于雌激素减少，可影响胆固醇、钙、磷、水、盐代谢，可出现动脉硬化、冠心病、肥胖、骨质疏松、腰腿疼痛、骨折及水肿等症状。

三、实验室及其他检查

（1）基础体温　呈单相。宫颈黏液示无排卵。内膜活检可见增殖期或增生过长，无分泌期变化。

（2）阴道细胞学检查　显示以底层、中层细胞为主。

（3）激素测定　①雌激素可降低或正常，促性腺激素（FSH）升高；②还应测定血或尿的游离皮质醇、甲状腺素（T_3、T_4、TSH）、甲状旁腺素等。

（4）生化检查　血钙、血磷、血糖、血脂及肝肾功能测定，尿糖、尿蛋白、24h尿钙/肌酐、24h尿羟脯氨酸/肌酐比值测定。

绝经后妇女会通过尿液排钙的增加使骨钙丢失，空腹尿钙来源于骨钙，空腹尿羟脯氨酸来源于骨的胶原，二者间接反映骨吸收情况。测定24h尿钙/肌酐、24h尿羟脯氨酸/肌酐比值比较方便，可避免测24h尿。定期测定可预测骨丢失速度。正常妇女空腹尿钙/肌酐比值为0.06±0.04，绝经期妇女比值为0.14±0.01。

（5）影像学检查

① B型超声：可了解子宫卵巢情况，排除妇科器质性疾病。骨的超声波通过骨的速度及振幅衰减反映骨矿含量及骨结构，但对其应用价值有不同意见。

② 骨量测定：帮助确诊骨质疏松症，有单光子、双光子骨吸收测量法和定量计算机层面扫描法。前者测定骨矿含量，精确度较差。后两者的测定值与脊柱骨质疏松密切相关，可对患者进行全身骨骼的检测，测定骨密度，但价格昂贵，不能用于普查。

测量骨矿含量和骨密度有很多方法，以骨矿含量或骨密度低于正常青年人均值的2.5个标准差以上，作为诊断骨质疏松的标准。低于1～2.5个标准差，为骨含量减少，是预防干预的对象。

③ X线：不能准确提示骨量减少，在骨丢失30%以上才能显示。但可准确诊断骨折。

四、诊断

① 多发生于45岁以上的妇女，多有月经不规则或闭经，以及出现潮热、出汗、心悸、抑郁、易激动与失眠等症状。

② 第二性征可有不同程度的退化。

③ 生殖器官可有不同程度的萎缩，有时并发老年性阴道炎。

④ 血、尿FSH及LH明显升高。

五、治疗

（一）西医治疗

为缓解围绝经期的临床症状，提高妇女的生活质量，预防或治疗骨质疏松等老年性疾病，可选择相应的治疗措施以帮助妇女顺利渡过围绝经期。

1. 一般治疗

为预防骨质疏松，围绝经期妇女应坚持身体锻炼，增加日晒时间，摄入足量蛋白质及含钙丰富的食物，并补充钙剂以减慢骨钙的丢失。适当的运动可以刺激骨细胞活动、维持肌张力、促进血液循环，有利于延缓老化速度及骨质疏松的发生。围绝经期精神症状可因神经类型不稳定或精神状态不健全而加剧，故应进行心理治疗。谷维素20mg，每日3次，有助于调节自主神经功能。必要时可夜晚服用艾司唑仑2.5mg以助睡眠。α受体阻滞药可乐定0.15mg，每日2～3次，可缓解潮热症状。

2. 绝经及绝经后期激素替代疗法

多数学者推荐绝经后采用激素替代治疗（HRT），理由是合理用药方案及定期监护可将雌激素的潜在有害因素完全消除或降到最低程度。而且，激素替代疗法对妇女生活质量的有益作用远远超过其潜在的有害作用。

（1）适应证　雌激素替代治疗适用于具有雌激素水平低落症状或体征而

无禁忌证者。由于雌激素减少对健康的危害始于绝经后，故应于绝经早期用药。

（2）禁忌证　①绝对禁忌证有妊娠、不明原因子宫出血、血栓性静脉炎、胆囊疾病、肝脏疾病。②相对禁忌证有乳腺癌病史、复发性血栓性静脉炎病史或血栓、血管栓塞疾病。

（3）药物制剂及剂量选择　主要成分是雌激素。有子宫者，用雌激素同时必须配伍孕激素以对抗单一雌激素对子宫内膜刺激引起的子宫内膜增生过长病变和阻止子宫内膜癌的发生。

① 雌激素

a.己烯雌酚：为合成非甾体激素，肌内注射较口服作用强，不良反应较重，易引起消化道反应和突破性出血。

b.炔雌醇：为甾体类雌激素的衍生物；是半合成雌激素。是强效雌激素，活性为己烯雌酚的20倍，由于雌激素作用强，因而国外学者提出不合适用作HRT中的雌激素。目前是口服避孕药中的雌激素成分。

c.尼尔雌醇：是半合成雌激素，口服吸收后贮存于脂肪组织，缓慢释放，代谢为乙炔雌三醇起作用。是口服长效雌激素。用于HRT疗效明显，选择性地作用于阴道和子宫颈管，对子宫内膜也有促生长作用。

d.雌酮（E_1）：为天然雌激素，雌激素活性较E_2弱，但可转化为E_2在靶细胞起作用。国外有硫酸哌嗪雌酮等药，也用于HRT，国内尚无此药。

e.雌二醇（E_2）：为天然雌激素，在循环中与性激素结合蛋白结合，非结合的亲酯游离E_2分子进入靶细胞，与雌激素受体结合发挥生物效应，E_2在体内停留时间最长，因而雌激素活性最强，是体内起主要作用的雌激素。E_2经微粉化处理后可在消化道内迅速吸收，口服数周后，血E_2浓度达稳态。

丹麦产的诺坤复为该类产品，即17β-雌二醇，欧洲将其广泛应用于HRT。

戊酸雌二醇：本药是E_2的酯类，口服后在消化道迅速水解为E_2，药代学与药效学与E_2相同，也归为天然雌激素。

f.雌三醇（E_3）：是E_2、E_1的不可逆代谢产物，是天然的雌激素，雌激素活性较小，选择作用于生殖道远端，对子宫内膜影响小。有片剂和栓剂，阴道用药为雌三醇栓或药膏。

g.妊马雌酮：从孕马的尿中分离得到的，是天然的复合型雌激素，其中45%为硫酸雌酮，55%是各种马雌激素。代谢复杂，药物作用也较复杂，临床用于HRT历史最久，目前仍在探讨其用药的复杂性。预防骨质疏松效果较好。并可使心肌梗死的发病率降低达50%。有片剂和阴道用霜剂。

h.贴膜E_2：所含的E_2储存在贴的药库或基质内，缓慢稳定地释放E_2，0.05mg的皮贴膜每日向体内释放50μg E_2。多数剂型为每周2帖。进口的贴膜有妇舒宁（药库型）、得美舒（基质型）、松奇（基质型）；国内产品有更乐和伊尔帖片。

i.皮埋片E_2：片内有结晶型E_2，植入皮内1片，每片有E_2 25mg、50mg、100mg等规格，可稳定释放E_2 6个月。

j.爱斯妥凝胶：为一种涂抹胶，含有乙醇的胶状物，涂抹在臂、肩和腹部皮肤，透过表皮的E_2储存在角质层内，缓慢释放，每日涂1次。

k.诺舒芬：是一种片剂，含0.025mg的E_2，为阴道用药。

l.E_2环：每日释放7.5μg E_2，一环可使用3个月，可自由取出和放入。

m.普罗雌烯：是一种特殊的雌二醇——雌二醇二醚，特殊的分子结构使其不能被皮肤及阴道上皮细胞吸收，具有严格的局部作用。营养外阴、阴道、尿道上皮细胞，常用于雌激素缺乏引起的外阴、阴道、尿道萎缩及炎症改变。有胶囊和软膏2种剂型。

② 孕激素和雌激素序贯疗法：孕激素可防止雌激素引起的乳房、子宫细胞过度生长。在服用雌激素后期加用黄体酮10mg肌内注射，或加甲羟孕酮每日2～4mg，口服，共5～7日。

③ 雄激素：现已不再使用，但对于感觉乳房痛或性欲减退者，或为了减少药物性流血，在使用雌激素、孕激素时可加用，如丙酸睾酮或甲睾酮等。

④ OrgoD$_{14}$：为荷兰欧加农药厂研制出的一种新型类固醇激素，口服本品每日2.5mg后可显著地抑制围绝经期妇女血浆FSH及LH水平，而以FSH抑制程度更甚。对PRL水平无影响，对育龄妇女有抑制排卵作用。一个多中心双盲有对照的交叉研究结果也显示256例患者口服本品共16周，1个月后潮热、出汗、头痛、疲乏感皆有明显好转，睡眠及性欲改善，自我感觉及情绪提高，且不良反应轻。

⑤ 福康乐：临床140例患者服用2～3个月后即初见疗效，如潮热、失眠、出汗、焦虑明显改善，内分泌检测同样也有改善，总有效率达到79.2%，其中显效11.4%。服用1年有效率60.5%，显效率39.5%。

⑥ 丹那唑：用本品治疗伴有严重血管舒缩症状的绝经后妇女，每日100mg，连服2个月，也可收到明显的效果。

⑦ 诺更宁：是微粉化17β-E_2 2mg与醋酸炔诺酮1mg的复方制剂，适用于需要连续合并应用雌激素、孕激素的情况。由该两药组成的模仿生理周期的

三相复方制剂诺康律片可用于序贯治疗方案。

⑧ 克龄蒙：是11片2mg戊酸雌二醇和10片含2mg戊酸雌二醇和1mg醋酸环丙孕酮的复方片组成的制剂，可供周期性序贯激素治疗者选用。

⑨ 倍美安：是由0.625mg的倍美力与2.5mg的甲羟孕酮组成的复方制剂，可用于连续联合治疗。

⑩ 倍美孕：是由14片0.625mg的倍美力和14片含0.625mg的倍美力与5mg的甲羟孕酮组成的复方片，可用于序贯治疗方案。

⑪ 7-甲异炔诺酮：是一种21碳类固醇衍生物，具有孕激素、雌激素和雄激素的作用，能够稳定妇女在围绝经期卵巢功能衰退后的下丘脑-垂体系统，无内膜增生的作用，一般不引起阴道出血。适用自然绝经和手术绝经所引起的各种症状。

3.非激素类药物

① 钙剂：可减缓骨质丢失。如氨基酸螯合钙胶囊，每日口服1粒。

② 维生素D：适用于围绝经期妇女缺少户外活动者，每日口服400～500U，与钙剂合用有利于钙的完全吸收。

③ 降钙素：是作用很强的骨吸收抑制剂，用于骨质疏松症。有效制剂为鲑降钙素，用法为100U肌内或皮下注射，每日或隔日一次；2周后改为50U，皮下注射，每日2～3次。

④ 双磷酸盐类：可抑制破骨细胞，有较强的抗骨吸收作用，用于骨质疏松症。常用氯甲双磷酸盐，每日口服400～800mg，间断或连续服用。

（二）中医治疗

1.辨证论治

（1）肾虚肝旺型　症见月经周期紊乱，经血量少，色红或紫暗，头晕目眩，耳鸣，烦躁易怒，失眠多梦，颧红，潮热汗出，五心烦热，口干便结，尿少色黄。舌质红，少苔，脉弦细数。治宜滋阴补肾，平肝潜阳。方药：女贞子8g，白芍、麦冬、熟酸枣仁、丹参、郁金、合欢皮各12g，香附15g，珍珠母、石决明各30g。皮肤瘙痒或有蚁行感者，可酌加生地黄18g，牡丹皮15g；头痛眩晕者加天麻10g，钩藤18g。水煎服，每日1剂。

（2）阴阳两虚型　症见绝经数年或经行无规律，头晕耳鸣，腰酸乏力，心烦失眠，潮热出汗，面色晦暗，精神萎靡，形寒肢冷，大便溏薄。舌质淡，苔少，脉沉细。治宜滋阴补肾，调益冲任。方药：五味子、枸杞子、菟丝子、锁阳、郁金、淫羊藿各12g，杜仲15g，肉苁蓉、熟地黄各18g。恶寒、四肢不温、口泛清涎者加附子12g，肉桂3g（焗服）；气短乏力、纳差者加党参18g，白术12g。水煎服，每日1剂。

2.中成药

① 更年女宝片：每次4片，每日2～3次。用治肝肾亏损所致绝经前后诸证。

② 更年乐：每次10～15g，每日2～3次。用治围绝经期肝肾亏虚、阴阳失调所致绝经前后诸证。

③ 更年康片：每次3片，每日2～3次。用治妇女精血不足、肾气虚弱所致绝经前后诸证。

④ 逍遥丸：每次6～9g，每日3次。用治肝郁脾虚所致绝经前后诸证。

⑤ 脑立清：每次10粒，每日2次。用治肝阳上亢引起绝经前后诸证。

⑥ 灵芝片：每次1片，每日3次。用于气血不足、正虚所致绝经前后诸证。

3.单方验方

① 百合60～90g，和蜜，拌和蒸熟，每日服2次，或睡前服。适用于自主神经失调者。

② 淫羊藿60g，白酒500mL。将淫羊藿洗净沥干，装入纱布袋内，扎紧口，放入酒罐内，将白酒倒入，盖好盖，浸泡7日即成，每次5～20mL，每日1次。

③ 鲜枸杞子250g，洗净，用干净纱布包好，榨取汁液。每次10～20mL，每日2次。

④ 将鲜韭菜洗净，用干净纱布包好，后取汁，临服时加点白糖。每日2次，每次5～10mL。具有温阳暖下之功。

⑤ 酸枣仁、生地黄各30g，大米100g。将酸枣仁加水研碎，取汁100mL，生地黄煎汁100mL。大米煮粥，粥成加酸枣仁汁、生地黄汁即成。每日1次，宜常食。具有补阴清热之功。

⑥ 黄芪120g，母鸡1只。适于肾阴虚者。

⑦ 枸杞子15g，栗子20g，羊肉100g，加调料及水适量，炖熟服食。适于肾阳虚者。

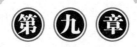

第九章

女性生殖器官肿瘤

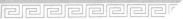

　　女性生殖器官肿瘤是妇科常见病。可发生于女性生殖器官的各个部位，但以子宫及卵巢为多见，并有良性与恶性之分，良性肿瘤以子宫肌瘤及卵巢囊肿为多，恶性肿瘤以宫颈癌、子宫内膜癌、卵巢癌为多，其次为外阴癌及阴道癌，输卵管癌最少见，其中卵巢癌死亡率最高。主要治疗方法有手术、放疗、化疗、免疫及中西医结合等综合治疗，而中西医结合治疗在提高临床疗效、改善患者生活质量及减轻放化疗不良反应方面均具有积极作用。

第一节　外阴恶性肿瘤

　　外阴恶性肿瘤占女性生殖器官恶性肿瘤的4%～5%，虽然生育年龄妇女患病并不少见，患者仍以60岁以上的妇女为主；外阴恶性肿瘤最常见的组织学类型为鳞癌，外阴黑色素瘤居第二位，其他的组织病理学类型有疣状癌、外阴佩吉特病、腺癌、基底细胞癌和前庭大腺癌等。

一、病因和发病机制

　　中医学认为，主要病因为外受湿热，或过食辛辣；或内伤七情，或房劳所伤，脏腑功能失调，致湿热下注，郁火内蕴，甚蕴而成毒；或寒邪凝滞，或脾虚痰滞，毒邪凝聚；或肝肾亏损，经虚不荣而发为本病。

　　西医学认为，外阴鳞状细胞癌是最常见的外阴癌，占外阴恶性肿瘤的85%～90%，占妇科恶性肿瘤的3.5%。

　　病因尚不完全清楚。外阴色素减退伴不典型增生可发生癌变；外阴受长期慢性刺激如乳头瘤、尖锐湿疣、慢性溃疡等也可发生癌变。目前认为外阴癌与单纯疱疹病毒2型、人乳头状瘤病毒、巨细胞病毒的感染可能有关。

二、临床分期

常采用国际妇产科联盟（FIGO）和国际抗癌协会（UICC）的分期标准（表9-1）。分期标准引自FIGO妇科肿瘤委员会2000年9月发表的《妇科恶性肿瘤分期和临床实践指南》。

表 9-1　外阴癌分期

	FIGO 分期	UICC（TNM）分期
	原发肿瘤不能被估计	T_x
	无原发肿瘤证据	T_0
0	原位癌（浸润前癌）	$T_{is}N_0M_0$
I	肿瘤局限于外阴或外阴和会阴，最大直径≤2cm	$T_1N_0M_0$
I a	肿瘤局限于外阴或外阴和会阴，最大直径≤2cm，间质浸润≤1.0mm[①]	$T_{1a}N_0M_0$
I b	肿瘤局限于外阴或外阴和会阴，最大直径≤2cm，间质浸润>1.0mm[①]	$T_{1b}N_0M_0$
II	肿瘤局限于外阴或外阴和会阴，最大直径>2cm	$T_2N_0M_0$
III	肿瘤侵犯下列任何部位：下尿道、阴道、肛门	$T_{1\sim3}N_1M_0$
IV		
IVa	肿瘤侵犯下列任何部位：膀胱黏膜、直肠黏膜、上尿道黏膜；或骨质固定	$T_{1\sim3}N_2M_0$ T_4任何NM_0
IVb	任何部位的远处转移，包括盆腔淋巴结转移	任何 T 任何 NM_1

① 肿瘤浸润深度指从最接近表皮乳头的上皮 - 间质结合部至最深浸润点的距离。

注：T—原发肿瘤。N—区域淋巴结，N_0—无区域淋巴结转移；N_1—单侧淋巴结转移；N_2—双侧淋巴结转移。M—远处转移，M_0—无远处转移；M_1—远处转移（包括盆腔淋巴结转移）。

北京首都医院对外阴癌的临床分期：

0 期：原位癌，癌灶局限在表皮内。

I $_0$ 期：微浸润癌或早期浸润癌，浸润深度不超过基底膜下5mm。

I $_{0a}$：无淋巴结转移。

I $_{0b}$：有淋巴结转移。

I 期：病灶直径≤2cm。

I $_a$：无淋巴结转移。

I $_b$：有淋巴结转移。

II 期：病灶直径>2cm。

II $_a$：无淋巴结转移。

III 期：病灶累及尿道或肛门。

III $_a$：无淋巴结转移。

IV 期：已有远处转移。

三、临床表现

外阴癌最常见的症状是外阴瘙痒，在外阴癌发生前数年即可出现，并伴有癌前病变如萎缩性外阴炎、外阴干枯病。早期在外阴部可发现小而硬的结节或溃疡，但不痛不痒。晚期可发生继发性感染、破溃、疼痛，分泌物增多，呈脓样或脓血样。肿瘤侵犯尿道可出现尿频、尿痛、排尿困难。直肠括约肌受累则出现大便失禁。局部肿物呈菜花状者质脆，易出血，常伴有继发感染，形成质硬、深而不规则的溃疡。结节状肿物的质地硬，且向深部浸润。一侧或双侧腹股沟淋巴结可肿大，质硬、固定。侵及淋巴道使股静脉或下肢淋巴回流受阻，可引起一侧或两侧下肢肿胀。

四、实验室及其他检查

（1）细胞学检查　取阴道液做细胞学检查，约有50%的阳性率。

（2）组织学检查　对疑为病灶的部分，可进行组织学检查。

（3）其他检查　术前应做胸部X线摄片检查，对较晚期患者还应行静脉肾盂造影、膀胱镜、B超、CT检查等，有助于充分评价病变范围。

五、诊断

活组织病理检查是确诊的必需手段。方法是采用1%甲苯胺蓝染色，干后用1%醋酸洗去染料，在蓝染部位取材活检，或在阴道镜指导下定位活检。

六、治疗

（一）西医治疗

手术治疗为主，辅以放射治疗与化学药物治疗。

1.手术治疗

0期：单侧外阴切除。

Ⅰ期：外阴广泛切除及病灶同侧或双侧腹股沟淋巴结清扫术。

Ⅱ期：外阴广泛切除及双侧腹股沟、盆腔淋巴结清扫术。

Ⅲ期：同Ⅱ期或加尿道前部切除与肛门皮肤切除。

Ⅳ期：外阴广泛切除、直肠下段和肛管切除、人工肛门形成术及双侧腹股沟、盆腔淋巴结清扫术。癌灶浸润尿道上段与膀胱黏膜则需做相应切除术。

2.放射治疗

不能手术治疗的晚期外阴癌，放射治疗可以收到姑息疗效。放疗亦可作为手术前后的辅助治疗，或手术、化学治疗的综合性治疗措施之一。Hacker等报告，8例病变广泛之外阴癌患者在手术前用放疗，可使手术范围缩小，易于成功，而术后病率并不升高，存活15个月至19年者占62%（5例）。Boronow等报告，对外阴阴道癌采用手术＋放疗，并提出相同的观点。适应证为对于全身情况差、癌肿较晚、拒绝手术的患者，可采用单纯性放射治疗；对外阴原发灶大或癌肿已累及阴唇系带、会阴和肛门者，手术切除有一定困难，原发灶可给予术前放射治疗，照射量20～30Gy/2～3周，休息2周后行外阴切除术；对手术后病理证实淋巴结转移且手术切除不彻底者，可给予术后放射治疗。剂量应为根治量。

3.化学治疗

病灶局部可注射氟尿嘧啶或平阳霉素，也可应用全身治疗。可使个别病例获得姑息效果。

（二）中西医结合治疗

外阴癌的预后与临床分期有关，虽然外阴癌多生长在外阴皮肤表面，但部分患者羞怯忌医或初诊医生忽视病情，临床延误诊治者有之。因此，中西医结合治疗外阴癌可达到减轻症状和并发症、提高生存期之效。如原发病灶行外阴癌根治术，根据需要可给予术前或后放射治疗及中医中药。对于临床上未触及腹股沟淋巴结肿大或不怀疑转移者，可给予该区体外放射治疗，不必行腹股沟淋巴结清扫术，这样可避免一些术后并发症。拟化学治疗后再行手术，但手术切除不彻底或不能切除，可辅以放射治疗及中医中药。此外，需要注意的是，中医疗法中许多单方、验方多有效验，但不可忽视外科手术治疗这一重要手段。中西医结合相互取长补短，扶正祛邪，固本培元，才能提高治疗效果。

第二节　子宫颈癌

子宫颈癌是最常见的妇科癌症，患者年龄分布呈双峰状，31～39岁和60～64岁，平均年龄为52～53岁。由于宫颈癌有长期癌前病变阶段，加之子宫颈解剖位置易于暴露及细胞学检查技术的普及与发展，子宫颈癌得以早期发现、早期诊断及早期治疗，生存率明显提高，发病率及死亡率逐年下降。

中医无子宫颈癌病名，但根据其临床症状和体征类似于中医"带下""癥瘕"等疾病。如唐代医家孙思邈在《备急千金要方·妇人方下》中云："崩中漏下，赤白青黑，腐臭不可近，令人面黑无颜色，皮骨相连，月经失度，往来无常，小腹弦急，或苦绞痛上至心，两胁肿胀，食不生肌肤，令人偏枯，气息乏少，腰背痛连胁，不能久立，每嗜卧困懒。"此描述很类似于子宫颈癌晚期的临床表现。

一、病因和发病机制

中医学认为，子宫颈癌的病因不外乎外因和内因两种。外因为感受湿毒之邪，侵及宫颈，久不消散，日久化火生毒，发为癌肿。内因常因体虚寒积，或血寒集于子门，日久化火生毒，发为癌瘤。如张仲景在《金匮要略方论·妇人杂病脉证并治》中说："妇人之病，因虚、积冷、结气，为诸经水断绝，至有历年，血寒积结胞门，寒伤经络，凝坚在上呕吐涎唾，久成肺痈……相连；或结热中，痛在关元……在下未多，经候不匀，令阴掣痛，少腹恶寒，或引腰脊，下根气街，气冲急痛，膝胫疼烦，奄忽眩冒，状如厥癫，或有忧惨，悲伤多嗔，此皆带下，非有鬼神。久则羸瘦，脉虚多寒，三十六病，千变万端"。其论述之病因病机，临床表现有类似子宫颈癌之处。

西医学认为，宫颈癌的发病因素至今尚未完全明了，但大量资料表明，其发病与下列因素有关。

（1）性生活过早、早婚、早育、多产、密产者发病率高。18岁以前有性生活者为性生活过早。早婚指20岁以前结婚者，其发病率高，约占宫颈癌患者的50%。未婚及未产妇女宫颈癌发病率明显降低。

（2）性生活紊乱、多次结婚史者发病率高。第二次结婚者宫颈癌发病率为初婚者的4.5倍。

（3）慢性宫颈炎　长期的局部刺激使宫颈癌发病率高。宫颈炎患者发病率为正常人的4.7倍。

（4）细菌病毒感染　这可能是诱发宫颈癌的重要因素。近来发现性交感染的某些病毒，如单纯疱疹病毒2型（HSV-2）、人乳头状瘤病毒（HPV）、人巨细胞病毒（CMV）可能与宫颈癌发病有关。宫颈癌患者血清抗HPV-2抗体，阳性率达80%～100%，正常对照仅20%；宫颈癌组织中可检查出CMV

的DNA片段。

（5）其他　如性激素失调、男性包皮垢刺激、遗传因素、社会经济状况和精神创伤等因素，也可有一定关系。也有报道指出，母亲为安胎在妊娠期间服用己烯雌酚，生下的女儿在成年时容易患子宫颈癌。另外，吸烟、长期服避孕药可能会增加宫颈癌发病的危险。子宫颈细胞发育不良也可以转变为早期癌。

二、临床分期

采用国际妇产科联盟（FIGO，2000年）修订的临床分期（表9-2）。

表9-2　宫颈癌的临床分期标准（FIGO，2000）

期别	肿瘤范围
0 期	原位癌（浸润前癌）
Ⅰ 期	癌灶局限在宫颈（包括累及宫体）
Ⅰa	肉眼未见癌灶，仅在显微镜下可见浸润癌
Ⅰa$_1$	间质浸润深度≤3mm，宽度≤7mm
Ⅰa$_2$	间质浸润深度＞3mm 至≤5mm，宽度≤7mm
Ⅰb	临床可见癌灶局限于宫颈，或显微镜下可见病变＞Ⅰ$_A$期
Ⅰb$_1$	临床可见癌灶最大直径≤4cm
Ⅰb$_2$	临床可见癌灶最大直径＞4cm
Ⅱ期	癌灶已超出宫颈，但未达盆壁。癌累及阴道，但未达阴道下1/3
Ⅱa	累及阴道为主，无明显宫旁浸润
Ⅱb	累及宫旁为主，无明显阴道浸润
Ⅲ期	癌肿超越宫颈，阴道浸润已达下1/3，宫旁浸润已达盆壁，导致肾盂积水或无功能肾
Ⅲa	癌累及阴道下1/3，但未达盆腔
Ⅲb	癌累及宫旁为主，已达盆壁，或有肾盂积水或无功能肾
Ⅳ期	癌播散超出真骨盆或癌浸润膀胱黏膜及直肠黏膜
Ⅳa	癌浸润膀胱黏膜及直肠黏膜
Ⅳb	癌浸润超出真骨盆，有远处转移

三、临床表现

早期宫颈癌常无症状，也无明显体征，与慢性宫颈炎无明显区别，有时甚至见宫颈光滑，尤其老年妇女宫颈已萎缩者。有些宫颈管癌患者，病灶位于宫颈管内，宫颈阴道部外观正常，易被忽略而漏诊或误诊。

1.症状

（1）阴道流血　年轻患者常表现为接触性出血，出血发生在性生活后或妇科检查后。出血量可多可少，根据病灶大小、侵及间质内血管的情况而定。早期出血量少，晚期病灶较大时表现为多量出血，一旦侵蚀较大血管可能引起致命性大出血。年轻患者也可表现为经期延长、周期缩短、经量增多等。老年患者常主诉绝经后不规则阴道流血。一般外生型癌出血较早，血量也多；内生型癌出血较晚。

（2）阴道排液　患者常诉阴道排液增多，白色或血性，稀薄如水样或米泔状，有腥臭味。晚期因癌组织破溃、坏死、继发感染有大量脓性或米汤样恶臭白带。

（3）晚期癌的症状　根据病灶侵犯范围出现继发性症状。病灶波及盆腔结缔组织、骨盆壁，压迫输尿管或直肠、坐骨神经时，患者诉尿频、尿急、肛门坠胀、大便秘结、里急后重、下肢肿痛等；严重时导致输尿管梗阻、肾盂积水，最后引起尿毒症。到疾病末期，患者出现恶病质。

2.体征

检查时可见宫颈呈糜烂、菜花、结节或溃疡状，但内生型癌肿早期宫颈表面无变化，需做双合诊或三合诊检查。

四、实验室及其他检查

（1）宫颈刮片细胞学检查　是普查采用的主要方法。刮片必须在宫颈移行带处。涂片后用巴氏染色，结果分为5级：Ⅰ级正常，Ⅱ级炎症引起，Ⅲ级可疑，Ⅳ级可疑阳性，Ⅴ级阳性。Ⅲ、Ⅳ、Ⅴ级涂片必须进一步检查明确诊断。

（2）碘试验　用于识别宫颈病变的危险区，以便确定活检取材的部位，提高诊断率。

（3）氮激光肿瘤固有荧光诊断法　用于癌前病变的定位活检。固有荧光阳性提示有病变，阴性提示无恶性病变。

（4）宫颈和宫颈管活体组织检查　这是诊断子宫颈癌的主要依据，但应注意有时因取材过少或取材不当而有一定的假阴性。所以多采用在宫颈碘染色情况下，在着色与不着色交界处多点取活检。如宫颈刮片细菌学检查为Ⅲ级或Ⅲ级以上涂片而宫颈活检为阴性者，应用小刮匙搔刮宫颈管，将刮出物送组织病理学检查。

（5）阴道镜检查　用特制的阴道镜，可将宫颈组织放大数十倍，借以发现肉眼不能看见的早期宫颈癌的一些表面变化。对于凡宫颈刮片细胞学检查为Ⅲ级以上者，应立即做阴道镜检查，观察宫颈表面有无异型上皮或早期宫颈癌病变，并提供活检部位，以提高活检阳性率。

（6）宫颈锥切检查　宫颈刮片多次阳性但阴道镜取活检又不能确诊者，或活检为重度异型增生、原位癌或镜下早期浸润者，无条件追踪或活检无肯定结论者，可做宫颈锥切术，并将切除组织分块做连续病理切片检查，以明确诊断。目前诊断性宫颈锥切术已很少采用。

五、诊断

子宫颈癌早期诊断十分重要。根据病史和临床表现，凡有接触性出血、不规则阴道流血、白带增多或异常排液者，尤其对绝经前后的妇女，首先应该考虑子宫颈癌的可能。早期发现、早期诊断、早期治疗是提高子宫颈癌治愈率的关键。目前诊断宫颈癌的方法，除做好详细的全身检查与妇科检查之外，还可采取上述辅助诊断方法，以提高早期诊断率。

六、鉴别诊断

应与子宫颈糜烂、宫颈息肉、宫颈乳头状瘤、子宫黏膜下肌瘤、宫颈结核、宫颈尖锐湿疣、宫颈子宫内膜异位症等鉴别，宫颈细胞学检查和活检是可靠的鉴别方法。颈管型宫颈癌应与Ⅱ期子宫内膜癌相鉴别。

七、治疗

（一）西医治疗

宫颈癌的治愈率与临床期别、有无淋巴转移、癌肿的病理及治疗方法有关。根据宫颈癌的预后情况，早期手术与放疗效果相近，腺癌放疗不如鳞癌。无淋巴转移者预后好。早期诊断、早期治疗非常重要。宫颈癌治疗是以西医治疗为主的中西医结合治疗。采用中药辨证施治可减少放疗与化疗的不良反应并提高疗效。

1.宫颈上皮内瘤样病变

确诊为CI. Ⅰ级者，暂时按炎症处理，每3～6个月随访刮片，必要时再次活检，病变持续不变者继续观察。确认为CI.Ⅱ级者，应选用电熨、激光、冷凝或宫颈锥切术进行治疗，术后每3～6个月随访一次。确诊为CI.Ⅲ级者，主张行子宫全切术。年轻患者若迫切要求生育，可行宫颈锥切术，术后定期随访。

2.宫颈浸润癌

（1）手术治疗

① Ⅰa_1期：一般做筋膜外全子宫切除术。对年轻要求保留生育功能患者，若病灶没有累及淋巴、血管区，可做宫颈锥切术，只要锥切边缘正常，可不再做子宫切除术。

② Ⅰa_2、Ⅰb和Ⅱa期：广泛子宫切除术（子宫根治术）和双侧盆腔淋巴结清扫术。对年轻患者，卵巢若正常应予保留。

③ Ⅱb、Ⅲ和Ⅳa期：可单独放疗，包括体外照射和腔内照射两种方法。腔内照射多用后装机，放射源为^{137}Cs、^{192}Ir等。体外照射多用直线加速器^{60}Co等。早期病例以腔内照射为主，晚期病例以体外照射为主；也可以采用放疗配合手术治疗的方法。

④ Ⅵb期：全盆腔放疗结合化疗控制症状。

（2）放射治疗 放射治疗适用于各期患者。但有阴道萎缩、狭窄、畸形或子宫脱垂等解剖结构异常及骨髓抑制、急慢性盆腔炎、并发膀胱阴道瘘或直肠阴道瘘等病变，则不宜放疗。放疗时尽可能地保护正常组织和器官。子宫颈癌的放射治疗以腔内照射为主。晚期则除腔内之外，体外照射也非常重要。

（3）化学药物治疗 可作为综合治疗的一种手段，多用于晚期癌的姑息治疗，也可作为对手术或放疗的辅助治疗，如配合放疗，能增加放射敏感性。化疗药中以环磷酰胺、氟尿嘧啶的疗效较好，平阳霉素、多柔比星和消瘤芥亦有一定的缓解率。

① 术前化疗：Ⅱb期子宫颈癌患者行术前化疗1～2个疗程后使宫颈瘤灶缩小、宫颈组织变软，可转为Ⅰa期，手术能顺利进行，特别是腺癌，对放疗不敏感且适合于没有放疗条件的医院，经术前化疗后手术，避免了放疗引起的阴道狭窄等，提高了患者的生存质量。

a.去氧氟尿苷：由在肿瘤组织中具有高度活性的PYNPase酶分解，最终转化成氟尿嘧啶。

在基础实验中通过对宫颈癌细胞株Yu-moto细胞和卵细胞及卵巢癌细胞

株Nakajima株的抑制肿瘤增殖实验，发现去氧氟尿苷的抗肿瘤效果比优福定和氟尿嘧啶好。进一步测定在手术中采集到的妇科肿瘤患者肿瘤组织的PYNPase活性，发现PYNse在肿瘤组织的活性要高于正常组织，特别是在宫颈癌的癌组织中显示了非常高的活性。

对于宫颈癌患者，术前每日给予去氧氟尿苷1200mg，连续7天口服后，测定组织内的氟尿嘧啶浓度，发现瘤组织内氟尿嘧啶高于其他的正常组织如子宫体部肌、子宫内膜、子宫旁组织、卵巢、淋巴结以及血液中氟尿嘧啶浓度，临床有效率为20.6%。

b.术前介入治疗：长期以来，化疗被用于治疗晚期或复发性宫颈癌，处于辅助性和姑息性治疗的地位。近10年来，随着介入放射诊断学和治疗学不断发展，术前介入治疗在宫颈癌中应用越来越受到重视。

指征：ⓐ宫颈癌的手术和放疗是效果较为肯定的治疗方法，但对于局部肿瘤较大、有区域淋巴结转移者，复发及转移率较高，用术前化疗可以有效地消灭肿瘤细胞，使宫颈局部肿瘤缩小或消失；ⓑ宫颈局部感染随肿瘤缩小而减轻，增加了手术切除的彻底性，并可减低肿瘤细胞的活力，以免手术时使肿瘤细胞扩散，减少了肿瘤的复发和转移；ⓒ介入动脉灌注局部浓度高，持续时间长，癌组织中的药物浓度较静脉化疗高2.8倍，杀伤肿瘤的能力增加10～100倍；ⓓ介入化疗不保留导管，患者不需要长时间卧床，减少了患者的痛苦与各种并发症；ⓔ顺铂是细胞毒性药物，进入体内有游离型和结合型两种，其抗癌作用主要是游离型，静脉给药时蛋白结合型高达75%～92%，而动脉灌注则大部分的游离型到达肿瘤部位，提高了抗癌效果；ⓕ介入动脉灌注给药毒性反应轻，除有轻度恶心、呕吐及骨髓抑制外，无其他毒性反应发生，且恢复快，不会因毒性反应而影响手术。

可选药物：顺铂（DDP）100mg，博来霉素（BLM）30mg，丝裂霉素（MMC）20mg，多柔比星（ADM）或表柔比星（EPI）50mg，长春新碱（VCR）2mg，甲氨蝶呤（MTX）20mg。

具体方案：DDP+ADM+BLM、DDP+VCR、DDP+BLM+MTX、DDP+EPI。

药物剂量随患者的情况酌量调整，药物分配按造影时肿瘤血供占优势侧而定。对于侵犯直肠病例加做肠系膜下动脉灌注。栓塞剂采用药物微球，即直径1mm的明胶海绵颗粒、MMC或ADM粉剂、对比剂充分混合，用量按肿瘤体积及其血管是否丰富而定，透视监控下栓塞，以防对比剂反流误栓其他脏器血管。明胶海绵具有相对较短的吸收期（10～30天），故便于重复治疗，介入治疗结束后，观察因肿块所致的阴道流血、流液、腰骶及下腹痛、肛门坠胀等症状，一般上述症状会于介入治疗3～5天内不同程度地缓解。

不良反应与并发症：常见的不良反应有发热、消化道反应、白细胞下降及肝功能一过性损伤，对症处理后2周可消失。下腹痛见于所有病例，是由于肿瘤组织化疗栓塞后缺氧及坏死所致，且化疗栓塞者较单纯化疗为重，对症处理可缓解。少数患者臀部皮肤出现瘀斑，是化疗药物反流到臀部血管引起软组织损伤所致，可热敷、理疗。极少数患者有便血、尿血，是由于药物损伤直肠及膀胱所致，经止血处理，数日内可停止。

介入性髂内动脉栓塞化疗为中晚期宫颈癌提供了一种安全而有效的治疗方法，对缩小原发病灶、提高局部治疗效果、预防周围淋巴结和脏器转移、提高手术切除率，具有重要的临床意义，也可作为综合治疗的一部分，配合其他治疗方法，可望提高其远期疗效。

② 局部晚期宫颈癌的化疗：局部晚期宫颈癌的范围是指Ⅱb～Ⅳa期。

③ 宫颈癌化疗新观念。

a.在治疗宫颈癌复发、转移患者时，单独使用DDP、IFO、ADM等药物有一定疗效，联合化疗的疗效并不一定比单药的效果好。

b.新辅助化疗+手术治疗对早期高危患者有一定作用。

c.盆腔动脉插管化疗的效果可能优于全身化疗。

d.在放化疗中，羟基脲或DDP+5FU等对提高疗效有一定的作用。

（4）激光治疗　激光不仅有杀伤癌细胞的作用，而且还能产生免疫性，并能提高化疗效果。宫颈癌早期，病灶局限的患者可做局部治疗。近年来，激光已被用于治疗宫颈细胞发育不良。

（5）电灼治疗　局部电灼能使癌细胞加热坏死，并可提高癌对放射和化学药物的敏感性，以达到治疗目的。

（6）冷冻治疗　适用于早期无转移的宫颈癌患者，常选用液氮快速制冷的方法。

（二）中医治疗

1.辨证论治

（1）肝郁气滞型　症见阴道出血，血量较少，色鲜红无块，白带薄黄无臭味，小腹胀痛，胸胁痞闷，情志忧郁，心烦易怒，口干口苦，苔薄白，脉弦。或有小便黄，大便干。治宜疏肝解郁，散结消瘤。方用丹栀逍遥散加味。药用：牡丹皮30g，赤芍15g，丹参30g，栀子10g，柴胡12g，当归15g，萹蓄20g，半枝莲30g，白花蛇舌草30g，三棱15g，莪术15g，干蟾皮15g，生牡蛎

30g，僵蚕12g。

局部外用方：枯矾15g，青黛10g，三棱15g，莪术15g，蟾酥4g，生天南星50g，生半夏50g，雄黄5g，儿茶15g，乳香15g，没药15g，仙鹤草20g，僵蚕10g，全蝎10g，土茯苓15g，白鲜皮15g，苦参15g。先将莪术、三棱、半夏、生天南星、仙鹤草、土茯苓、白鲜皮、苦参提取浓缩粉剂，然后入诸药粉，搅匀研细粉备用。

（2）气滞血瘀型　症见肿块坚硬如石，触之易出血，月经不调，腹痛如针刺刀割，血色紫暗或有血块，带下量少，舌紫暗或有瘀斑，苔薄白，脉弦或涩。治宜活血化瘀，行气散结。方用少腹逐瘀汤加减。药用：小茴香12g，炮姜8g，川芎15g，延胡索15g，赤芍20g，当归15g，五灵脂30g，没药10g，白花蛇舌草30g，半枝莲30g，生薏苡仁30g，水蛭15g，干蟾皮15g，三棱15g，莪术15g，仙鹤草30g。

（3）肝经湿热型　症见带下色赤或赤白相兼，质黏稠，味腥臭难闻，少腹疼痛，累及腰或下肢，小便短赤，大便干结，舌质绛，苔黄燥，脉弦数。治宜清热解毒，祛瘀散结。方用龙胆泻肝汤加减。药用：龙胆12g，黄柏15g，牡丹皮15g，赤芍15g，牛膝12g，木通10g，栀子10g，生大黄15g（后下），萹蓄30g，六一散12g，土茯苓30g，白花蛇舌草30g，半枝莲30g，水蛭15g，干蟾皮15g，三棱15g，莪术15g，白茅根30g，紫草30g。

（4）脾虚湿困型　症见带下色白清稀量多，或黏腻稀薄似米泔水样，淋漓不尽，腥臭难闻，伴腰酸腿软，疲乏无力，头晕心悸，食欲不佳，消化不良，下腹坠胀或隐痛，大便溏泄，苔白腻，舌质淡胖，脉沉细无力。治宜健脾利湿，化浊解毒。方用萆薢分清饮加减。药用：黄芪60g，白术30g，萆薢30g，山药15g，苍术15g，荆芥炭10g，仙鹤草30g，槲寄生30g，生薏苡仁30g，白花蛇舌草30g，半枝莲30g，莪术15g，三棱15g，土贝母15g，水蛭15g。

（5）脾肾两虚型　症见带下清稀如注，气味腥臭，腰酸肢冷，四肢不温，头晕目眩，失眠多梦，下腹冷痛，大便溏薄，小便频数而清长，舌淡胖，脉沉细无力。治宜温补脾肾，化浊解毒。方用归脾汤加减。药用：生黄芪60g，党参30g，白术30g，苍术15g，女贞子15g，枸杞子15g，山药15g，阿胶10g（冲），仙鹤草30g，生薏苡仁30g，槲寄生30g，熟附子12g，肉桂12g，白花蛇舌草30g，半枝莲30g，熟地黄15g，茯苓15g。

外用方：枯矾100g，云南白药100g，珍珠粉4g，五灵脂50g，莪术粉50g，五倍子50g。共研粉外用。

外用针剂：莪术油肿瘤局部注射，可用于子宫颈癌的各期。

三生针肿瘤局部注射，可用于各期。

通用外敷方：乳香15g，没药15g，枯矾100g，乌梅肉50g，儿茶15g，轻粉20g，白及30g，五倍子50g。上药共研粉外敷局部。

2.验方

（1）三棱、莪术、黄药子、茜草、白头翁、半枝莲、桂枝、茯苓各20g，黄柏、黄芩、牡丹皮、赤芍、红花、桃仁各15g，随证加减。日1剂水煎服。三棱、莪术、鳖甲、紫苏木、红花各50g，蓖麻子（去皮）75g。制法：加入麻油500mL，去药渣再熬至滴水成珠后再入阿魏20g，乳香、没药、血竭、松香各25g，共研细末加入麻油中，以槐枝搅匀，放于冷水中浸24h，每50g一帖。用于腹内癥瘕积聚及血蛊少腹肿块，服药缩小缓慢或欠效者，1帖外敷患处，每周换药1次，连用5～6周。

（2）白砒与明矾混合煅制，加雄黄、没药压制成饼或杆状，用紫外线消毒后备用。紫花地丁、紫草、重楼、黄柏、墨旱莲各30g，冰片3g。共研细末外用。有用上方以药饼或药杆敷贴于宫颈或插入宫颈管，同时外敷药粉方法治疗早期宫颈癌190例，按9天上药1次，平均治疗96.6天计，经3～9年随访，除1例在3年后死于慢性肾炎尿毒症，1例在4年半后死于脑出血外，188例均健在、未见复发。禁忌证：有早期浸润灶汇合或融合者，淋巴管或血管内有癌栓存在者，宫颈高度萎缩、单纯颈管癌以及伴有急性传染病或严重内脏疾病者。

（3）马钱子、三七、水蛭各60g，全蝎、蜈蚣各30g，马齿苋、海藻各90g。马钱子用油炸后去皮和余药共研细末。每次1g，每日3次口服。服药期间忌用甘草。

（4）山慈菇、枯矾各18g，砒霜9g，麝香0.9g，制成棒状。向宫颈管内或瘤体上直接插入药棒1～3枚，每3～5天一次，连续3～4次。待瘤组织坏死脱落后改用玉红膏，每日1次。

（5）白砒45g，明矾60g。共研粉，加雄黄7.2g，没药3.6g，混匀制成三品饼（大小如1分硬币，厚2mm，重0.2g）及三品杆［3mm×（20～25）mm，重0.25g］，紫外线消毒备用。紫草、墨旱莲、地丁、草河车、黄柏各30g，冰片少许。共为细末，高压消毒，局部外敷或宫颈管中插药用外敷药粉。注意阴道严重萎缩及有严重心、肝、肾疾病者不宜此法。

（6）山慈菇、枯矾各18g，炙砒石9g，雄黄12g，蛇床子、硼砂、冰片各

3g，麝香0.9g。共研粉，用江米糊（约9g江米粉）制成长1cm、直径0.25cm的T形制剂，置阴凉处风干备用。轻粉6g，冰片1.5g，麝香0.3g，蜈蚣4条，黄柏30g，雄黄3g，共为细末。上方外敷治疗宫颈鳞状上皮细胞非典型增生。

（7）蜈蚣3条，全蝎6g，昆布、海藻、当归、续断、半枝莲、白花蛇舌草各24g，白芍、香附、茯苓各15g，柴胡9g。云南白药吞服。日1剂水煎服并随证加减。

（8）蒲公英、茵陈、重楼、牡蛎、夏枯草、黄柏、赭石。常规量随证加减，日1剂水煎服。生马钱子0.23g，生附子1.4g，砒霜0.034g，雄黄0.66g，青黛0.66g，乌梅1g，硼砂0.66g，赭石1.3g，轻粉0.066g，鸦胆子0.23g，硇砂0.66g。以上为1丸量，每日1丸分2次服。鸦胆子4.5g，生马钱子4.5g，生附子4.5g，轻粉4.5g，雄黄10g，砒石6g，青黛10g，硇砂6g，乌梅炭15g，冰片1.5g，麝香3g。研粉，过100目筛，外用。对糜烂型、菜花型子宫颈癌有促使局部肿瘤组织脱落、蜕变止血和抗感染作用。黄连、黄芩、黄柏、紫草各15g，硼砂、枯矾各30g，冰片适量，研粉外用，与上方交替使用。血竭、炉甘石、白及各10g，胆石膏90g，象皮10g，枯矾15g，青黛10g。研粉外用，用于组织修复期。

（9）白花蛇舌草、龙葵、黄芪各30g，山慈菇、重楼、党参、白术、山药、茯苓、龙眼肉各15g，莪术、酸枣仁、熟地黄、生地黄各12g，木香6g。日1剂水煎服。蛇床子、半枝莲、银花藤各30g，苦参、地肤子各15g，黄柏、苍术各12g，水煎外洗。

（10）黄芪、当归、白术、莪术、三棱、白花蛇舌草、仙鹤草、半枝莲、败酱草，随证加减，日1剂水煎服，用药4～6个月。白矾、白砒各等份，以炼丹法炮制外用。三品条：白矾、白砒各等份和粳米制成外用。黄连、黄柏、大黄、煅炉甘石、枯矾、煅石膏各等份，冰片少许，共研粉局部外用。有清热燥湿、控制炎症、促进上皮新生作用。

第三节　子宫肌瘤

　　子宫肌瘤是女性生殖器官中最常见的一种良性肿瘤，也是人体中最常见的肿瘤之一，主要由子宫平滑肌细胞增生而成。其间有少量纤维结缔组织，但并非是肌瘤的基本组成部分，故又称为子宫平滑肌瘤。子宫肌瘤多见于30～50岁的妇女，以40～50岁发生率最高，占51.2%～60%，20岁以下女性少见，绝经后肌瘤可逐渐萎缩。子宫肌瘤的发生率较难统计，很多患者因无症状或因肌瘤较小，临床上难以发现。据尸检统计，35岁以上妇女患子宫肌瘤的约20%，而临床统计发生率仅为4%～11%。中医学现将本病归属"石瘕""癥瘕"，但因其症状、体征不同，部分病例因出血较多或淋漓不净，又可归属"崩漏"。

一、病因和发病机制

中医学认为，本病乃因郁怒伤肝，肝郁气滞，气滞血瘀，瘀血内阻；或经期、产时、产后摄生不慎，风寒湿诸邪乘虚而入；或脾肾阳虚，运化无力，痰湿内生，均可导致湿、痰、郁、瘀等聚结胞宫，发为本病。

西医学认为，子宫肌瘤的确切病因尚不清楚，但临床资料表明，子宫肌瘤好发于生育年龄的妇女。生育年龄的妇女患子宫肌瘤后肌瘤可继续生长和发展，绝经后则肌瘤停止生长，以致萎缩，提示子宫肌瘤的生长和发展与雌激素有关，雌激素能使子宫肌细胞增生肥大，肌层变厚，子宫增大。

二、临床表现

一般浆膜下肌瘤和较小的肌壁间肌瘤多无明显症状，多在妇科检查时偶被发现，而黏膜下肌瘤出现症状较早。

1.症状

（1）月经异常　为最常见的临床症状。多见于黏膜下肌瘤或较大的肌壁间肌瘤，表现为月经过多、经期延长和不规则阴道出血。浆膜下肌瘤或肌壁间小肌瘤一般不影响月经。

（2）下腹包块　肌瘤增大后，患者自述腹部胀大，下腹正中扪及块状物，质地坚硬，形态不规则。尤其在清晨膀胱充盈、子宫位置上升时更易扪及。

（3）疼痛　患者一般无疼痛症状。但如肌瘤发生红色变性或带蒂肌瘤发生扭转及黏膜下肌瘤刺激子宫发生痉挛性收缩时，可引起急性腹痛。

（4）白带增多　常见于较大的肌壁间肌瘤，由于肌瘤使宫腔面积增大，内膜腺体分泌增多并伴有盆腔充血致使白带增多；黏膜下肌瘤伴感染时亦有白带增多，有时可呈脓血性。

（5）压迫症状　肌瘤增大可压迫邻近脏器而产生各种相应症状。如子宫前壁肌瘤或宫颈肌瘤，可压迫膀胱致尿频、排尿障碍、尿潴留等。压迫输尿管时可致肾盂积水，子宫后壁肌瘤压迫直肠可致便秘、里急后重、大便不畅等。

（6）不孕与流产　与肌瘤生长部位有关。25%～35%子宫肌瘤患者可因肌瘤压迫致宫腔变形，妨碍精子运行和孕卵着床，或并发子宫内膜增生过长时，均导致不孕。子宫肌瘤引起的宫腔变形以及肌壁、子宫内膜静脉充血、扩张，使子宫内环境对孕卵着床不利，胚胎发育供血不足而致流产。

（7）贫血　因长期月经过多、经期延长而导致继发性贫血。严重时有全身乏力、面色苍白、心悸、气短等症状。

2.体征

体征与肌瘤的大小、位置、数目及有无变性有关。肌瘤较大时，在腹部可扪及质硬、不规则、结节状块状物。妇科检查见肌壁间肌瘤子宫常增大，表面不规则，有单个或多个结节状突起；浆膜下肌瘤可扪及质硬的球状物，与子宫有细蒂相连，可活动；黏膜下肌瘤子宫多均匀增大，有时宫口扩张，在子宫颈口或阴道内可见红色、实质、表面光滑的舌状肌瘤。

三、实验室及其他检查

（1）B超检查　可明确肌瘤大小、数目及部位，可除外卵巢实质性肿瘤。

（2）诊断性刮宫　若为黏膜下肌瘤，宫腔内有凹凸不平感。

（3）宫腔镜检查　可鉴别黏膜下肌瘤、宫颈管肌瘤及内膜异位等。

四、诊断

① 月经过多，经期延长或不规则出血，下腹可出现硬块，少数有疼痛及压迫症状，或伴贫血。

② 子宫增大、质硬。

③ 探测宫腔增长或变形。

④ 诊刮时宫腔内触及凸起面。

⑤ B型超声和（或）子宫镜检查可协助诊断。

五、治疗

治疗必须根据患者年龄、生育要求、症状、肌瘤大小等情况全面考虑。对于肌瘤小于妊娠10周子宫大小、无症状的患者，尤其是近期绝经期妇女，可每3～6个月复查1次，注意有无症状出现、子宫是否增大，需定期做妇科及B超检查。

（一）西医治疗

治疗必须根据患者年龄、生育要求、症状、肌瘤大小等情况全面考虑。

1.随访观察

若肌瘤小且无症状，通常不需治疗，尤其近绝经年龄患者，雌激素水平低落，肌瘤可自然萎缩或消失，每3～6个月随访一次。随访期间若发现肌瘤增大或症状明显时，再考虑进一步治疗。

2.药物治疗

子宫肌瘤药物治疗的适应证：①对有较大子宫肌瘤并因此而引起严重贫血的患者，如在术前用药可获得纠正严重贫血等症状的机会，减少手术负荷和手术失血，避免术中输血和由此引起的合并症；②对需要保留子宫而肌瘤较大的患者，用药后子宫肌瘤缩小使肌瘤剥除手术得以成功；③对因子宫肌瘤而引起不孕的患者，用药后子宫肌瘤缩小，能够减少症状，暂缓手术，改善受孕条件，增加受孕机会；④对有合并症而不宜手术治疗的患者可采用药物保守治疗，缓解贫血及压迫等症状；⑤肌瘤较小或围绝经期，近年内可达到绝经年龄的患者。

（1）雄激素　可对抗雌激素，使子宫内膜萎缩，直接作用于平滑肌，使其收缩而减少出血，并使近绝经期患者提早绝经。常用药物：丙酸睾酮25mg肌内注射，每5日1次，月经来潮时25mg肌内注射，每日1次共3次，每月总量不超过300mg，以免引起男性化。

（2）三苯氧胺　每日3次，3个月为一疗程，经初步观察对临床症状缓解率高，对体征改善不明显，其疗效有待进一步观察。

（3）丹那唑　可抑制丘脑下垂体的功能，使FSH、LH水平下降，从而抑制卵巢类固醇的产生，亦可直接抑制产生卵巢类固醇的酶，更抑制卵巢类固醇的产生，使体内雌激素水平下降而抑制子宫生长，内膜萎缩出现闭经。常用剂量为每日200～800mg，分2～4次口服，从月经第2天开始连用6个月。不良反应为潮热、出汗、体重增加、痤疮、谷丙转氨酶升高，但停药后2～6周可恢复正常。丹那唑治疗子宫内膜异位症时如合并肌瘤者，治疗后肌瘤亦萎缩。

（4）孕激素　大量的孕激素有拮抗雌激素的作用，通过周期性和持续性

妇产科疾病中西医诊疗与处方

的假孕治疗，可使肌瘤变性、软化。持续应用外源性孕激素可降低肌瘤内雌、孕激素受体的水平，从而降低体内雌激素促进子宫肌瘤生长的生物学效应。孕激素主要治疗伴有卵泡持续存在的子宫肌瘤。

① 甲羟孕酮：a.周期治疗，口服4mg/d，月经周期第6～25天口服。b.持续疗法，第一周，4mg口服，3次/日，第2周，8mg口服，2次/日，以后10mg口服，2次/日，连服3个月至半年，亦可10mg口服，2次/日，连续3个月。

② 炔诺酮：a.周期治疗，5～10mg/d，于月经第6～25天或第16～25天口服。b.持续疗法，第1周，5mg口服，1次/日，第2周，10mg口服，1次/日，以后10mg口服，2次/日。

③ 黄体酮：20mg，肌内注射，1次/日。

④ 己酸羟孕酮：250mg，肌内注射，1次/日。

⑤ 孕三烯酮：具有较强的抗孕激素和中度抗雌激素作用。它抑制垂体FSH、LH分泌，使体内雌激素水平下降，因其能使子宫缩小，主要用于治疗子宫肌瘤。国外学者应用本品治疗100例，A组41例口服2.5mg，每周3次；B组31例，口服5mg，每周2次；C组28例，阴道用药5mg，每周3次。3组患者治疗后子宫均缩小，不良反应也轻。治疗最初6个月疗效较好，子宫体积缩小较明显。长期治疗1～2年后虽然对缩小子宫体积无显著效果，但防止了停药后的子宫反跳性增大。因此可用于长期子宫肌瘤的治疗。

（5）米非司酮 是作用于黄体酮受体水平的抗黄体酮药物，具有抗孕激素和抗糖皮质激素两种活性。米非司酮治疗子宫肌瘤的作用主要与其抗孕激素活性有关。米非司酮不仅可能通过与孕激素相似的结构竞争孕激素受体，同时还可抑制孕激素受体基因的转录和翻译过程，使靶组织中孕激素受体含量降低导致肌瘤的缩小。Mruphy等研究发现，米非司酮能影响孕激素受体mRNA的表达使孕激素下降。进一步研究发现，米非司酮可能是通过阻断孕激素刺激子宫肌瘤组织中的表皮生长因子基因的表达，使子宫肌瘤细胞生长得到抑制。用法：10mg口服，1次/天，连续服用3个月。不良反应：接受米非司酮治疗的患者，可出现抗糖皮质激素效应，部分患者出现轻微的潮热、关节疼痛和转氨酶暂时性升高，患者均可耐受，停药后即可恢复。未见对肝脏、肾脏、代谢等有严重影响的报道。

（6）促性腺激素释放激素激动药

① 醋酸亮丙瑞林：3.75mg或7.5mg，皮下注射，1次/月，连续用药3～6个月。

② 戈舍瑞林：3.6mg，皮下注射，1次/月，连续用药3～6个月。

③ 曲普瑞林：3.75mg，皮下注射；1次/28天，连续用药3～6个月。

④ 布舍瑞林：每次两侧鼻腔滴鼻，3次/天（900μg/d），自月经中或月经结束后开始，4～6个月为一个疗程，药量可根据症状适当减量。

主要不良反应为与雌激素水平低下相关的症状，近似于绝经妇女的改变，如潮热、多汗、阴道干燥、性欲下降、情绪波动等。最具威胁的不良反应是引起骨矿物质丢失，尤以腰椎及股骨近端最为明显，而且即使停药后骨密度下降有时也不可逆。由于这些不良反应，其应用限制在6个月内。

（7）维生素　复合维生素B，每日3次，每次1片，月经周期第5～14日服；维生素C，每日2次，每次0.5g，月经周期第12～26天服；维生素E，每日1次，每次100mg，月经周期第14～26日服；维生素A，每日1次，每次15万U，月经周期第15～26日服。维生素治疗可防止肌瘤患者长期失血及避免手术创伤，适于年老体弱，有严重心、肺、肾等脏器功能不良者，但患者必须具有月经周期。

（8）棉酚　作用于卵巢，对垂体无抑制，对内膜有特异萎缩作用，对肌细胞产生退化作用，造成假绝经子宫萎缩，对治疗子宫肌瘤有效。每日口服醋酸棉酚20mg，60日为一疗程。以后改为维持量，20mg，每周2次。闭经后，可减少为20mg，每周1次，一般维持观察6个月，常规给予保肝、保心脏及防止低血钾的药物治疗。

（9）雷公藤多苷　雷公藤的药用部分为其根及去皮木质部，化学成分主要有二萜类、三萜类、生物碱、糖、醇、苷等多种。具有抗炎、抗肿瘤、免疫抑制、抑菌、抑制性腺功能等作用。分别于早10mg、中10mg、晚20mg口服，连续服用3～6个月为一疗程。

3. 传统手术治疗

当肿瘤长大至大于妊娠3个月大小，或长大迅速，或症状明显已引起贫血，保守治疗无效者，均应考虑手术治疗。

（1）肌瘤切除术　适用于35岁以下未婚或已婚未生育、希望保留生育功能的患者。多经腹切除肌瘤。突出在宫颈口或阴道内的黏膜下肌瘤可经阴道切除，在蒂的根部用肠线缝扎或用血管钳钳夹24～48h以后取去血管钳取出肌瘤。

（2）子宫切除术　凡肌瘤较大、症状明显、经药物治疗无效、不需保留生育功能或疑有恶变者，可行子宫切除术或子宫全切术。年龄在50岁以下、卵巢外观正常者可考虑保留卵巢。

4.腹腔镜手术治疗

（1）腹腔镜全子宫切除术　腹腔镜全子宫切除是指完全在腹腔镜下完成子宫切除，子宫从阴道或不从阴道取出，阴道残端在腹腔镜下缝合关闭。目前，腹腔镜子宫切除术尚不能完全替代经腹子宫切除术和阴式子宫切除术，是一种可能使大部分需子宫切除患者避免开腹的微创手术。

（2）腹腔镜次全子宫切除术　这是指在腹腔镜下切除子宫体而保留子宫颈的手术。

（3）腹腔镜筋膜内宫颈上子宫切除术　此术不切开阴道穹隆，保持了阴道生理解剖完整，又切除了子宫颈移行带达到全子宫切除的目的，是一种新的受欢迎的子宫切除术式。优点是手术创伤小、出血少、恢复快，在切除病灶的同时最大限度地保持了盆底、阴道和子宫颈外的完整性，防止子宫颈残端癌的发生。

（4）腹腔镜下子宫肌瘤切除术

① 优点：手术创伤小，术后恢复快，住院时间短。

② 缺点：手术费用高，需经训练后的医生方可完成。

③ 适应证：有症状或不育的患者，子宫肌瘤≥3cm。

④ 禁忌证：a.多发性子宫肌瘤；b.直径≥5cm的3个以上子宫肌瘤；c.增大的子宫体积超过妊娠16周；d.单个子宫肌瘤直径≥15cm。

5.介入栓塞治疗

放射介入学的飞速发展为子宫肌瘤非手术治疗提供了新的途径，通过髂内动脉插管，选择性地将栓塞剂注入子宫肌瘤供血区血管，造成肌瘤局部供血障碍，有效控制肌瘤生长，适用于年轻有生育要求的壁间或黏膜下子宫肌瘤患者。子宫的供血来自髂内动脉的前干支的分支，由左、右子宫动脉的上下行支向子宫发出的螺旋供血支分布均匀，排列规整。子宫肌瘤患者动脉造影显示，子宫动脉明显增粗，两侧供血支在肌瘤部位形成杂乱的血管网。通过经皮股动脉穿刺，可将导管插至子宫动脉，并注入一种永久性的栓塞微粒，阻断子宫肌瘤的血供，使其发生缺血性改变而逐渐萎缩，达到治疗目的。

（二）中医治疗

1.辨证论治

（1）气滞血瘀　月经前或后，经量多或少，时崩时漏，经色暗红，常夹瘀块，块大且多，或经行不畅，淋漓不净，伴少腹胀痛，经前乳房胀痛，心烦易怒或口苦口干，舌红苔薄，舌边瘀点，脉弦细涩。治宜疏肝行气，活血化瘀。方药：血府逐瘀汤合失笑散加减。桃仁12g，红花9g，当归9g，生地黄9g，川芎5g，赤芍6g，牛膝9g，桔梗5g，柴胡3g，枳壳6g，甘草3g，五灵脂（酒炒）6g，蒲黄（炒）6g。若积块坚牢者，酌加鳖甲以软坚散结、化瘀消积；疼痛剧烈者，酌加延胡索、莪术、姜黄以行气活血止痛。

（2）痰瘀互结　下腹包块胀满，时或作痛，触之或硬或略软，月经量少或停闭，或见量多，带下量多、色白、质黏，部分患者经净后阴道排液或血水交融，胸脘痞闷，或见呕恶痰多，或见头晕目眩，或见水肿，或困倦，腰酸腿沉，形体多肥胖，舌苔白腻或薄白腻，脉沉滑或弦滑。治宜化痰理气，活血化瘀消癥。方药：开郁二陈汤合消瘰丸加减。陈皮、白茯苓、苍术、香附、川芎各4g，半夏、青皮、莪术、槟榔各3.5g，甘草、木香各1.5g，姜黄、玄参、牡蛎、浙贝母各20g。为加强化痰软坚散结之效，可加鳖甲、夏枯草。祛痰利湿可加薏苡仁，有健脾渗湿之功，以杜生痰之源，且药性平和，使诸药攻不伤正，亦可加山楂，其既可活血消癥，又能开胃消食。

（3）寒凝血瘀　下腹包块胀硬疼痛，冷感，得热痛减，月经延后量少或停闭，经色暗淡，身冷畏寒，带下量多色白，清稀，面色灰暗，舌质淡，苔薄白或白腻，脉沉涩有力。治宜温经利湿，活血消癥。方药：桂枝茯苓丸加减。桂枝、茯苓、芍药、牡丹皮、桃仁去皮尖，各等份。腹部冷痛甚可加艾叶、吴茱萸温经止痛；月经延后量少可加当归、川芎温经活血；带多清稀可加苍术、薏苡仁以健脾除湿止带。

（4）瘀热互结　下腹部包块坚硬固定，小腹疼痛拒按，经血量多，经色紫暗夹块或块大而多，或见月经周期紊乱，经期延长或久漏不止，面色晦暗，口干不欲饮，大便干结，舌紫暗有瘀斑或瘀点，或舌下静脉瘀紫，苔厚而干，脉沉涩或沉弦。治宜化瘀解毒，消癥散结。方药：大黄䗪虫丸加减。熟大黄3g，土鳖虫（炒）3g，水蛭（制）3g，虻虫（去翅足炒）3g，蛴螬（炒）3g，干漆（煅）3g，桃仁12g，苦杏仁（炒）12g，黄芩10g，地黄10g，白芍12g，甘草9g。若小腹包块疼痛，兼带下量多、色黄稠如脓，或五色带杂下、臭秽难闻，酌加半枝莲、穿心莲、白花蛇舌草以清热解毒消癥。

2.针刺治疗

针刺双侧子宫穴，刺0.8～1.0寸，斜刺法；曲骨、横骨，刺0.6～0.8寸，斜刺法，平补平泻。留针5～20min，隔日1次，10次为一个疗程。配耳穴：皮质下。

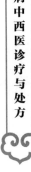

第四节　卵巢肿瘤

卵巢肿瘤是女性生殖器常见肿瘤，是妇科三大恶性肿瘤之一。其发病率近年上升，死亡率也位居妇科恶性肿瘤首位，5年生存率仅在25%～30%。中医学将此病归为"肠覃""癥瘕"之中，多因气滞、痰浊、瘀血、湿热之邪停留机体所致。

一、病因和发病机制

中医学认为，本病系由寒温失节，寒气外客，与卫气相搏，留而不去，致正气虚衰，精血被夺，膏粱厚味，饮食难消，湿蕴痰凝，气滞血瘀，聚结于内，使冲任滞逆，营卫失调，日久而成癥积。故本病外为寒邪入侵，内为脏腑气虚，营卫失调，气阴两虚所致。

西医学认为，卵巢肿瘤的病因至今还不清楚，近年来对卵巢癌临床研究中发现一些相关因素。

（1）环境因素　在高度发达的工业国家中的妇女，卵巢癌的发病率较高，如瑞典卵巢癌发病率为21/10万，美国为15/10万，而非洲为4/10万，印度为3/10万，故考虑某些化工产品及饮食中胆固醇高与卵巢癌发病可能有关。

（2）内分泌因素　卵巢癌的发生可能与垂体促性腺激素水平升高有关，临床上见到在围绝经期及绝经后卵巢癌的发病率增高，动物实验性卵巢肿瘤得到证实。但因发现乳腺癌、子宫内膜癌和卵巢癌的发病可随雌激素的替代疗法而增加，又不支持前述论点。

（3）病毒因素　有报道卵巢癌患者中很少有腮腺炎史，从而推断此种病毒感染可能预防卵巢癌的发生，还未得到充分的证据。

（4）遗传因素　有报道20%～25%卵巢癌患者有家族史。近年发展起来的分子流行病学可深刻分析某些卵巢癌患者的高度家族倾向。

（5）致癌基因与抑癌基因　癌瘤的发生与染色体中的致癌基因受刺激或抑癌基因的消失有关，此论点在目前卵巢癌的病因研究中也有所报道。

二、分类

卵巢肿瘤种类繁多、分类复杂，见表9-3。

表 9-3　卵巢肿瘤的组织学分类（WHO，1973；Scally，1988）

（一）上皮性肿瘤

　1. 浆液性肿瘤

　2. 黏液性肿瘤

　3. 子宫内膜样肿瘤　良性、交界性、恶性

　4. 透明细胞（中肾样）肿瘤

　5. 勃勒纳瘤

　6. 混合性上皮肿瘤

　7. 未分化癌

（二）性索间质肿瘤

　1. 颗粒细胞 - 间质细胞肿瘤

　（1）颗粒细胞瘤

　（2）卵泡膜细胞瘤 - 纤维瘤

　　　①卵泡膜细胞瘤

　　　②纤维瘤

　2. 支持细胞 - 间质细胞肿瘤（睾丸母细胞瘤）

　3. 两性母细胞瘤

　4. 脂质（类脂质）细胞瘤

（三）生殖细胞肿瘤

　1. 无性细胞瘤

　2. 卵黄囊瘤

　3. 胚胎癌

　4. 多胚瘤

　5. 绒毛膜癌

　6. 畸胎瘤

　（1）未成熟型

　（2）成熟型

　（3）单胚性和高度特异性型：卵巢甲状腺肿，类癌

　7. 混合型

（四）卵巢网肿瘤

（五）性腺母细胞瘤

（六）非卵巢特异性软组织肿瘤（肉瘤、纤维肉瘤、淋巴肉瘤）

（七）未分类肿瘤

（八）转移性肿瘤

（九）瘤样病变

三、临床分期

卵巢恶性肿瘤的临床分期见表9-4。

表 9-4　原发性卵巢恶性肿瘤的分期（FIGO，2000）

Ⅰ期	肿瘤局限于卵巢
Ⅰa	肿瘤局限于一侧卵巢，包膜完整，表面无肿瘤，腹水或腹腔冲洗液中不含恶性细胞
Ⅰb	肿瘤局限于两侧卵巢，包膜完整，表面无肿瘤，腹水或腹腔冲洗液中不含恶性细胞
Ⅰc	Ⅰa或Ⅰb肿瘤伴以下任何一种情况：包膜破裂，卵巢表面有肿瘤，腹水或腹腔冲洗液中含恶性细胞
Ⅱ期	一侧或双侧卵巢肿瘤，伴盆腔内扩散
Ⅱa	蔓延和（或）转移到子宫和（或）输卵管
Ⅱb	蔓延到其他盆腔组织
Ⅱc	Ⅱa或Ⅱb肿瘤，腹水或腹腔冲洗液中含恶性细胞
Ⅲ期	一侧或双侧卵巢肿瘤，伴显微镜下证实的盆腔外的腹腔转移和（或）区域淋巴结转移。肝表面转移为Ⅲ期
Ⅲa	显微镜下证实的盆腔外的腹腔转移
Ⅲb	腹腔转移灶直径≤2cm
Ⅲc	腹腔转移灶直径>2cm和（或）区域淋巴结转移
Ⅳ期	远处转移，除外腹腔转移（胸腔积液有癌细胞，肝实质转移）

注：Ⅰc及Ⅱc如细胞学阳性，应注明是腹水还是腹腔冲洗液；如包膜破裂，应注明是自然破裂还是手术操作时破裂。

四、临床表现

1.症状

（1）腹部包块　早期肿瘤较小，腹部不易扪及，往往在妇科检查时偶然发现。随着肿瘤的增大，患者自觉在腹部扪及包块，并逐渐由下腹一侧向上生长，可活动，如发生恶变，则迅速增大。

（2）腹痛　小肿瘤无腹痛。中等以上大小的肿瘤常有腹胀、隐痛。肿瘤恶变浸润周围组织或压迫神经，可产生腰痛、下腹疼痛。如发生蒂扭转、破裂、继发感染，则可发生急性剧烈腹痛。

（3）压迫症状　大的或巨大肿瘤占满盆腔，可出现压迫症状，如尿频、便秘、气急、心悸，以致行动不便。

（4）月经改变　良性肿瘤发展慢，肿瘤小，一般不影响月经。当恶变或浸润子宫内膜，或功能性肿瘤分泌激素，则可出现月经不调。

（5）全身症状　晚期恶性肿瘤可产生明显的消瘦、严重贫血及恶病质等。

2.体征

（1）腹部隆起　肿瘤增大时，可出现腹部隆起如球形，表面光滑，有囊性感，界限清楚或凹凸不平，多偏一侧，叩诊为实音，无移动性浊音。

（2）腹水　良恶性肿瘤均可出现腹水，但以恶性者为多，恶性肿瘤以血性腹水多见，叩诊有移动性浊音。大量腹水时可扪及肿块在腹水中浮动。

（3）妇科检查　在子宫一侧或两侧扪及球形囊性或实质性肿块。良性者囊性，活动好，表面光滑，与子宫无粘连。恶性者为实质性，双侧或单侧，表面高低不平，固定。

（4）晚期，在腹股沟、腋下、锁骨上可扪及肿大的淋巴结。

五、实验室及其他检查

（1）细胞学检查　腹水及腹腔冲洗液、后穹隆穿刺吸液、细针吸取法，均可用于卵巢肿瘤的诊断，确定其临床分期。

（2）B超检查　可显示大体轮廓、肿瘤密度和其分布及液体含量，从而对肿块的来源做出定位。提示肿瘤的性质、大小等。并能鉴别卵巢肿瘤、腹水和腹膜炎。能帮助确定卵巢癌的扩散部位。

（3）X线摄片　腹部平片对卵巢成熟囊性畸胎瘤，常可显示牙齿及骨质等。静脉肾盂造影可显示输尿管阻塞或移位。

（4）腹腔镜检查　可直接观察盆腔、腹腔内脏器，确定病变的部位、性质。可吸取腹水或腹腔冲洗液，行细胞学检查，或对盆腔、腹腔包块、种植结节取样进行活检。并可鉴别诊断其他疾病。其在卵巢癌诊断、分期、治疗、监护中有重要价值。

（5）CT检查　有助于鉴别盆腔肿块的性质，有无淋巴结转移。较清晰区分良恶性，有助于鉴别诊断。

（6）磁共振检查　可判断卵巢癌扩展、浸润及消退情况。优点除同CT外，其图像不受骨骼干扰，可获得冠状及矢状断层图像，组织分辨力更清晰，还可避免X线辐射。

（7）淋巴造影　诊断标准是以淋巴结缺如和淋巴管梗阻作为阳性。可帮助确定卵巢癌的淋巴结受累情况，特别是了解局限的卵巢上皮性癌及无性细胞瘤的淋巴结转移情况，可以帮助临床分期，决定是否需对淋巴结进行辅助放射治疗及放射治疗所用的面积范围。

（8）生化免疫测定　卵巢上皮性癌、转移性癌及生殖细胞癌患者的CA125值均升高。血清脂质结合唾液酸在卵巢癌患者中80%均升高。此外血清超氧化物歧化酶、AFP、HCG的测定对卵巢癌的诊断也有一定意义。

六、并发症

卵巢肿瘤因早期无症状，有的患者出现并发症时才发现。

（1）蒂扭转　是妇科常见的急腹症。常发生于瘤蒂较长、中等大小、活动度大、重心偏于一侧的肿瘤。在突然改变体位或向同一方向连续转动后发生。肿瘤发生扭转后，可出现瘤内出血、坏死，易破裂和继发感染。典型的症状为突然发生的一侧下腹剧痛，伴恶心、呕吐甚至休克。双合诊可触及压痛的肿块，以蒂部最明显。严重者可有腹膜炎表现。

（2）破裂　约3%的卵巢肿瘤会发生破裂。有外伤性破裂和自发性破裂两种。外伤性破裂常因腹部撞击、分娩、性交、妇科检查及穿刺等引起。自发性破裂因肿瘤生长过速所致，多为肿瘤浸润性生长，穿破囊壁。症状的轻重取决于囊肿的性质及流入腹腔囊液的性质和量以及有无大血管破裂。小的单纯性囊腺瘤破裂时，患者仅感轻度腹痛；大囊肿或成熟囊性畸胎瘤破裂后，常引起剧烈腹痛、恶心、呕吐，严重时导致内出血、腹膜炎及休克。妇科检查发现腹部压痛、腹肌紧张或有腹水征，原有肿块触不清或缩小瘪塌。凡确有肿瘤破裂，并有临床表现者，应立即剖腹探查。术中尽量吸净囊液，并涂片行细胞学检查，清洗腹腔及盆腔。如为黏液性肿瘤破裂、黏液不易清除时，可腹腔注入10%葡萄糖液使黏液液化，有利于彻底清除。切除标本送病理检查，特别注意破口边缘有无恶变。

（3）感染　卵巢肿瘤感染较少见，多继发于肿瘤扭转或破裂后。感染也可来自邻近器官感染灶，如阑尾脓肿扩散。临床表现为发热、腹痛、肿块及腹部压痛、腹肌紧张及白细胞计数升高等。治疗应先用抗生素，然后手术切除肿瘤。若短期内不能控制感染，宜在大剂量抗生素应用同时进行手术。

（4）恶变　卵巢良性肿瘤均可发生恶变，恶变早期无症状，不易发现。如肿瘤生长迅速，尤其双侧性两侧肿瘤，应疑有恶变。如出现腹水、消瘦，多已属晚期。因此确诊卵巢肿瘤者应尽早手术。

七、诊断

卵巢肿瘤虽无特异性症状，但根据患者年龄、病史特点及局部体征可初步确定是否为卵巢肿瘤，并对良恶性做出估计。诊断困难时应行上述辅助检查。诊断标准如下：

① 早期可无症状，往往在妇科检查时偶然发现。

② 下腹不适感，最早为下腹或盆腔下坠感。

③ 当囊肿长大时，呈球形，在腹部可扪及肿物。

④ 肿瘤巨大时可出现压迫症状，出现尿频或尿潴留，大便不畅，压迫横膈时引起呼吸困难、心慌；影响下肢静脉血流可引起腹壁及双下肢水肿。

⑤ 肿瘤出现蒂扭转时可致腹部剧烈疼痛。

⑥ 妇科检查多为子宫一侧呈囊性、表面光滑、可活动、与子宫不粘连，蒂长时可扪及。阴道后穹隆常有胀满感，有时可触及肿瘤下界。

⑦ 超声波检查显示卵巢肿瘤内有液性回声。

⑧ 病检可确诊。

八、治疗

（一）良性肿瘤

1.西医治疗

手术治疗。年轻患者一侧卵巢肿瘤，可选择一侧附件切除术或肿瘤剥出术，肿瘤切除后应即剖开检查，必要时做冷冻切片检查以排除恶性变。对侧卵巢也应仔细检查，以防遗漏双侧性肿瘤。双侧性肿瘤应做肿瘤剥出术。绝经后患者可做全子宫及双侧附件切除术。除巨大囊肿可考虑穿刺放液外，提倡完整取出肿瘤。

2.中医治疗

（1）辨证论治

① 气滞血瘀：胸胁胀痛，烦躁易怒，面色晦暗无泽，口苦咽干，形体消瘦，肌肤甲错，下腹胀痛，有肿块；舌质紫暗或见瘀斑或瘀点，脉沉细或涩。治宜理气活血，软坚散结。方药：血府逐瘀汤加味。当归、生地黄、桃仁、红花、枳壳、赤芍、柴胡、桔梗、川芎、牛膝、甘草、三棱、莪术、水蛭。

② 痰湿瘀阻：身困无力，形体肥胖或水肿，胸腹满闷，月经失调，白带增多，下腹肿块；舌体胖大，苔白腻，脉沉或滑。治宜化痰行气，软坚散结。方药：苍附导痰汤加味。苍术、香附、陈皮、半夏、茯苓、胆南星、枳壳、生姜、神曲、海藻、鳖甲、莪术、三棱、水蛭。

（2）针灸治疗　取中极、关元、天枢、三阴交穴，平补平泻。

（二）恶性肿瘤

1. 中医治疗

术前给予中药扶正，兼软坚消癥以祛邪，可为手术创造条件。术后放化疗期间给予中药健脾和胃，扶助正气，减轻不良反应。化疗间歇期可给予扶正清热解毒、软坚消症的中药。以提高机体免疫功能，增强对外界恶性刺激的抵抗力，抑制癌细胞的生长，促进机体恢复，延长生命，以达到抗癌抑癌作用。中西医结合治疗既有利于标本兼治，又有利于提高生存率。

（1）辨证论治　本病系由寒湿失节，寒气外客，与卫气相搏，留而不去，致正气虚衰，精血被夺，膏粱厚味，饮食难消，湿蕴痰凝，气滞血瘀，聚结于内，使冲任滞逆，营卫失调，日久而成癥积。故本病外为寒邪入侵，内为脏腑气虚，营卫失调，痰湿郁阻所致。

① 气滞血瘀：症见烦躁易怒，面色晦暗无泽，口苦咽干，形体消瘦，肌肤甲错，下腹疼痛有肿块。舌质紫暗或见瘀斑、瘀点，脉沉细或涩。治宜行气活血，软坚消块。方药：桂枝茯苓丸加减。桂枝、茯苓、牡丹皮、赤芍、昆布、山慈菇各9g，桃仁、夏枯草、大腹皮各12g，青皮、生甘草各6g。水煎服，1日1剂。

② 痰湿郁阻：症见日趋消瘦，腹痛腹水，腹块坚硬增大，腹脘闷满，带下增多或月经失调。舌苔白腻，脉沉或滑。治宜除湿化痰，祛痰软坚。方药：温胆汤加减。陈皮、水蛭、鳖甲各15g，半夏、苍术、胆南星、三棱、莪术各10g，茯苓、海藻各30g，土鳖虫20g。水煎服，1日1剂。

（2）单方、验方

① 玄参、青盐各150g，天花粉、甘草各30g，白蔹、当归、海藻、枳壳、桔梗、川贝母、连翘、薄荷、制大黄、生地黄、海蛤粉30g，共研细末，用夏枯草240g，煎汤，玄明粉30g化水和匀泛丸如绿豆大，每晚6～9g，每日服2次，温水送服。卵巢癌症见消瘦、腹痛、腹水、腹块坚硬增大，胸脘闷满，带下增多，或月经失调，舌苔白腻，脉弦滑者，可用本方。

② 桂枝、桃仁、大黄各15g，茯苓40g，牡丹皮、白芍、阿胶各20g，甘

遂5g。水煎服，每日1次。

③ 白毛藤、龙葵、马鞭草、蛇莓各37.5g。水煎服，每日1剂，1日2次，早、晚空腹服用。

④ 白花蛇舌草、半枝莲各60g，橘核、昆布、桃仁、地龙各15g，土鳖虫、川楝子、小茴香各9g，莪术、党参各12g，红花3g，薏苡仁30g。水煎服，每日1剂。

⑤ 土鳖虫、土茯苓、蟾蜍干、猪苓、党参各15g，白花蛇舌草、薏苡仁、半枝莲各18g，三棱、白术各10g，莪术12g，甘草3g。水煎服，每日1剂。

⑥ 铁树叶、八月札、白花蛇舌草、半枝莲各30g，蜂房、白术各9g，陈皮6g。浓煎成500mL，为1周服用量，适用于卵巢癌，也可用于子宫癌等妇科恶性肿瘤。

⑦ 鳖甲、熟地黄、三棱、莪术、黄芪各15g，白花蛇舌草、桃仁、薏苡仁、铁树叶各30g，赤芍、丹参、香附各12g，水蛭、虻虫各4.5g，枳壳9g，小茴香、七叶一枝花各9g。每日1剂，水煎，分3次送服攻坚丸。适用于卵巢癌术后阴道转移。

⑧ 白花蛇舌草、半枝莲各60g，橘核、昆布、桃仁、地龙各15g，土鳖虫、川楝子、小茴香各9g，莪术、党参各12g。红花3g。每日1剂，水煎，分2次温服。适用于卵巢癌。

⑨ 凌霄花7.5g，硇砂、桃仁（另研）、延胡索、红花、当归、官桂（去皮）各3g，红娘子11个，血竭、紫河车、赤芍、栀子仁、没药、地骨皮、五加皮、牡丹皮、甘草各60g。上为细末。每服6g，空腹时用温酒送服。适用于卵巢癌。

⑩ 牡蛎30g，夏枯草、海藻、海带各12g，蜂房、天花粉各9g，玄参6g，川贝、蜈蚣各4.5g。每日1剂，水煎，分2次温服。

⑪ 阳起石、桃仁、当归、赤芍、大黄各60g，云母石120g，三棱、莪术、土鳖虫各90g，枳壳30g，上药共研细末，饭糊为丸，每日3次，每次18g，吞服。适用于卵巢黏液性囊腺瘤。

⑫ 桂枝5g，茯苓、芍药、牡丹皮、桃仁、乳香、没药、鳖甲各10g，昆布、海藻、小锯锯藤各20g。每日1剂，水煎，分2次温服。适用于卵巢肿瘤。

⑬ 当归、赤芍、三棱、莪术、川芎、急性子各10～15g，熟地黄15～30g，干蛤蟆2个，竹茹、蝉蜕各10g，赭石30g，蜈蚣3～5g，桂枝5g，炮姜15g，大枣10枚。辨证加减：证属寒者加肉桂、附子、炮姜；阳盛便秘、大便不畅加二丑、槟榔、皂角、大黄、玄明粉（冲）；上焦有热加栀子、黄

芩、牡丹皮；气虚者加党参、黄芪。配合口服化毒片、化郁丸等。水煎服。

⑭荆三棱（制）、莪术（锉）、赤芍、刘寄奴（去梗）、牡丹皮（去心）、官桂（不见火）、熟干地黄、菊花（去萼）、蒲黄、当归（干称）各30g（细锉），前五味用乌豆700g、生姜250g（切片）、米醋2.8升同煮，豆烂为度，焙干，入后五味同为末，每服6g，空腹食前温酒调下。或不用菊花、蒲黄，用乌药、延胡索亦佳。适用于卵巢恶性肿瘤腹部疼痛明显者。

⑮白藤、龙葵、马鞭草、蛇莓各37.5g。水煎服，每日1剂，1日2次。早、晚空腹服。

⑯土鳖虫15g，马鞭草30g。水煎服，每日1次，连服30天。

（3）食疗验方

① 龙葵子15g，麦饭石30g，煎取汁，加红糖适量代茶服。

② 紫菜30g，红曲3g，煎汤取汁，以汁煮鳖甲肉，加入调料食之。

③ 葵花托盘60g，煎汁取液，煮山楂30g、猪肉60g。

2.西医治疗

以手术为主，辅以化疗、放疗。

（1）**手术治疗**　是恶性卵巢肿瘤的首选方法。首次手术尤为重要。疑为恶性肿瘤者，应尽早剖腹探查；先吸取腹水或腹腔冲洗液做细胞学检查；然后全面探查盆腔、腹腔，决定肿瘤分期及手术范围。早期患者一般做全子宫、双附件加大网膜切除及盆腔、腹主动脉旁淋巴结清扫术。晚期可行肿瘤细胞减灭术，即尽量切除原发病灶及转移灶，使残留病灶直径小于1cm，同时常规行腹膜后淋巴结清扫术。

（2）**放疗**　无性细胞瘤对放疗高度敏感，颗粒细胞瘤对放疗中度敏感，术后可辅以放疗。手术残余瘤或淋巴结转移可做标记放疗，也可采用移动式带形照射技术。放射性核素^{32}P等可用于腹腔内灌注。

（3）**化学药物治疗**　自Shay和Sun（1953年）以塞替哌治疗卵巢癌取得疗效后，临床应用增多。近10年来，由于分子生物学的深入研究，细胞增殖动力学的发展和抗癌药物不断出新，化学治疗进展很快。目前虽未达到根治目的，但有半数晚期卵巢癌患者获得缓解，所以，在卵巢癌临床综合治疗中化疗的地位日益提高，已有超载放疗之势。

（4）**免疫治疗**　对恶性卵巢肿瘤近年提倡用的白介素-2、LAK细胞、肿瘤坏死因子、干扰素、转移因子及单克隆抗体等，均有机体反应，但目前还难以实现其理想效果。

（5）激素治疗　研究表明，上皮性卵巢癌患者40%～100%激素受体阳性。给予己酸孕诺酮200mg肌内注射，每周1～2次，于确诊或术后立即开始，长期使用可使症状显著改善，食欲、体重增加，可作为辅助治疗。

（6）高剂量化疗合并自体骨髓或外周血干细胞移植治疗难治性卵巢癌　难治性卵巢癌是指以常规剂量、一二线化疗药物、放疗或手术均不能治疗者，对这些病例，大剂量的化疗可导致骨髓严重抑制，因此增加了感染、出血等并发症的发生率，自体骨髓支持治疗在白血病和恶性淋巴瘤治疗中的成功，已证明被移植骨髓干细胞的重建，加速了血液系统的恢复，明显降低了大剂量化疗的危险性，增加了安全性。大剂量化疗合并自体骨髓支持治疗也用于难治性卵巢癌，并已取得一定进展。近年文献报道发现，外周血干细胞和骨髓移植的干细胞对血液系统的恢复效果是相同的，但二者比较，血干细胞有其优点，易于采集，移植物受瘤细胞污染可能性小，含有大量淋巴细胞，有助于免疫功能恢复和抗癌作用，不需要全身麻醉，并发症少，可重复多次应用等，因此，多数用外周血干细胞移植替代自体骨髓移植。Shpall综合文献报道，200例晚期卵巢癌（对多种药物耐药）接受高剂量化疗，辅以自体骨髓支持治疗，缓解率明显提高，可达70%～82%（一般治疗为10%～20%）。Benedetti对20例III期、IV期卵巢癌进行大剂量DDP、CBDCA、VP16化疗，并用自体外周血干细胞支持或自体骨髓移植，5年生存率为60%，毒性反应尚可耐受。

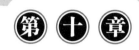

子宫内膜异位症

子宫内膜异位症是指具有生长功能的子宫内膜组织出现在子宫腔黏膜以外的其他部位时（不包括出现在子宫肌层中）所引起的病变，为妇科较常见的一种疾病。近几年来，其发病率明显增高，占妇科腹部手术的8%～30%，好发于30～40岁的育龄妇女，但20岁前后发病者也不少见，尚未发现初潮前发病者。自腹腔镜问世以来，很多内膜异位症患者得到了早期确诊，且证实本病是引起年轻妇女不孕或慢性盆腔疼痛的原因之一。

异位的子宫内膜可生长在距子宫很远的身体其他部位，但大多数异位在盆腔内的卵巢、子宫骶韧带、直肠子宫陷凹及其他盆腔器官、盆腔腹膜等部位，其中以卵巢为最多见，约80%的子宫内膜异位症累及卵巢，也有累及宫颈、阴道、外阴者，个别患者也可发病于脐、脾、肺、乳房、手臂及大腿等处，但很少见。

中医无此病名记载，但此症状及体征属"痛经""癥瘕""月经不调""不孕症"的范畴。

一、病因和发病机制

中医学认为，子宫内膜异位症属中医的血瘀证。多由外邪入侵、情志内伤、素体因素或手术损伤等原因，导致机体脏腑功能失调，冲任损伤，气血失和，血液离经，瘀血形成，留结于下腹而发病。瘀血阻滞，脉络不通，则见痛经；瘀积日久，形成癥瘕；瘀血阻滞胞脉，两精不能结合，以致不孕；

瘀血不去，新血不能归经，因而月经量多或经期延长。总之，本病的关键在于瘀，而导致瘀血形成的原因，又有虚、实、寒、热的不同。

西医学认为，子宫内膜异位症为一种常见的良性病变，主要发生在盆腔以内，但具有远处转移和种植能力，对于其发病原因，目前有下列不同学说。

（1）子宫内膜种植学说　月经期脱落的子宫内膜碎屑随经血逆流经输卵管进入腹腔。种植于卵巢表面或盆腔其他部位，并在该处继续生长蔓延，因而形成盆腔内膜异位症。剖宫取胎手术后形成的腹壁瘢痕子宫内膜异位症是医源性的，为种植学说的有力例证。先天性宫颈狭窄或阴道闭锁等经血外流不畅的患者易并发子宫内膜异位症，也支持经血逆流种植的观点。

（2）体腔上皮化生学说　卵巢生发上皮、盆腔腹膜、直肠阴道隔等都是由具有高度化生潜能的体腔上皮分化而来。在反复经血回流、慢性炎症刺激或长期而持续的卵巢激素作用下，上述由体腔上皮分化而来的组织均可被激活而转化为子宫内膜，以致形成子宫内膜异位症。

（3）淋巴及静脉播散学说　在远离盆腔部位的器官，如肺、胸膜、消化道等处偶见异位的子宫内膜生长，有人认为这可能是子宫内膜碎屑通过淋巴或静脉播散的结果。

（4）免疫学说　免疫机制在子宫内膜异位症的发生、发展等环节起重要作用。近年来研究表明，子宫内膜异位症发病可能为免疫抑制与免疫促进失衡导致免疫失控所致。在疾病发展早期，机体表现积极的免疫反应，此时NK细胞、巨噬细胞数目增加，淋巴细胞活性增强，细胞毒作用增强，通过多种途径清除异位内膜残片。但内膜组织释放的有害因子（如免疫抑制因子）在与免疫系统相互作用的消长过程中，诱发免疫系统释放一系列的反馈因子，协同作用进一步抑制免疫活性细胞对异位内膜的清除，并使免疫系统逆转为免疫促进现象，即由免疫细胞释放一系列活性因子，促进异位内膜的种植、黏附、增生。该病的临床特点及自身抗体可能为单克隆激活模式，表明它具有自身免疫性疾病的特征。

（5）基因学说　有人观察到，某些子宫内膜异位症患者在其家属中同病的发生率较一般妇女为高，推测其中可能有遗传因素存在。关于遗传因素尚待进一步探讨。

以上学说可相互补充，共同阐明子宫内膜异位症的发生机制。

二、临床表现

1.症状

因病变部位不同而出现不同的症状，少数患者无明显自觉症状。

（1）痛经 为本症的主要症状之一，占子宫内膜异位症患者的60%～73%。初潮时往往无症状，在初潮后数年或盆腔手术后数年痛经逐年加剧。疼痛位于下腹部及腰骶部，常于月经来潮前1～2天开始，经期的第1～2天最剧，以后逐渐减轻，至经净后消失。

（2）月经失调 患者常有经量增多、经期延长或周期紊乱，少数患者还可出现月经量减少。月经失调的原因可能有以下几个。

① 卵巢子宫内膜异位症的病灶直接刺激卵巢间质，影响排卵与受体功能；或因卵巢周围的粘连干扰了排卵，致患者常常并发无排卵或有排卵型功能失调性子宫出血。

② 患者常合并子宫腺肌症及子宫肌瘤。

③ 病变较严重者常伴有盆腔少量积血。

（3）非子宫部位的异常出血 如气管内膜异位病灶会导致首次月经时少量咯血或大口咯血；肺胸膜病灶可引起月经期气胸，胸腔积血。输尿管膀胱内的内膜异位症可导致月经期血尿；如输尿管内病灶增大还可以阻塞管道，引起肾盂积血、积液等并发症；直肠内病灶致周期性便血。用不同显像仪或内镜如气管镜、腹腔镜、肠镜、膀胱镜等检查，病灶往往可见或大或小的结节，表面周围有较致密的纤维反应结成的团块，呈蓝色或黑色或紫色或红色小点、小斑。

（4）不孕 约40%患者出现原发性或继发性不孕。这与黄体功能不足、黄素化未破裂卵泡综合征、自身免疫反应异常及盆腔局部解剖异常有关。

（5）性交痛及肛门坠胀 多因病变累及子宫直肠窝、子宫骶骨韧带、阴道直肠隔，或子宫极度后倾并粘连固定，性交触动可引起严重疼痛，经前期最明显。

（6）急性腹痛 见于卵巢巧克力囊肿的患者。巧克力囊肿中的异位内膜周期性脱落出血，体积骤增，可引起胀痛。若囊肿破裂，巧克力样物质溢入盆腔，可引起剧烈腹痛，伴恶心、呕吐和肛门坠胀。多发生在经期前后或经期。

（7）其他 因病变部位不同，可有排便、排尿疼痛，或发生周期性血便、血尿；或周期性咯血、胸痛；经期或月经前后低热；或切口瘢痕处周期性疼痛、结节等。

2.体征

典型的盆腔子宫内膜异位症患者在盆腔检查时可发现子宫多后倾固定，正常或增大；直肠子宫陷凹或宫骶韧带或子宫后壁下段等部位扪及触痛性结节；在子宫的一侧或双侧附件处扪到与子宫相连的不活动囊性偏实包块，往往有轻压痛；若病变累及直肠阴道隔，可在阴道后穹隆部扪及甚至可看到隆起的紫蓝色斑点、小结节或包块。

三、实验室及其他检查

（1）血沉　少数病例增快。

（2）尿常规　累及膀胱黏膜时可有尿血。

（3）粪常规　月经期便血时应予检查。

（4）B型超声波检查　临床常用于鉴别卵巢子宫内膜囊肿与其他卵巢肿瘤。

（5）腹腔镜检查　可在直视下确定异位病灶的诊断，还可以对病灶施行电灼、活检及子宫内膜囊肿穿刺抽液。

（6）膀胱镜检查　周期性膀胱炎症状者，诊断困难时可施行。

（7）直肠镜检查　周期性肠道症状者，诊断困难时可施行镜检加活检。

四、诊断

凡育龄妇女有进行性痛经和不孕史，盆腔检查时扪及盆腔内有触痛性结节或子宫旁有活动的囊性包块，即可初步诊断为盆腔子宫内膜异位症。但临床确诊尚需结合上述辅助检查，特别是腹腔镜检查和组织病检。

五、鉴别诊断

（1）卵巢恶性肿瘤　早期无症状，有症状时多有持续性腹痛腹胀，病情发展快，一般情况差。妇科检查除触及包块外，多伴有腹水。B型超声图像显示肿瘤为混合性或实性包块，肿瘤标记物CA125值多大于200U/mL。凡诊断不明确时，应及早剖腹探查。

（2）盆腔炎性包块　患者有反复发作的盆腔感染病史，平时亦有下腹部隐痛，疼痛无周期性，可伴发热。妇科检查子宫活动差，双侧附件有边界不清的包块，抗生素治疗有效。

（3）子宫腺肌病　痛经症状与子宫内膜异位症相似，但更剧烈，疼痛位于下腹正中。妇科检查子宫呈均匀性增大且质硬，经期检查子宫触痛明显。

六、治疗

（一）西医治疗

治疗目的在于缓解症状、改善生育功能及防止复发。故治疗应根据患者年龄、症状、病变部位和范围以及对生育要求等不同情况加以全面考虑。原则上年轻且有生育要求的患者宜采用中医治疗，结合激素治疗或保守性手术；年龄较大、无需生育的重症患者可行根治性手术。

1.期待疗法

病程进展缓慢、症状轻微、体征不明显者可每半年随访一次。一旦症状或体征加剧时，应改用其他较积极的治疗方法。患者有生育要求则应做有关不孕的各项检查，促进受孕。经过妊娠分娩，病变可能自行消退。

2.药物治疗

由于子宫内膜异位症是激素依赖性疾病，妊娠和闭经可避免发生痛经和经血逆流，还能导致异位内膜萎缩、退化，故西药治疗主要采用性激素疗法。其原理主要是：①阻断下丘脑促性腺激素的释放，通过直接作用或反馈抑制垂体促性腺激素的合成及释放；②使卵巢功能减退，继发于垂体促性腺激素水平降低或直接抑制卵巢功能；③使异位子宫内膜萎缩，缺乏卵巢激素的支持及直接对子宫内膜的作用使其萎缩。以上3种机制可达到使异位病灶缩小、病情缓解的目的。

适应证：没有较大的卵巢巧克力囊肿；有手术禁忌证的重症患者；作为手术的辅助治疗，术前用药有利于粘连的分离、减少盆腔中的炎性反应，有助于卵巢巧克力囊肿的缩小及减轻粘连与剥离等优点。保守性手术或不彻底的手术，术后用药有防止复发及继续治疗的作用。

禁忌证：盆腔包块不能除外恶性肿瘤者；肝功能异常不宜使用性激素。

（1）短效避孕药　避孕药为高效孕激素和小量炔雌醇的复合片，连续周期服用，不但可抑制排卵起到避孕作用，且可使子宫内膜和异位内膜萎缩，导致痛经缓解和经量减少，并可因此而避免经血及脱落的子宫内膜经输卵管逆流及种植腹腔的可能。服法与一般短效口服避孕药相同。此疗法适用于有痛经症状但暂无生育要求的轻度子宫内膜异位症患者。

（2）高效孕激素 1956年Kistner提出用大剂量高效孕激素，辅以小剂量雌激素防止突破性出血，以造成类似妊娠的人工闭经的方法，被称为假孕疗法。常用方法有：①甲羟孕酮，第一周4mg，每日3次口服，第二周8mg，每日2次，以后10mg，每日2次，连服6～12个月。②炔诺酮（妇康片），第一周5mg，每日1次，第二周10mg，每日1次，以后10mg，每日2次，连服6～12个月。①和②可同时每日都加服炔雌醇0.05mg以防突破出血。③炔诺孕酮0.3mg和炔雌醇0.03mg，连服6～12个月。④己酸孕酮250～500mg肌内注射，每周2次，共3个月。长期应用大量高效孕激素可引起恶心、呕吐、突破性出血、体重增加及诱发卵巢子宫内膜异位囊肿破裂；还可对肝脏有损害，停药后而复发。一般可用于以下情况：没有较大的卵巢子宫内膜异位囊肿；有手术禁忌证的重症患者；手术前药物准备，有利于粘连的分离；术后防止复发及残留病灶的治疗。复发后再用药物治疗仍可有效。

（3）达那唑 达那唑为合成的17α-乙炔睾酮衍生物，自1971年起即开始应用于治疗内膜异位症，此药能阻断垂体促性腺激素的合成和释放，直接抑制卵巢甾体激素的合成，以及有可能与靶器官性激素受体相结合，从而使子宫内膜萎缩导致患者短暂闭经，故称假绝经疗法，用法：每日400～800mg，分2～4次口服，自经期第一天开始连服6个月。停药后每年约有15%复发，重复用达那唑仍有效。不良反应：主要为男性化作用致体重过度增加，往往超过3kg，其他轻度男性化作用如皮肤多油（20%）、声音低沉（10%）。因雌激素水平降低，少数患者可有乳房缩小或绝经期症状。用药后谷丙转氨酶增高为一时性可逆性的，停药后可恢复。谷丙转氨酶增高由药物致胆汁淤积，也有认为因蛋白同化作用加强所致，不是肝功能损害。此外糖和脂肪代谢受影响，并减少纤维蛋白原和增加纤维蛋白溶酶原等。这些不良反应均不严重，发生率也不高，且停药后都很快恢复正常。

达那唑适用轻度或中度子宫内膜异位症但痛经明显或要求生育的患者。一般在停药后4～6周月经恢复，治疗后可提高受孕率，但此时内膜仍不健全，可待月经恢复正常2次后再考虑受孕为宜。

（4）雄激素疗法 雄激素通过间接对抗雌激素，直接影响子宫内膜，使之退化，缓解痛经。方法：①甲睾酮5mg，每日2次，舌下含化，连续应用3～6个月。小剂量服雄激素不抑制排卵，仍可受孕，一旦受孕应及时停药，以免引起女胎男性化。②丙酸睾酮25mg肌内注射，每周2次，共8～12周，每日总量不超过300mg。不良反应为长期使用或用量过大可能出现痤疮、多

妇产科疾病中西医诊疗与处方

毛、声音低沉等男性化表现。用药期间不抑制排卵，仍能受孕，可使女胎男化，故一旦妊娠应立即停药。

雄激素疗法对早期病例解除症状有效，用法简单，不良反应少，但作用不持久，停药常易复发，不适于病情较严重者。多数人认为仅起对症治疗作用，不宜长期使用。

（5）棉酚　是我国在20世纪70～80年代从棉籽油中提出的一种萘醛化合物，作用于卵巢。对卵巢及子宫内膜有直接抑制作用，可导致闭经，从而使症状减轻或消失，晚期患者疗效也较满意，复发率约24%。一般治疗1个月痛经即可减轻。对年龄有生育要求者，每日服20mg，连服2个月；症状好转后酌情改为每次200mg，每周2～3次，可用3～6个月，或待月经稀少或闭经时停药。对近绝经患者，可持续服至闭经后。最严重的不良反应是血钾过低，故服药期间必须补钾。肝功能可以受损，个别患者出现一过性肝功能异常。棉酚治疗子宫内膜异位症疗效与达那唑相近且价廉，但由于棉酚的作用机制、用药最佳剂量以及有无致畸等问题尚未完全阐明，故临床还未普遍应用。

（6）促性腺激素释放激素增效剂　本品通过过度刺激垂体，消耗促性腺激素释放激素受体，使之失去敏感性而降低促性腺激素和雌激素的分泌，造成了药物性绝经，亦称为"药物性卵巢切除"。一般用喷鼻法，每次400μg每日2次，或皮下注射法，每次200μg每日1次，6个月为一疗程。治疗后出现闭经病灶消失或减轻，内膜萎缩，用药第1个月有突破性出血，停药后2个月内恢复月经和排卵，但易复发。

（7）三苯氧胺　具有拮抗雌激素及微弱雄激素作用。现已试用于治疗病变轻而痛经明确的子宫内膜异位症，以暂时缓解症状并防止病情继续发展。一般剂量为每次10mg，每日2～3次，连服3～6个月。用药过程中，可出现潮热等类似围绝经期综合征症状或恶心、呕吐等不良反应，应定期检查白细胞与血小板计数，如有骨髓抑制表现，立即停药。

（8）氟芬那酸　为前列腺素合成酶抑制药，可减少异位子宫内膜所产生的前列腺素，缓解痛经的效果好。用量为每次0.2g，每日3次，用至症状消失后停药。

（9）萘普生　为前列腺素合成酶抑制药，能拮抗异位内膜产生前列腺素，进而抑制子宫收缩而止痛。用法：出现痛经时首次用2片（每片250mg），以后根据病情需要，每4～6h服1片，疗程3～5天。对痛经效果良好。一般无明显不良反应，少数可出现疲乏、轻度头痛、胸痛等。

（10）孕三烯酮 具有较强抗孕激素和雌激素的作用，抑制垂体分泌 FSH、LH，使体内雌激素水平下降，用法为每次2.5mg，每周2次，从月经第一日开始，连服半年。不良反应少。

（11）亮丙瑞林 是促性腺激素释放激素的同类药物，用法：每次3.75mg，每月只需要肌内注射1次，6个月为一个疗程。在治疗初期，体内性激素的分泌将会短暂性增加，原有症状稍加重。用药1周左右，体内的性激素迅速下降至停经期的状态。同时，由于雌激素的减少，导致停经期症状出现，如潮热感、阴道分泌减少、头痛、情绪不稳定、性欲减低等。因患子宫内膜异位症而导致不孕的患者，经亮丙瑞林治疗后，有27.6%的患者妊娠，总有效率达82.6%。目前多主张连续用药超过3个月时，同时应用反加疗法即雌激素替代疗法可以防止骨质过量丢失。给予雌激素的量很重要，既能减少不良反应又不降低亮丙瑞林治疗效果，此量称"窗口"剂量。应用亮丙瑞林3个月后需要反加治疗，其联合方法：①亮丙瑞林+倍美力0.625mg/d+甲羟孕酮2.5mg/d；②亮丙瑞林+炔诺酮5mg/d；③亮丙瑞林+利维爱2.5mg/d。

（12）米非司酮 米非司酮具有抑制排卵、诱发黄体溶解、干扰子宫内膜完整性的功能，是一种孕激素拮抗药，对垂体促性腺激素有抑制作用。用法：米非司酮12.5～25mg/d，3～6个月一个疗程，除轻度潮热外无明显不良反应。

近年已经研制出促性腺激素释放激素拮抗药，正在观察其治疗性激素敏感疾病的效果，其中包括子宫内膜异位症。也有学者用释放左炔诺孕酮的宫内节育器治疗子宫内膜异位症，有一定疗效，但由于例数尚不多，尚待进一步积累经验。

3.手术治疗

手术可切除病灶及异位囊肿、分离粘连、缓解疼痛、增加生育力，并可确诊异位症及进行临床分期。手术方式有两种——经腹手术和腹腔镜手术。

（1）保留生育功能的手术 适用于年轻和有生育要求的患者，尤其适用于药物治疗无效者。手术可经腹腔镜或剖腹直视下进行，手术时尽量切净或灼除子宫内膜异位灶，保留子宫和卵巢。

（2）保留卵巢功能的手术 适用于年龄＜45岁、无生育要求的重症患者。切除子宫及盆腔内病灶，至少保留一侧或部分卵巢。有少数患者术后复发。

（3）根治性手术 适用于45岁以上的重症患者。切除子宫及双侧附件，并尽量切除盆腔内膜异位灶。即使残留小部分内膜异位灶，亦会自行萎缩退化。

顽固性盆腔疼痛也可选择其他术式，如腹腔镜下骶神经切除或骶前神经切除。

4.药物与手术联合治疗

手术治疗前先用药物治疗2～3个月可使内膜异位灶缩小、软化，有可能适当缩小手术范围，有利于手术操作。术后亦可给予药物治疗3～6个月以使残留的内膜异位灶萎缩退化，降低术后复发率。

5.辅助生育技术

妊娠不仅是年轻患者就医的主要目的，也是对子宫内膜异位症的最好治疗。对于药物、手术治疗后仍不能受孕者，需考虑进行ART治疗。可选择促排卵-人工授精抑或体外受精-胚胎移植，尽可能争取在手术后半年内受孕。

6.青春期内膜异位症

有手术指征的轻度患者可清除病灶，术后连续用低剂量口服避孕药预防复发。重症患者术后先用药物治疗6个月，然后再连续用低剂量口服避孕药。16岁以上、性成熟的青春期患者才可用亮丙瑞林治疗，一般主张加用反加疗法治疗。

7.放射治疗

仅对近绝经期且有全身严重慢性疾病不能耐受手术治疗的严重内膜异位症患者可考虑放射治疗。

（二）中医治疗

1.辨证论治

（1）寒凝血瘀型　经色暗有块，经行腹坠痛，小腹凉，得热则舒，四肢不温，面色苍白。舌质暗或有瘀点，苔薄白，脉沉细涩。治宜温经散寒，活血化瘀。方药：少腹逐瘀汤加减。肉桂、干姜各3g，小茴香6g，当归、赤芍、川芎、没药、失笑散各9g。

（2）气滞血瘀型　症见经行不畅，色紫暗有块，经行小腹胀痛，经量增，块下痛减，经前常伴乳房胀痛，胸胁胀满，烦躁易怒。舌质暗或有瘀斑瘀点，脉沉弦。治宜益气行气，活血化瘀。方药：黄芪建中汤加减。黄芪、党参、当归、三棱、香附各9g，桂枝3g，丹参10g。

（3）气虚血瘀型　症见病程较长，除有瘀血症外并有气虚征象，神疲乏力，腹胀便溏，肛门坠痛时欲临厕。舌淡胖或暗而胖大，边有齿痕，脉沉软无力。治宜理气活血化瘀。方药：血府逐瘀汤加减。当归、桃仁、赤芍、川芎、青皮、枳壳、香附、延胡索各9g，红花6g，川牛膝12g，木香、生甘草3g。

（4）热邪瘀阻型　症见经前或经期下腹痛，喜冷拒按，伴经期低热、口渴、烦躁、便秘。舌红苔黄或腻，脉弦数或滑数。治宜和解泄热，祛瘀消结。方药：小柴胡汤合失笑散加减。柴胡、黄芩、赤芍、牡丹皮、延胡索、当归、失笑散（布包）各9g，生甘草3g。

2.中成药

① 大黄䗪虫丸：3g，每日2次吞服。

② 云南白药：1.5g，每日2次，开水送服。

③ 复方当归注射液：肌内注射，每日2次。

④ 痛经散：每次1包，每日3次。

⑤ 艾附暖宫丸：每次6g，每日2次。

⑥ 丹参注射液：10mL加入5%葡萄糖注射液500mL静脉滴注，每日1次，连续3个月为一疗程。

⑦ 七厘散：月经第1天起用七厘散外敷脐孔或痛区，外贴香桂活血膏。尤其是异位的子宫内膜种植在脐部或腹壁下者。可见到明显的效果。也可用1～1.5g，每日1～2次，温酒或温开水送服。

3.单方验方

① 取桃仁5g，红花、赤芍各15g，益母草、大黄、败酱草各20g，鸡内金、蒲公英各30g。水煎200mL，保留灌肠，每日1次。

② 生姜3片，红糖适量，泡茶饮。

③ 海狗肾粉1g（冲服），当归、桃仁、红花、巴戟天各15g，川芎、香附、三棱各12g，广木香、制乳没、延胡索各9g，益母草、牡丹皮各30g，莪术、白术、刘寄奴各10g。水煎服，每日1剂。此方为平日口服用方，经期可加丹参30g，牛膝15g；若消化不良可酌加建神曲10g，炒麦芽、焦山楂各15g，草豆蔻12g；经后可加白芍15g。效果良好。

4.针灸治疗

（1）针刺　关元、三阴交，强刺激留针10～15min，寒凝瘀阻加艾灸。

（2）耳针　刺内分泌、外生殖器、皮质下、少腹部等区域。

（3）三阴交埋线疗法。

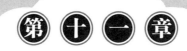

不 孕 症

女子婚后夫妇同居2年以上，配偶生殖功能正常，未避孕而未受孕者；或曾孕育过，未避孕2年以上未再受孕者，称为"不孕症"。前者称为"原发性不孕症"，后者称为"继发性不孕症"。古称前者为"全不产"，后者为"断绪"。

一、病因和发病机制

中医学认为，男女双方在肾气盛、天癸至、任通冲盛的条件下，女子月事以时下，男子精气溢泻，两性相合，便可媾成胎孕。可见不孕主要与肾气不足、冲任气血失调有关。临床常见有肾虚、肝郁、痰湿、血瘀等类型。

西医学认为，夫妇双方都对生育力有影响。单纯女性因素致不孕占40%～55%，单纯男性因素致不孕占25%～40%，男女共同因素致不孕约占10%，另有原因不明占10%。因此，在查找不孕病因时，要强调对男女双方的检查。

1.女方不孕因素

（1）大脑皮质功能紊乱　下丘脑-垂体-卵巢轴功能失调，排卵功能受到抑制而造成不孕。此外，垂体肿瘤引起卵巢功能失调；精神过度紧张、焦虑；全身性疾病如重度营养不良、过度肥胖等；先天性卵巢发育不全；卵巢子宫内膜异位症等。

（2）输卵管因素　这是不孕症的最常见因素。输卵管通过管壁肌肉的蠕动和黏膜的纤毛运动，具有运送精子、捕获卵子及把受精卵送到子宫腔的作用。当这些功能受到影响，则可导致不孕。如输卵管发育不全，表现过度细长弯曲、管壁肌肉收缩力减弱、纤毛运动及管壁蠕动功能丧失；或输卵管炎症引起伞端闭锁或输卵管黏膜破坏使输卵管闭塞，病原体可以是细菌、衣原体，也可是淋菌与结核杆菌。其他如阑尾炎或产后、术后引起的继发感染，也可导致输卵管阻塞发生不孕。

（3）子宫颈因素　子宫颈黏液量和性质与精子能否进入子宫腔有密切关系。慢性宫颈炎、宫颈息肉、子宫颈肌瘤、子宫颈管粘连狭窄等均可造成不孕。

（4）外阴、阴道因素　如处女膜闭锁、阴道横隔、先天性无阴道等都可阻碍性交或阻碍精子进入。

（5）免疫因素　造成不孕症的免疫因素有两种情况：①同种免疫是精子、精液或受精卵为抗原物质，被阴道及子宫上皮吸收后，通过免疫反应产生抗体物质，使受精卵不能结合，或受精卵不能着床。此种情况常与女性生殖道的损伤和炎症有关，在女性血清及宫颈黏液中可能测出抗精子抗体。②自身免疫是不孕妇女血清中存在透明带自身抗体，这种自身抗体与透明带起反应后可阻止精子穿透卵子，而不能受精。

（6）盆腔腹膜因素　卵子由卵巢排出后，通过输卵管伞捕获到输卵管内受精。当各种原因的盆腔腹膜炎、子宫内膜异位症、手术后所引起的粘连，依其部位和程度，可能阻隔排出的卵子或阻碍输卵管伞对卵子的捕获。

2.男方不孕因素

（1）精液异常　无精子、精子数目减少、活动力减弱、形态异常。造成精液异常的因素有以下几点。

① 先天发育异常：如双侧隐睾在青春期后发育受到影响，曲细精管萎缩，妨碍精子产生；先天性睾丸发育不全症，不能产生精子。

② 全身因素：慢性消耗性疾病如长期营养不良；慢性中毒（过度吸烟、酗酒）；精神过度紧张等也可能抑制精子的产生。

③ 局部因素：腮腺炎并发的睾丸炎可导致睾丸萎缩，放射线照射以及铅、砷、苯胺等药物影响均可妨碍精子的发生，精索静脉曲张可使精子数目减少或精子活动力减低。

（2）输精障碍　附睾及输精管细菌性感染，如淋菌、结核或非特异性感染引起双侧输精管完全性梗阻，影响精子的输出；功能性不射精；阳痿、早泄往往不能使精子进入阴道而引起不孕。

（3）男性自身免疫反应　男性如有自身免疫抗体，则可使精子凝集而致精子不活动。约有15%的不孕夫妇能找到这种抗体。

3.男女双方因素

（1）缺乏性生活的基本知识。

（2）男女双方盼子心切造成的精神过度紧张。

（3）免疫因素　近年来对免疫因素的研究认为有两种免疫情况影响受孕。

① 同种免疫：精子、精浆或受精卵是抗原物质，被阴道及子宫内膜吸收后，通过免疫反应产生抗体物质，使精子与卵子不能结合或受精卵不能着床。

② 自身免疫：认为不孕妇女血清中存在透明带自身抗体，与透明带反应后可防止精子穿透卵子，因而阻止受精。

二、诊断

不孕常常是男女双方诸多因素综合影响的结果。通过对双方的全面检查，找出不孕的原因，是治疗不孕症的关键。检查应按一定顺序进行，以免遗漏。

1.男方检查

询问既往有无慢性疾病如结核、腮腺炎等；了解性生活情况，有无性交困难。除全身检查外，重点应检查外生殖器有无畸形或病变，尤其是精液常规检查。正常精液量为2～6mL，平均为3～4mL，＜1.5mL为异常；pH为7.2～7.5；在室温下放置5～30min内完全液化；精子总数＞8000万/mL，＜2000万/mL为异常；活动数＞50%，＜35%为异常；正常时异常精子应＜20%，正常精子应＞50%。

2.女方检查

（1）询问病史

① 主诉：不孕的时间、月经的情况，有无肥胖、溢乳等症状。

② 生长发育史：有无生长发育迟缓，青春期发育是否正常，生殖器和第二性征发育情况以及有无先天性畸形。

③ 月经生育史：月经初潮、周期、经期和经量，有无月经异常、痛经及其程度及最近三次月经的具体情况；性生活史并询问结婚年龄、有无避孕史（含避孕方式和避孕持续时间），有无人流史（具体手术的时间、方式和手术时的孕周），有无再婚史，过去生育情况，有无难产和产后大出血史。

④ 不孕史：原发不孕、继发不孕，不孕年限，是否接受治疗及疗效。

⑤ 既往史：有无内分泌疾病、代谢性疾病、精神疾病、高血压和消化系统疾病及用药史；有无感染史，如炎症、结核；有无接触有害化学物质、放射线物质；有无手术史等。

⑥ 家族史：有无先天性遗传性疾病，了解兄弟姐妹的生育情况。

（2）体格检查　注意第二性征、内外生殖器的发育情况，有无畸形、炎症、包块及乳房泌乳等。X线胸片排除结核。必要时做甲状腺功能检查、蝶鞍X线摄片和血催乳激素测定，排除甲状腺及垂体病变。测定尿17-酮、17-羟及血皮质醇，排除肾上腺皮质疾病。

（3）女性不孕的特殊检查

① 卵巢功能的检查：主要了解卵巢有无排卵及黄体功能情况。可通过基础体温测量、宫颈黏液结晶检查、子宫内膜活检及B超监测排卵等。

② 输卵管通畅试验：男方检查未发现异常，女方有排卵，可进行输卵管通液、通气或子宫输卵管造影以了解输卵管通畅程度。输卵管通气和通液除能达到诊断目的外，尚可分离轻度输卵管黏膜皱襞和伞端粘连，起一定治疗作用。至于造影，更可明确输卵管阻塞部位、有无结核；子宫有无畸形、黏膜下肌瘤、宫腔粘连、内膜结核等。

③ 诊断性刮宫：可了解宫腔大小、有无变形，并取子宫内膜做病理检验，间接了解卵巢功能，除外内膜结核。

④ 性交后试验：在排卵期前后，禁欲5～7天。性交后2h吸取宫颈内黏液，置于玻片上镜检。在放大400倍镜下有10个以上活动的精子，表示男方有生育能力，少于5个活精子，则表示男方生育能力低下。如果宫颈黏液拉丝度长，置于玻片上干燥后镜检，呈典型的羊齿植物叶状结晶，说明试验时间选择合适。

⑤ 宫颈黏液、精液相合试验：于预测的排卵期进行，先在玻片一端放一滴新鲜精液，再取宫颈黏液一滴放在距精液滴旁2～3mm，轻摇玻片使两液滴接触，37℃放置1～2h，用显微镜观察，如精子能穿过、深入宫颈黏液，提示精子的活动能力及宫颈黏液的性质正常，黏液中无抗精子抗体。

⑥ 腹腔镜检查：上述各项检查均属正常者，仍未妊娠，可做腹腔镜检查进一步了解盆腔情况，对盆腔内病变可给予更详细的资料。子宫内膜异位症只能在腹腔镜或剖腹探查时直接观察盆腔器官得出确切的诊断。盆腔粘连可以从病史或造影中提出怀疑，也只有在腹腔镜直视下才能证实与评价。通过腹腔镜可了解子宫、卵巢和输卵管有无先天或后天病变；还可向宫腔注入染液，在腹腔镜下观察染液流入腹腔（输卵管通畅时）或阻塞部位。在观察到

病变的同时，可通过腹腔镜做一些粘连分解术或子宫内膜异位病灶的电凝术，达到治疗的效果。因此，腹腔镜检查对不孕症的诊断具有重要的价值。约20%的患者通过腹腔镜可以发现术前没有诊断出来的病变。

⑦ 子宫镜检查：观察子宫腔内情况，能发现子宫畸形、宫腔粘连、子宫内膜息肉、黏膜下肌瘤等病变。子宫镜是在子宫碘油造影不能明确诊断的情况下，进一步查找不孕病因的有用方法。

⑧ 免疫学检查：进行以下试验可了解是否为免疫性不孕。

a.精子制动试验：将适当稀释的精子和补体分别加入不孕女方和正常对照者的血清中，观察精子活动情况。如对照者血清中的活动精子百分数与患者血清相比＞2，为阳性，提示不孕女方体内存在抗精子抗体。

b.精子凝集试验：将适当稀释的精子加入不孕女方和正常对照者的血清中，观察精子凝集情况。有凝集者，为阳性，提示不孕女方体内存在抗精子抗体。

c.自身免疫试验：用不育男方自身血清和精子做以上两种试验，如显示阳性结果，反映男方体内有抗自身精子抗体。

⑨ 染色体检查：正常女性为46′XX，正常男性为46′XY。

三、鉴别诊断

本病的鉴别诊断与其他疾病不同。由于涉及的病因十分复杂，故凡涉及可能影响整个生殖及性腺-内分泌轴的各种疾病，都与本病有关，明确诊断这些疾病可为诊断本病提供依据。但对某些严重的先天性器官缺陷及畸形、胎珠始成而孕妇尚无明显的妊娠反应、因故而自然流产者，应通过基础体温、早孕试验及病理学检查来鉴别诊断。

四、治疗

（一）西医治疗

1.一般处理

改变不良生活习惯，锻炼身体，增强体质，改善营养不良状况，有利于不孕患者恢复生育能力。解除焦虑，学会预测排卵期。进行性生活和受孕知识宣传教育，排卵后卵子寿命不足24h，精子在酸性阴道内只能生存8h，而进入宫腔后可维持2～3天，故每月只有在排卵前2～3天或在排卵后24h内性交才能受孕，所以选择合适的性交时机可增加受孕机会。性交频次应适度，子宫后位者性交时应抬高臀部。

2.治疗生殖器官器质性疾病

若发现能导致不孕症的生殖器官器质性疾病应积极治疗。

（1）输卵管慢性炎症及阻塞

① 一般疗法：口服活血化瘀中药，中药保留灌肠，同时配合超短波、离子透入等促进局部血液循环，有利于炎症消除。

② 输卵管内注药：用地塞米松磷酸钠注射液5mg，庆大霉素4万U，加于20mL生理盐水中，在150mmHg压力下，以每分钟1mL的速度经输卵管通液器缓慢注入，有减轻输卵管局部充血、水肿，抑制梗阻形成，达到溶解或软化粘连的目的。应于月经干净2～3日始，每周2次，直到排卵期前，可连用2～3个周期。

③ 输卵管成形术：对不同部位输卵管阻塞可行造口术、吻合术以及输卵管子宫移植术等，应用显微外科技术达到输卵管再通的目的。

（2）卵巢肿瘤　可影响卵巢内分泌功能，较大卵巢肿瘤可造成输卵管扭曲，导致不孕。直径＞5cm的卵巢肿瘤有手术探查指征，应切除，并明确肿瘤性质。

（3）子宫病变

① 先天性无子宫、阴道缺如或发育异常：往往先予以矫形，恢复阴道、子宫的形态后，再考虑治疗不孕不育。

对不孕不育伴子宫畸形者，可考虑先进行手术治疗，一旦妊娠，给予保胎及重点产前监护，放宽剖宫产手术指征，预防早产及母婴并发症。

② 子宫肌瘤：子宫肌瘤导致不孕的原因是多方面的，除引起内膜发育不良、影响胚胎种植、导致流产外，肌瘤发生的内在因素本身常常导致排卵障碍、内膜发育不良或子宫及内膜微循环功能失调。根据症状、妇检，尤其是阴道B型超声、宫腔镜和腹腔镜检查，子宫肌瘤的诊断并不困难。但应同时明确子宫肌瘤的大小、部位、数目、有无变性及生长速度等。一旦确诊，大部分子宫肌瘤患者可观察、随访。子宫肌瘤合并无排卵可考虑氯米芬（CC），CC+HMG/FSH+HCG或HMG/FSH+HCG治疗。子宫肌瘤合并月经过多、痛经者可适当选择他莫昔芬、米非司酮、达那唑等抗孕激素、雄激素治疗。

对药物治疗无效、要求生育、明显影响到黏膜完整性及功能（如黏膜下肌瘤）或有变性、生长加速、局部不适时应首选肌瘤挖除术。术中尽可能完整挖除所有肌瘤，但注意尽量不要涉及子宫内膜。术后抗孕激素、抗雄激素治疗3个月以上。并常规避孕2年，以避免过早妊娠后子宫破裂。但有国外临床学者认为，妊娠是愈合子宫切口的最佳方法，因而常规建议患者避孕6个月左右。

③ 宫腔粘连性不孕：宫腔镜检查是诊治宫腔粘连的最佳方法，术中可在明视下完全分离粘连。无条件者可行输卵管造影或做子宫探针探查及探针子宫粘连分解，但手术不易彻底。术毕放置宫内节育器，同时给予雌激素或孕激素促进子宫内膜生长3个月，防止再次粘连。

④ 宫颈性不孕：治疗方法应综合子宫畸形情况而定。宫颈炎症如宫颈糜烂、肥大可引起宫颈黏液的质和量异常及局部免疫功能失调而影响精子的通过，造成不孕。在排除癌变、养成良好卫生习惯的基础上，应予局部抗感染治疗。鉴于物理治疗可引起局部瘢痕及宫颈黏液分泌障碍，仅在必要时考虑物理治疗，如射频、激光、微波、冷冻、电烫等。

另外，全身内分泌失调、局部宫颈瘢痕（手术、分娩创伤、物理治疗后）亦可导致宫颈黏液的质和量下降而致不孕，为此应针对病因进行治疗，必要时行子宫腔内人工授精。

（4）阴道炎　严重的阴道炎应做细菌培养及药物敏感试验，根据结果及时、彻底治疗。

（5）子宫内膜异位症　可致盆腔粘连、输卵管扭曲、输卵管阻塞及免疫性不孕，应尽早保守治疗，必要时可行腹腔镜检查，术中同时清除异位病灶，松解粘连。

（6）生殖系统结核　行抗结核治疗，并检查是否合并其他系统结核。用药期间应严格避孕。

3.诱发排卵

对无排卵者，可采用药物诱发排卵。

（1）氯米芬（CC）　为首选促排卵药，氯米芬具有抗雌激素和弱雌激素作用，但主要靠其抗雌激素作用而诱发排卵。使用时需具备两个条件：①患者应有正常的雌激素水平，经黄体酮试验能产生撤药性阴道流血。②下丘脑-垂体-卵巢轴完整，对雌二醇能产生正常反馈作用，血清催乳素值正常。适用于多囊卵巢综合征、继发性下丘脑性闭经、服用避孕药后闭经、闭经-泌乳综合征、无排卵性功血特别是青春期无排卵性功血和黄体功能不全者。于月经周期第5日起，每日口服50mg（最大剂量达200mg），连用5天，可能于停药后7～9天出现排卵。一般连用3个周期。排卵率高达80%,但受孕率仅为30%～40%。若用药后有排卵但黄体功能不全,可加用绒促性素,于月经周期第15～17日连用5日,每日肌内注射1000～2000IU。服药期间注意有无卵巢增大情况。卵巢肿瘤者禁用。

(2)绒促性素(HCG) 具有类似LH的作用,其在诱发排卵中起扳机作用,在卵泡发育到接近成熟时给药,可促进排卵。常与氯米芬合用,简称CC/HCG法。于氯米芬停药7日加用HCG 2000～5000IU一次肌内注射。

(3)尿促性素(HMG) 替代性治疗作用,适用于缺乏促性腺激素而靶器官-性腺反应正常者。目前临床亦用于其他类型的患者。每支HMG含FSH及LH各75IU,能促进卵泡发育成熟。从月经周期第6天开始,每日肌内注射1支HMG,共7天。用药期间密切观察宫颈黏液、测定雌激素水平及用B型超声监测卵泡发育,一旦卵泡成熟即停用HMG,停药后24～36h加用HCG 5000～10000IU,1次肌内注射,促进排卵及黄体形成。

(4)雌激素 主要是通过抑制排卵,调节下丘脑-垂体功能。小剂量雌激素周期疗法,对雌激素水平低下的患者可采用之。从月经周期第6天开始,每晚口服己烯雌酚0.125～0.25mg,共20天,连用3～6个周期。

短期大量雌激素冲击疗法,可使LH分泌增多而诱发排卵,适用于体内有一定雄激素水平的妇女。于月经周期第8～11天口服己烯雌酚20mg,在24h内分次服完;或用苯甲酸雌醇10mg肌内注射,连用3个周期。

(5)黄体生成素释放激素脉冲疗法 适用于下丘脑性无排卵。采用微泵脉冲式静脉注射(排卵率91.4%,妊娠率为85.8%);大剂量为10～20μg/脉冲(排卵率为93.8%,妊娠率为40.6%)。用药17～20日。

(6)溴隐亭 主要是抑制垂体分泌催乳激素(PRL),属多巴胺受体激动药。适用于高催乳血症而无排卵者以及垂体微腺瘤患者;常用剂量为每日2.5mg,不良反应严重者可减少剂量至每日1.25mg,每日2次服用,连续3～4周,直至PRL下降至正常水平。排卵功能多在PRL水平正常后自然恢复。排卵率为75%～80%,妊娠率为60%左右。

4.促进和补充黄体分泌功能

于月经周期第20日开始每日肌内注射黄体酮10～20mg,共5日。可促进或补充黄体分泌功能。

5.改善宫颈黏液

炔雌醇0.005mg,自月经周期的第1～12日,每日1次口服。可改善宫颈

黏液，利于精子通过。适于性交后试验证实宫颈黏液不利精子通过时的患者。

6.免疫性不孕的治疗

（1）避孕套疗法　如因免疫因素引起不孕者，应用避孕套半年或以上，暂避免精子与女方生殖器接触，以减少女方体内的抗精子抗体浓度。在女方血清内精子抗体效价降低或消失时于排卵期不再用避孕套，使在未形成抗体前达到受孕目的。此法约1/3可获得妊娠。

（2）皮质类固醇疗法　皮质类固醇有抗炎及免疫抑制作用，临床亦可用于治疗免疫失调病。男女都可用于对抗精子抗原，抑制免疫反应。可在排卵前2周用泼尼松5mg，3次/日，亦有用ACTH者。

（3）子宫内人工授精　对子宫颈黏液中存在的抗精子抗体者，可从男方精子中分离出高活力的精子，进行宫内人工授精。

7.反复早期流产

早期反复流产确诊后，应尽可能寻找病因，对因治疗。

（1）子宫、宫颈的畸形，子宫肌瘤挖除后，宫腔粘连　进行整形、子宫肌瘤挖除、宫腔粘连分解术，对宫颈功能不全者行宫颈环扎术。

（2）黄体功能不全　进行促排卵治疗，避免单用氯米芬（CC）促排卵，尽可能使用CC+HMG/FSH+HCG或HMG/FSH+HCG，以保证正常卵泡的形成。排卵后即给予HCG或黄体酮支持黄体。

（3）遗传因素　进行遗传咨询，根据风险复发概率，结合夫妇双方的意愿决定是否妊娠。有条件时进行供精人工授精或供卵。妊娠期应选择做绒毛活检、羊水穿刺等对胎儿进行遗传诊断。

8.辅助生育技术

辅助生育技术从广义上包括人工授精和体外受精-胚胎移植及其派生技术两大部分。

（1）人工授精　人工授精分为配偶间人工授精（AIH）和非配偶间人工授精（AID）。AIH用于丈夫患性功能障碍或女方阴道狭窄等原因致性交困难者；AID用于丈夫患无精症或精液异常影响生育及患遗传病者。在排卵期前后，将新鲜的或冷冻的精液注入阴道穹窿、宫颈管内及宫颈周围，术后卧床20min，每个周期授精1～3次。

（2）体外受精、胚胎移植（ⅠVF-ET）　IVF-ET也称"试管婴儿"，是指从女性卵巢内取出成熟的卵子，和精子在体外受精发育，再移植至母体子宫内发育成胎儿的方法。主要指征为：输卵管疾病引起的不孕症如输卵管阻塞或切除，或输卵管周围粘连，子宫内膜异位等而丧失正常功能；免疫因素和病因不明的不孕症；少精症引起的不孕。男性生育所需精子数目至少为 $20 \times 10^9/L$，而体外受精为 $50 \times 10^6/L$。

（3）配子输卵管内移植（GIFT） GIFT 是指将卵子和处理过的精子放入输卵管壶腹部受精的方法。其条件是患者至少有一侧输卵管是通畅的，适用于不明原因的不孕症、各种精液缺陷所致的不孕、IVF-ET 失败者、只有一侧输卵管且是通畅的。

（4）赠卵、赠胚 极个别情况因卵巢早衰、遗传性疾病、染色体异常，可赠卵、赠胚。对此受者及供精者均需履行手续，坚持优生优育原则，在法律允许情况下严肃进行。一般受者自己寻找来源。

（二）中医治疗

1.辨证论治

（1）肾气不足型 症见婚后不孕，月经后期，量少色淡或月经稀发，甚则闭经。腰膝酸软，畏寒喜暖，性欲淡漠，面色㿠白或晦暗，大便不实，小便清长。舌淡苔白，脉沉细或沉迟。治宜温肾补气养血，调补冲任。方药：毓麟珠加减，太子参、熟地黄、菟丝子、鹿角霜、丹参、紫河车各15g，白术、当归、香附、川芎、陈皮各10g，白芍12g。五子衍宗丸、安坤赞育丸、桂附八味丸、乌鸡白凤丸等也可配合应用。

（2）肾阴亏损型 症见婚久不孕，月经先期，量少，色红无块，或月经正常。腰腿酸软，头晕耳鸣，心悸失眠，性情急躁，五心烦热，盗汗，便干。舌红苔少，脉细数。治宜补肾滋阴，调理冲任。方药：养精种玉汤加减，当归、陈皮各10g，白芍、生地黄、女贞子、覆盆子、茺蔚子、菟丝子、墨旱莲各15g，山茱萸12g。阴虚火旺，方用六味地黄汤加减，地骨皮、生地黄、山药、山茱萸、龟甲各15g，栀子、牡丹皮各10g。

（3）肝郁气滞型 症见经期先后不定，经来腹痛，行而不畅，量多少不定，可有小血块，经前乳房胀痛。精神抑郁，烦躁易怒，胸闷喜太息。舌暗红或淡红，苔薄白，脉弦。治宜疏肝解郁，调养冲任。方药：开郁种玉汤加减，当归、牡丹皮、香附各10g，白芍15g，茯苓、路路通、刘寄奴各12g。

（4）痰湿郁阻型 症见月经后期甚至闭经，白带量多，色白如涕，形体肥胖，面色㿠白，头晕心悸，胸闷泛恶，倦怠身重。苔白腻，脉滑。治宜燥湿化痰，理气调经。方药：启宫丸加减，苍术、香附、法半夏、当归、陈皮各10g，茯苓12g，川芎、胆南星各6g，赤芍、牛膝各15g。经多可去川芎，加黄芪、川续断各15g。或用苍附导痰丸加减。

（5）瘀阻胞宫型　症见月经后期，色黑有块或痛经，块下痛减，平日少腹作痛，痛时拒按，口干不欲饮，或腹部癥瘕。舌暗或有瘀点，脉弦涩或沉涩。治宜活血化瘀，温经通络。方药：少腹逐瘀汤加减，当归、川芎、小茴香、延胡索、生蒲黄、巴戟天各10g，赤芍、生地黄、川续断、菟丝子、牛膝各15g，五灵脂6g，官桂3g。

2. 中成药

① 艾附暖宫丸：大蜜丸每次1丸，小蜜丸每次9g，每日2～3次。用治子宫虚冷、月经不调、虚寒不孕等病证。

② 参茸鹿胎膏：每次10～15g，每日2次。温开水送服。阴虚火旺者忌服。

③ 胚宝胶囊：每次1～3粒，每日3次。用治肾阳不足，妇女不孕等病证。

④ 女青春：每次5～6片（1.5～1.8g），每日3次。用治闭经、不孕等病证。

⑤ 定坤丹（丸）：每次服1丸，每日2次。温水或温黄酒送下。凡非气血不足而夹瘀滞者忌用。用治气血两虚并兼有瘀滞的月经不调及不孕等病证。

⑥ 威喜丸：每次服6～9g，每日服2次。空腹时细嚼，待满口生津时徐徐咽下。属于命门火衰精滑或气虚下陷者，忌服。服药期间忌食酸醋。

⑦ 清宫长春胶囊：口服，每次1～2粒，每日2～3次。凡感冒或有其他外感热病时，宜暂停使用。用治身体虚弱、精血不足之不孕等病证。

⑧ 五子衍宗丸：有人用其口服，治疗不孕症，每次9g，每日3次。

⑨ 暖宫孕子丸：每服8丸，每日服2～3次。忌气恼、劳伤，忌食生冷。用治月经不调、闭经、痛经、带下、不孕等病证。

3. 单方验方

① 当归、川芎各100g，白芍500g，茯苓、白术各120g，泽泻250g。共研为末，每次服2g，每日3次，连服2～6个月。适于气血虚弱之不孕症者。

② 蒲公英30g，柴胡、路路通各6g，白芍、红花、山药、陈皮、青皮、香附、皂角刺各10g，当归12g，每日1剂，每周5剂，水煎服。8周为一疗程。同时用皂角刺、川厚朴各15g，生大黄10g，银花藤、蒲公英各30g，每晚1剂，50～100mL保留灌肠，经期停用。此外，用蒲公英30g，路路通、红花、透骨草、皂角刺、赤芍各15g，威灵仙、乳香、没药各20g，用纱布包后隔水蒸40min，敷下腹部，每次敷30min，可重复使用2～3次，疗程不限。经以上治疗3个疗程，妊娠率达72.6%。以上三方联合使用可疏通输卵管，适用于

体质强盛但每次月经期有明显痛经症状的不孕妇女。

③ 五灵脂、白芷、青盐各6g，麝香0.15g。先将前3味共研细末，再加入麝香同研和匀，贮瓶备用，勿泄气。先用荞麦粉入水调和搓成条状，围于脐周，脐中纳入本散（适量），用艾柱灸之，脐内有微温感即停灸，每日1次。适于女子因子宫寒冷、经闭或月经不调而致的不孕症。效果显著。

④ 酒炒白芍30g，酒洗当归、土炒白术各15g，酒洗牡丹皮、茯苓、酒炒香附各9g，天花粉6g。水煎服，每日1剂。适于肝气郁结的不孕症。

⑤ 取橘子皮10g，用沸水冲泡代茶饮用，每日2次。用于痰多不孕症患者。

⑥ 每日取金橘60g，连皮吃下。用于白带多、痰多、体形偏胖的不孕症患者。

⑦ 取鸡蛋1只，开一小孔，放入藏红花1.5g搅匀，蒸熟。月经来潮后1日开始食用，每日1只，连吃9日为一疗程，持续食用3～4个月经周期。用于子宫发育不良造成的不孕症有效，若服后下次月经未来就暂停使用，及时去医院做妊娠试验，阳性者即已妊娠。

⑧ 取鹿茸10g切片，山药30g，将二药置干净瓶中，以好酒500mL浸泡，封口，7日后开取。每日3次，每次空腹饮1～2小杯。用于宫寒型不孕症患者。

4.针灸治疗

针灸可诱发排卵。针中极、归来、血海、地机、三阴交，多取补法。灸关元、胞门、子户。每日或隔日针灸1次。3次后改针灸关元、曲泉、太白、解溪、合谷、三阴交，先后共针灸5次。